内分泌代谢疾病临床工作手册
——医疗工作指南

主　编　段　鹏　徐定波　刘勇华　杨　枝　胡　婉
　　　　丁　浔　柳　江　王　艳　林细柄

副主编　肖魏华　王丽娜　李圣坚　李梅芝　乌科侠
　　　　蒋姗姗　万　玲　刘　庆　涂　萍　吴和平
　　　　陈红梅　杨国民　钟荣玉　张海桥　李卫红
　　　　陈　亮　刘建军　何　羽　胡艳群　贺　丹

编　委　司　涟　万珍英　万兵花　万莉娟　涂丽莎
　　　　付涛丽　吴　超　胡杨俊　刘　柠　谌绍婷
　　　　樊伶娜　罗　婷　徐如双　邓文青　付　钰
　　　　魏蓉情　罗雨夕　尚丽丽　朱　丽　罗玉静
　　　　罗　薇　万林静　吴雪婷　万　娟　郑　蕾
　　　　张艳玲　黄祖璇　陈婷婷

江西科学技术出版社

江西·南昌

图书在版编目(CIP)数据

内分泌代谢疾病临床工作手册. 医疗工作指南／段
鹏等主编. -- 南昌：江西科学技术出版社，2025.7.
ISBN 978 - 7 - 5390 - 9566 - 0

Ⅰ. R58 - 62

中国国家版本馆 CIP 数据核字第 2025JJ6460 号

内分泌代谢疾病临床工作手册.医疗工作指南
NEIFENMI DAIXIE JIBING LINCHUANG GONGZUO SHOUCE.
YILIAO GONGZUO ZHINAN

段　鹏 徐定波 刘勇华
杨　枝 胡　婉 丁　浔 主编
柳　江 王　艳 林细柄

出版发行	江西科学技术出版社
社址	南昌市蓼洲街 2 号附 1 号
	邮编：330009　电话：(0791)86623491　86639342(传真)
印刷	江西骁翰科技有限公司
经销	全国新华书店
开本	787 mm × 1092 mm　1/16
字数	330 千字
印张	17.25
版次	2025 年 7 月第 1 版
印次	2025 年 7 月第 1 次印刷
书号	ISBN 978 - 7 - 5390 - 9566 - 0
定价	98.00 元

国际互联网(Internet)地址:http://www.jxkjcbs.com　选题序号:选题序号 ZK2024094　赣版权登字:-03-2025-151
责任编辑:范春龙　杨艺　　　装帧设计:曹弟姐

学科简介

科室简介

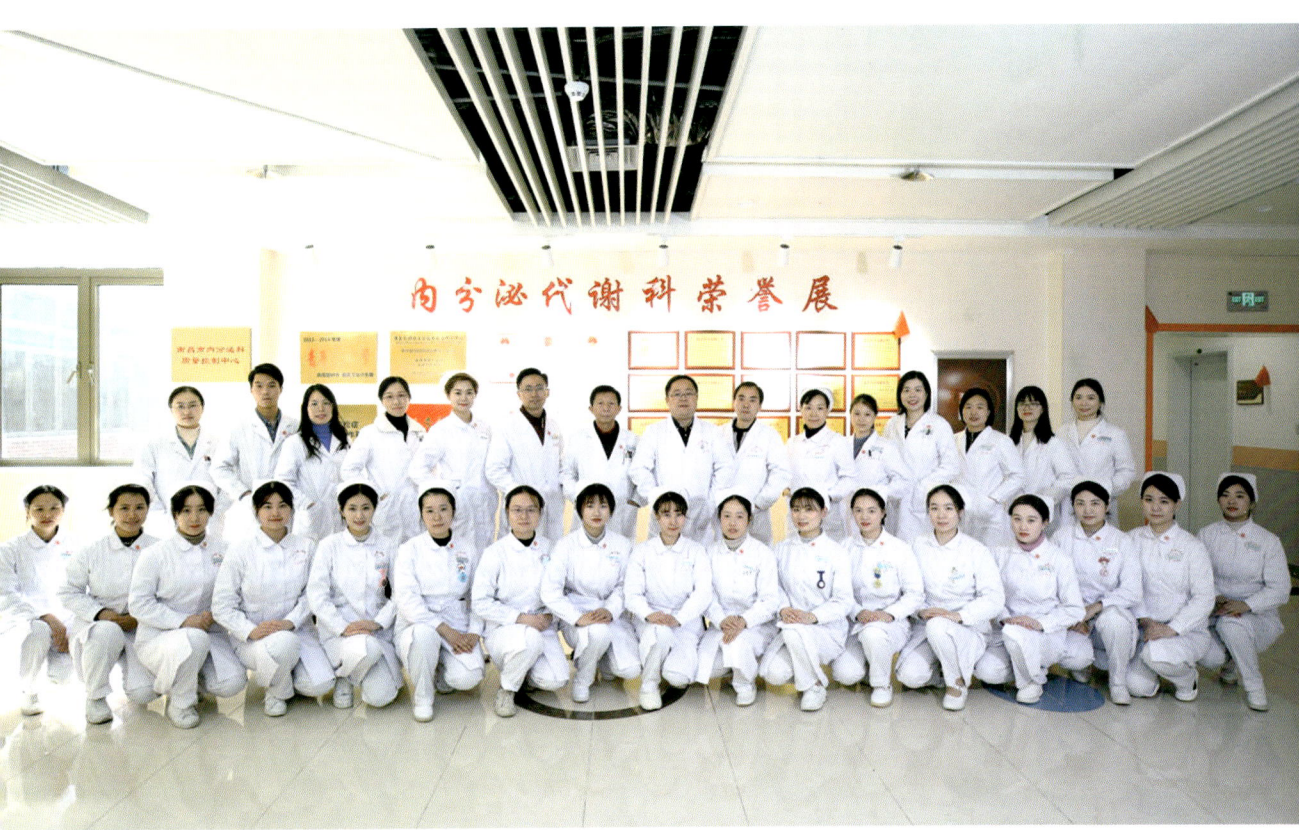

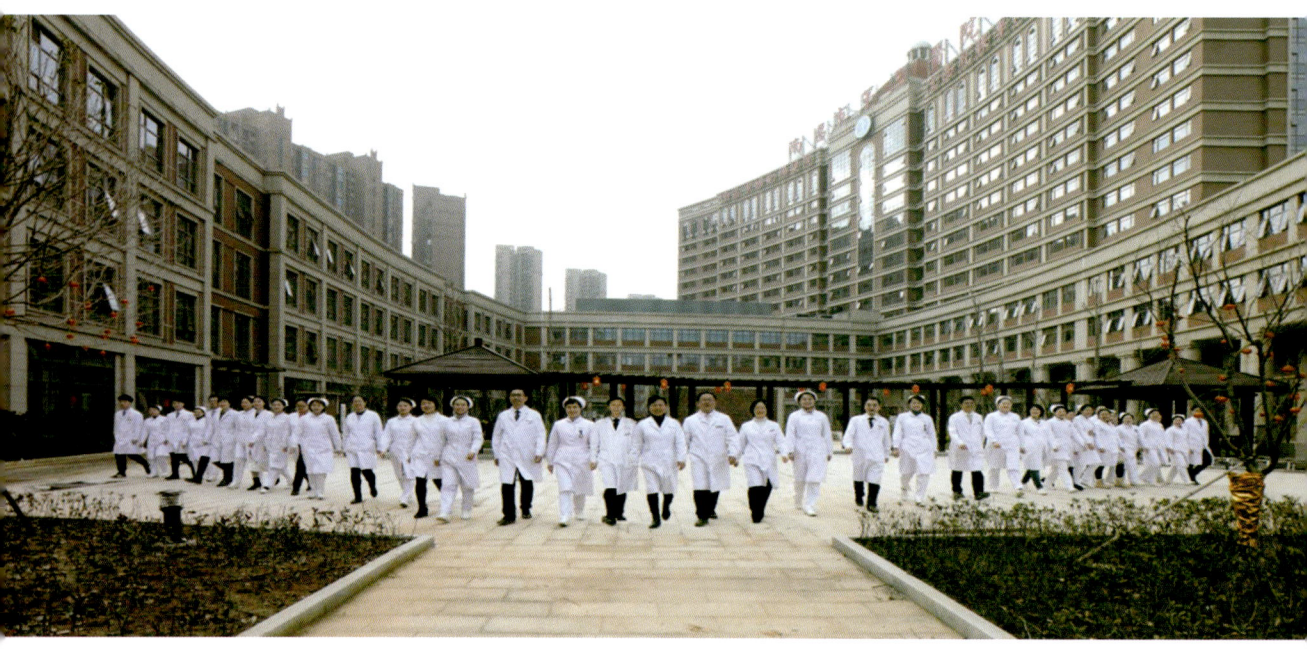

　　南昌市人民医院内分泌代谢科于1995年成立治疗小组，2001年独立成科。经过近30年的不懈努力，科室现已发展成为集临床、科研、教学、预防为一体的综合性学科，主要从事糖尿病、甲状腺、骨质疏松、痛风、肥胖、肾上腺等内分泌代谢疾病的临床、科研、教学、预防工作。

　　科室拥有床位106张，其中抚河院区开设病床60张，朝阳院区病床46张，专科医师24名、护理人员35名，其中博士3名、硕士研究生17名、高级职称9名、糖尿病护理专科护士2人、国际伤口治疗师1名、中医护理师1名、糖尿病教育护士2名、足病护士1名，公共营养师8名。

近 5 年获得国家自然科学基金 3 项,国家级、省部级、地厅级科研项目 40 多项,其中 1 项达国际先进水平,7 项达国内领先水平,分别获江西省科技进步三等奖 1 项、南昌市科技进步一等奖 1 项、二等奖 4 项、三等奖 3 项。发表学术论文 100 余篇,其中 SCI 论文 20 篇。

科室在智慧化全院血糖管理、甲状腺疾病微创诊治、糖尿病肾脏病多支柱疗法、健康教育、慢病管理等方面享有一定盛誉。

学科带头人简介

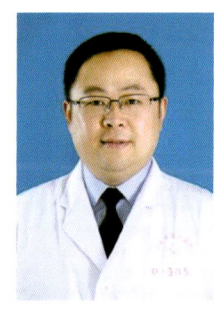

段鹏,男,医学博士,主任医师,南昌市人民医院内分泌代谢科科主任、院办主任、内科第二党支部书记、南昌市内分泌科质控中心主任。南昌市双高创新人才、市直接联系人才,南昌市最美科技工作者,南昌青年五四奖章获得者,江西省"百人远航工程"资助对象、江西省新时代赣鄱先锋获得者。

现任中华医学会糖尿病分会糖尿病视网膜病变学组委员、中华医学会糖尿病分会微血管并发症学组委员、中国健康管理协会糖尿病防治与管理专业委员会常委、中国医药生物技术协会慢病管理分会第一届委员会委员、中国微循环学会糖尿病与微循环专业委员会青年委员、中国老年学骨质疏松分会创新与转化学会常委、江西省研究型医院学会内分泌专业委员会副主任委员、江西省中西医结合学会内分泌分会副主任委员、江西省医学会糖尿病分会常委、江西省医师协会内分泌代谢科医师分会常委,江西省中西医结合学会骨质疏松与骨矿盐疾病专业委员会常委,担任 Journal of Huamn Hypertension 等多个国内外杂志编委及审稿专家。

科室架构图

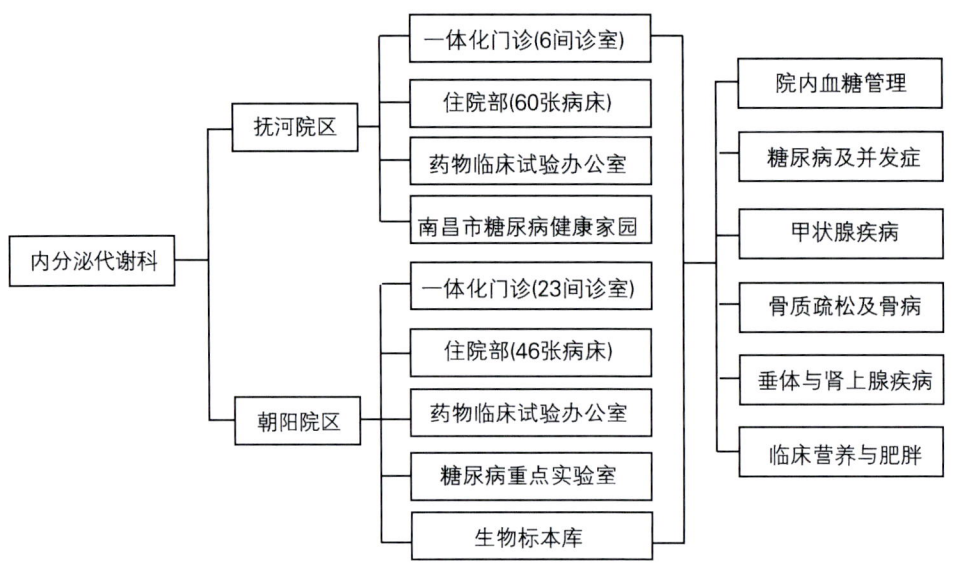

```
                              ┌─ 一体化门诊(6间诊室) ─┐        ┌─ 院内血糖管理
                    ┌─ 抚河院区 ─┤─ 住院部(60张病床)      │        │
                    │           │─ 药物临床试验办公室     │        ├─ 糖尿病及并发症
                    │           └─ 南昌市糖尿病健康家园 ─┤        │
  内分泌代谢科 ──────┤                                    ├────────┼─ 甲状腺疾病
                    │           ┌─ 一体化门诊(23间诊室) ─┤        │
                    │           │─ 住院部(46张病床)      │        ├─ 骨质疏松及骨病
                    └─ 朝阳院区 ─┤─ 药物临床试验办公室     │        │
                                │─ 糖尿病重点实验室       │        ├─ 垂体与肾上腺疾病
                                └─ 生物标本库 ───────────┘        │
                                                                  └─ 临床营养与肥胖
```

医疗团队架构图

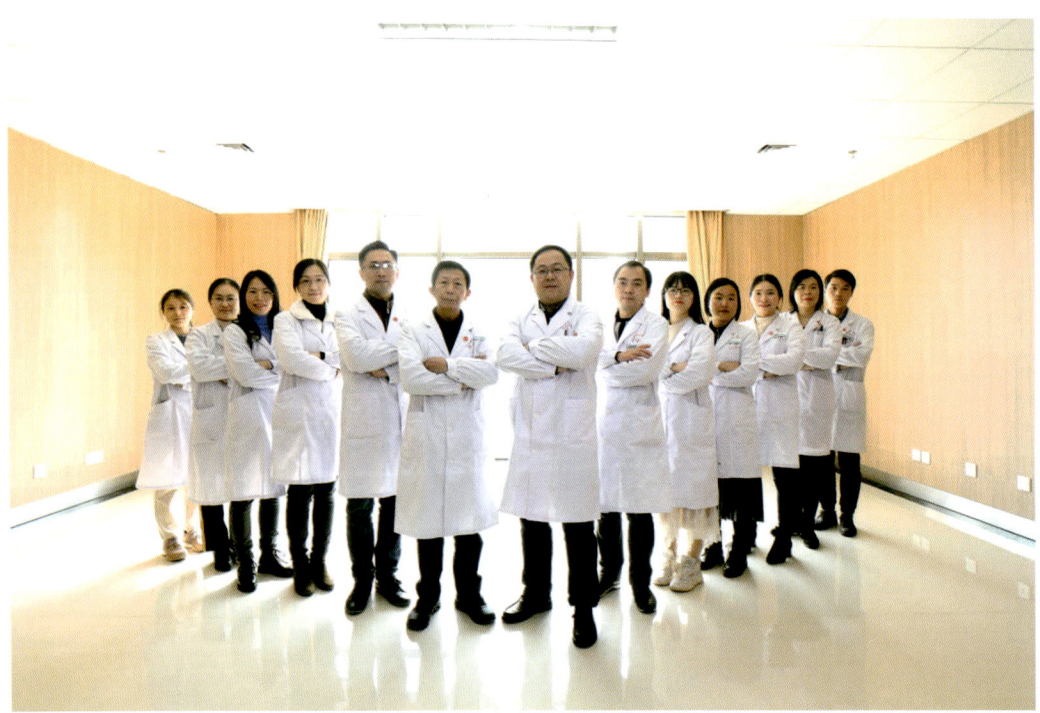

医疗亚专科及组长

- 甲状腺疾病 – 王艳
- 骨质疏松症及骨病 – 李梅芝
- 院内血糖管理 – 柳江
- 糖尿病肾脏病 – 蒋珊珊
- 垂体与肾上腺疾病 – 李圣坚
- 营养与减重 – 丁浔
- 药物临床试验 – 杨枝
- 科研小组 – 杨枝、柳江、李卫红
- 教学小组 – 王丽娜

科室荣誉

▲ 宁光院士团队定点研究单位

▲ 国家标准化代谢性疾病管理中心分中心

▲ 国家级"青年文明号"集体

▲ 国家卫健委"全国改善医疗服务先进典型科室"

▲ 国家卫健委"优质服务岗"

▲ 全国公立医院高质量发展先锋科室

▲ 全国公立医院高质量发展典型案例

▲ 国家代谢疾病临床医学研究中心协同研究成员单位

▲ 中国糖网筛防工程示范基地

▲ 全国糖尿病健康教育管理示范单位

▲ 卫生部"中国糖尿病一体化管理模式"推广示范基地

▲ 卫生部医疗质量万里行——骨质疏松诊疗技术协作基地

▲ 体医融合糖尿病运动康复联盟常务理事单位

▲ 中国动态葡萄糖图谱和数字疗法研发中心联合实验室

▲ 江西省医学学科省市共建先进科室

▲ 江西省总工会"工人先锋号"荣誉称号

▲ 江西省"青年文明号"集体

▲ 江西省糖尿病科普基地

▲ 江西省中西医结合学会骨质疏松及骨矿盐疾病专业委员会挂靠单位

▲ 江西省医学会糖尿病分会血糖监测与质量新技术学组组长单位

▲ 江西省智慧化血糖管理基地

▲ 江西省胰岛素泵规范化培训基地

▲ 南昌市内分泌科质量控制中心

▲ 南昌市重点专科

▲ 南昌市医学重点扶持学科

▲ 南昌市糖尿病重点实验室

▲ 南昌市专家工作站

▲ 南昌市糖尿病骨质疏松科技创新团队

▲ 南昌市糖尿病护理专业委员会挂靠单位

▲ 南昌市科普教育基地

科室文化

▲ 科徽

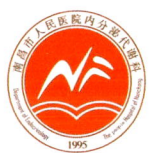

▲ 科训

正德厚生 笃学尚行

▲ 口号

一家人 一条心 一起干

前　言

为规范内分泌系统常见疾病的诊疗流程,提升专科医生的基本理论、基本技能和临床诊疗思维能力,改善内分泌专科医疗服务质量,南昌市人民医院内分泌代谢科医疗团队悉心编写了《内分泌代谢疾病临床工作手册——医疗工作指南》,并特邀江西省铅山县人民医院林细柄主任作为主编之一参与编写,旨在为一线临床人员梳理常见内分泌代谢疾病的诊疗流程和临床路径,为内分泌代谢疾病的临床医疗工作予以指导。

《内分泌代谢疾病临床工作手册——医疗工作指南》涵盖了糖代谢异常、甲状腺疾病、垂体及肾上腺疾病、骨质疏松症、肌少症、痛风及骨关节病、肥胖症、女性常见内分泌代谢病等内容,独特性展现学科在疾病诊断流程和临床路径中的相关经验,聚焦智慧化血糖管理、"互联网+"慢病管理、甲状腺微创诊疗技术、女性内分泌疾病等工作亮点,并附以相关内分泌诊断试验流程。本书内容实用,富有专科特色,可供各级医疗机构的内分泌专科医疗人员在临床医疗工作中参照使用。

目　录

第一部分

糖代谢异常

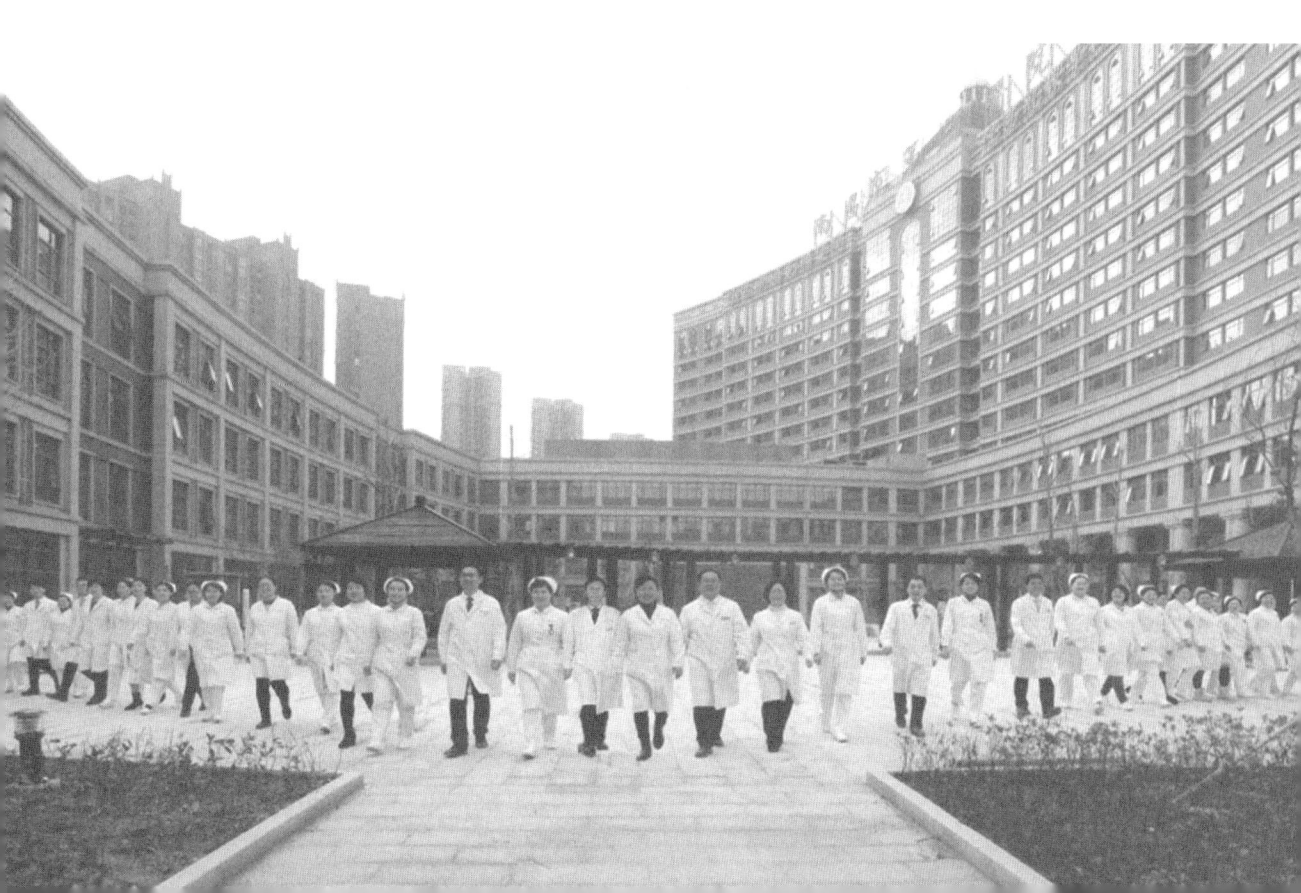

第一章　糖尿病

【概念】

糖尿病是一组由多病因引起的以慢性高血糖为特征的,是由于胰岛素分泌缺陷和/或胰岛素作用障碍所引起的全身性、进展性、代谢性疾病。主要引起的代谢紊乱有:糖、脂肪和蛋白质代谢紊乱,水、电解质和酸碱平衡紊乱等急性并发症以及眼、肾、心血管和神经病变等慢性并发症。后者是糖尿病致残或致死的主要原因。

【病因】

病因尚不明确,通常是多种危险因素或诱因共同作用后引发的疾病。有如下危险因素或诱因的人群,更容易得病:

(一)遗传因素

糖尿病具有明显的家族聚集性,这种家族聚集性反映了糖尿病的遗传倾向。具有这些遗传基因的人群,在其他因素作用下,如自身免疫、生活方式改变、老龄化等因素,更容易诱发此病。

(二)免疫因素

以糖尿病遗传基因为基础,在一些病毒感染、化学因素以及饮食因素(如婴儿期过早接触牛奶、谷物食物)等作诱发胰岛自身免疫反应,损伤胰岛 β 细胞,使其丧失分泌胰岛素的功能,引发糖尿病。主要见于 1 型糖尿病。

(三)自身因素

1. 肥胖:高糖高脂饮食、缺乏运动、酗酒等不良生活方式,会引起超重甚至肥胖,导致机体对胰岛素的敏感性降低,胰岛素调节血糖能力减弱,医学上称为"胰岛素抵抗"。主要见于 2 型糖尿病。

2. 老龄化:随着年龄增长、机体衰老,胰岛 β 细胞功能下降,导致血糖调节能力减弱,易引发糖尿病。主要见于 2 型糖尿病。

3.妊娠:随着孕期的增加,孕妇体内多种激素水平升高,会影响胰岛素。调节血糖能力,损伤胰岛 β 细胞,减弱或丧失分泌胰岛素的功能,引发糖尿病。孕妇肥胖高龄,更易诱发糖尿病。主要见于妊主要见于妊娠糖尿病。

4.其他:较少见,包括遗传缺陷、胰腺炎、胰腺切除、胰腺肿瘤、内分泌疾病、药物、化学、感染等。主要见于其他特殊类型糖尿病。

【临床表现】

1.多数 1 型糖尿病的起病较急,多饮、多尿、多食、体重减轻等"三多一少"症状常较明显,可伴有视力模糊、皮肤感觉异常和外阴瘙痒等。

2.不少的 2 型糖尿病常有肥胖史,多数患者早期的"三多一少"症状不典型,有些患者可长期无明显症状,有些患者可伴有头晕、四肢肢体末端麻木、泡沫尿、视力模糊、皮肤感觉异常和外阴瘙痒等,有些在体检或其他疾病检查时发现血糖升高,或因并发症就诊时诊断为糖尿病。

【诊断标准及分型】

(一)糖尿病的诊断(WHO 1999)

有典型的"三多一少"症状,加上随机血糖≥11.1 mmol/L,或空腹血糖≥7.0 mmol/L 或口服葡萄糖耐量试验(OGTT)服糖后 2h 血糖值≥11.1 mmol/L。若无"三多一少"的糖尿病典型症状,上述诊断标准需改日复查确认(见下表 1 - 1)。

表 1 - 1　糖尿病的诊断标准

诊断标准	静脉血浆葡萄糖或 HbA1c 水平
典型糖尿病症状	
加上随机血糖	≥11.1 mmol/L
或加上空腹血糖	≥7.0 mmol/L
或加上 OGTT2 h 血糖	≥11.1 mmol/L
或加上 HbA1c	≥6.5%
无糖尿病典型症状者,需改日复查确认	

注:OGTT 为口服葡萄糖耐量试验;HbA1c 为糖化血红蛋白。典型糖尿病症状包括烦渴多饮、多尿、多食、不明原因体重下降;随机血糖指不考虑上次用餐时间,一天中任意时间的血糖,不能用来诊断空腹血糖受损或糖耐量减低;空腹状态指至少 8h 没有进食热量。

空腹血糖在 6.1 ~ 7.0 mmol/L 之间称为空腹血糖受损(IFG),OGTT 糖负荷后 2h 血糖在 7.8 ~ 11.1 mmol/L 称为糖耐量减低(IGT),IFG 和 IGT 统称为葡萄糖调节受损(IGR)。因条件受限做不了口服葡萄糖耐量试验(OGTT)患者可行标准馒头餐试验。建议所有新诊断的患者完善胰岛功能测定,进一步分析胰岛素分泌曲线或特征。

(二)糖尿病的分型

根据临床表现以及实验室检查资料判定糖尿病的类型:1 型糖尿病、2 型糖尿病、妊娠期糖尿病、其他特殊类型糖尿。疑为 1 型或成人隐匿性自身免疫糖尿病者,进行胰岛功能(胰岛素或 C 肽)和糖尿病自身抗体(GAD－Ab、IA2－Ab、ZnT8－Ab)等检查,将有助于其分型诊断。

(三)诊断流程

见如图 1－1。

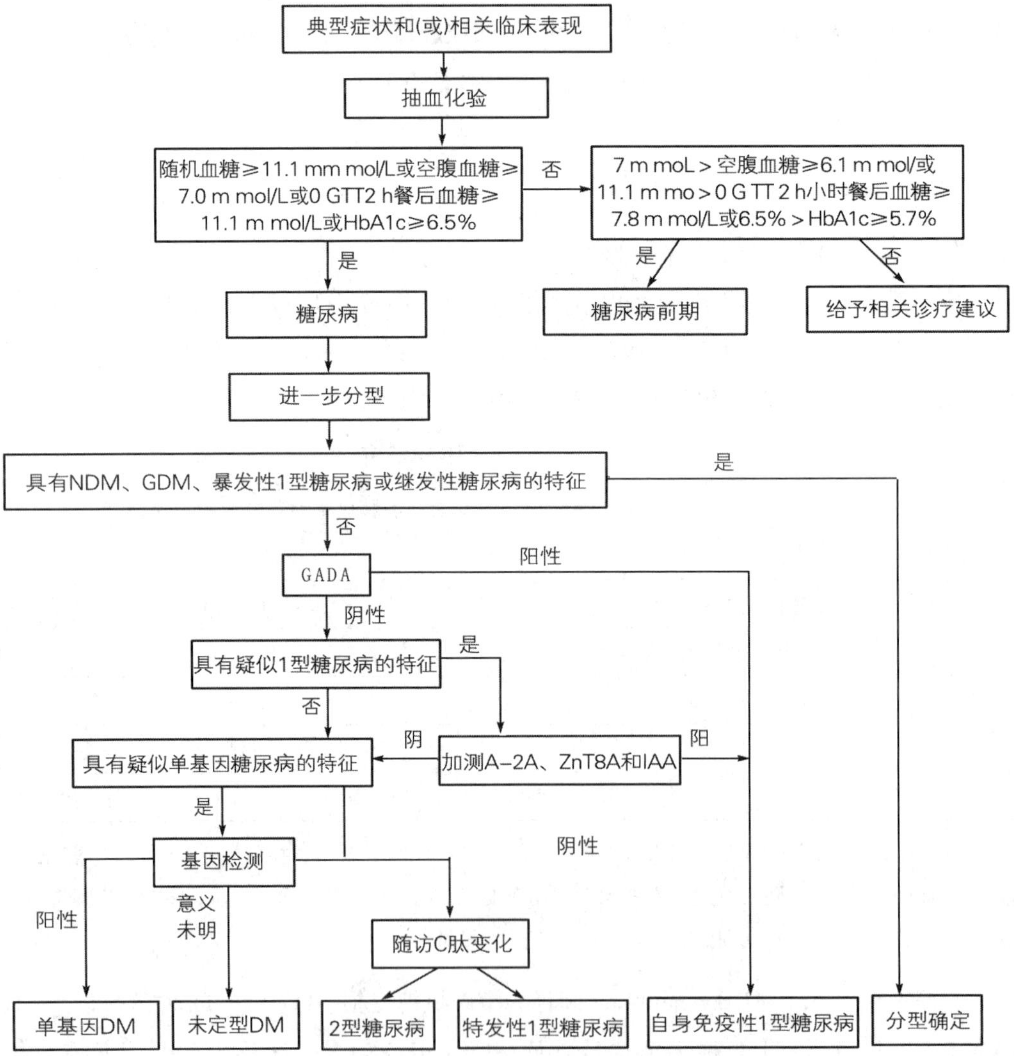

图 1－1　糖尿病诊断流程

【治疗】

(一)糖尿病知识教育和生活方式调整

1. 将糖尿病知识教育贯穿到所有的医护工作中,增加患者对糖尿病及其风险的了解及应对,长期保持健康的生活方式。

2. 饮食治疗的原则控制每日摄食的总热量,同时将体重维持在合理范围内。减少食物中脂肪尤其是饱和脂肪酸的含量,增加食物中膳食纤维含量,使食物中碳水化合物、脂肪和蛋白质占比合理。肥胖者的总热量需要更严格的限制,消瘦者可放宽,且蛋白质摄入量可适当增加。减少钠摄入,控制饮酒。

3. 无严重或活动性的并发症者,鼓励适当增加体力活动。

4. 戒烟。

(二)降糖治疗

1. 原则:要求空腹、餐后血糖及 HbA1c 控制达标,控制目标应遵循个体化原则,年龄较轻、病程较短、预期寿命较长、无并发症、未合并心血管疾病的 2 型糖尿病患者在没有低血糖及其他不良反应的情况下,可采取更严格的血糖控制目标,反之则采取相对较宽松的血糖控制目标。对于不容易发生低血糖的 2 型糖尿病患者,应 FPG <6.1 mmol/L,2 hPPG <7.8 mmol/L,HbA1c $<6.5\%$。妊娠糖尿病的血糖控制水平要求更为严格,FPG 应≤5.8 mmol/L,1h PPG≤8.6 mmol/L,2 h PPG≤7.2 mmol/L。特殊情况如老、幼、已有较重晚期并发症或反复发作低血糖者,血糖控制标准可适当放宽:FPG <7.8 mmol/L,2 h PPG <12 mmol/L。

2. 经糖尿病饮食营养疗法(MNT)及运动疗法 1 个月血糖控制不达标者,应在继续上述处理的基础之上,加用降糖药物治疗。

(1)口服或注射降糖药:

①二甲双胍:为 2 型糖尿病患者的首选用药。每日的剂量为 0.5 ~ 2.25 g,分 2 ~ 3 次口服。禁忌用于肝肾功能不良、心肺疾病、休克等情况,高龄患者慎用。

②α - 葡萄糖苷酶抑制剂:用于主食量大和(或)餐后血糖较高的 2 型糖尿病患者。阿卡波糖 150 ~ 300 mg/d,伏格列波糖 0.6 ~ 0.9 mg/d,米格列醇 75 ~ 300 mg/d,每日三次,用餐时与食物同服。有明显消化道症状者慎用。

③格列奈类:本类为改善胰岛素 I 相分泌的餐时血糖调节剂,用于有一定胰岛素分泌功能者。瑞格列奈 0.5 ~ 12 mg/d,那格列奈 30 ~ 360 mg/d,分次于餐前口服。

④磺脲类药物:用于有一定胰岛素分泌功能,且肝、肾功能正常的 2 型糖尿病患者。

常用药物及其剂量分别为:格列喹酮 30 ~ 180 mg/d,格列本脲 2.5 ~ 15 mg/d,格列吡嗪 5 ~ 30 mg/d,以上各种药物日剂量分为 2 ~ 3 次于餐前半小时左右口服。格列齐特缓释片 30 ~ 120 mg/d,格列美脲 1 ~ 6 mg/d,格列吡嗪缓释片 5 ~ 10 mg/d,每日 1 次。格列喹酮仅 5% 从肾脏排泄,有轻中度肾功能减退者仍可应用,但应监测肾功变化。

⑤胰岛素增敏剂:主要用于胰岛素抵抗较为明显的 2 型糖尿病患者。吡格列酮 15 ~ 45 mg/d,罗格列酮 4 ~ 8 mg/d,西格列他钠 32 ~ 48 mg/d,有水钠潴留或明显心功能不全禁用。

⑥二肽基肽酶Ⅳ抑制剂(DPP - 4i):可增加体内的 GLP - 1 水平,以葡萄糖浓度依赖的方式增强胰岛素分泌,并可抑制胰高糖素分泌。单独使用不增加低血糖风险,也不增加体重。利格列汀 5 mg,西格列汀 100 mg,每日 1 次。

⑦胰高糖素样多肽 - 1 受体激动剂(GLP - 1RA):通过与 GLP - 1 受体的结合而发挥类似于 GLP - 1 的作用,可促进胰岛素的分泌,并可抑制食欲和胃肠道的蠕动,胃肠道反应较明显,有显著降低体重作用,单独使用不增加低血糖风险。禁用于有胰腺炎病史的患者及有甲状腺髓样癌(MTC)个人史或家族病史的患者。周制剂:度拉糖肽 0.75 ~ 1.5 mg,司美格鲁肽 0.25 ~ 1 mg,皮下注射,每周一次;日制剂:利拉鲁肽 0.6 ~ 1.8 mg,皮下注射,每日 1 次,艾塞那肽 5 ~ 10 ug,皮下注射,每日 2 次。

⑧钠葡萄糖协同转运蛋白 2 抑制剂(SGLT - 2i):SGLT - 2is 的糖苷配基可通过与葡萄糖竞争性地结合 SGLT - 2,从而达到减少肾脏近曲小管对钠和葡萄糖的重吸收的作用。该过程可使得尿钠、尿糖和水分的排泄增加,并能有效降低肾糖域,达到降低血糖及容量负荷的作用。SGLT - 2is 的降糖机制为非胰岛素依赖性的,且不增加低血糖风险,并能通过增加尿糖排泄改善能量过剩,可单用或与其他降糖药联用,联用时可减少胰岛素或其他降糖药的剂量,起到协同降糖作用。

⑨葡萄糖激酶激动剂(GKA):主要作用于胰岛、肠道内分泌细胞以及肝脏等器官中的葡萄糖激酶(GK)靶点,通过改善 2 型糖尿病患者受损的 GK 功能,促进葡萄糖刺激胰岛素分泌和胰高糖素样肽 - 1 分泌,进而改善 β 细胞功能,减轻胰岛素抵抗,重塑机体血糖平衡生理调节机制。多格列艾汀:推荐剂量为每次 75 mg(1 片),每日 2 次,在早餐及晚餐前 1 h 内服用。出现漏服时,不需要补服;下一次正常服用常规剂量即可。肾功能不全患者无需调整剂量。

上述各类口服或注射降糖药可以单用或联合应用(2 种或 3 种),并可与胰岛素合用。联合用药时各制剂均应减少剂量,预防低血糖。

(2)胰岛素:原则上使用以人胰岛素或人胰岛素类似物为主的胰岛素品种。常用的胰岛素制剂及其使用见表 1 - 2。

表 1 - 2　常用胰岛素制剂的使用

	剂型	皮下注射作用时间(h)			用法
		开始	最强	持续	
短效	普通胰岛素(RI)	0.5	2 ~ 4	5 ~ 7	餐前 15 ~ 30 min,2 ~ 4 次/d
中效	精蛋白重组人胰岛素	1.5	3 ~ 10	18 ~ 24	早、晚餐前 15 ~ 30 min,1 ~ 4 次/d
	预混(30R,50R)	0.5	2 ~ 8	18 ~ 24	每日早晚各一次
长效	鱼精蛋白锌胰岛素(PZI)	4 ~ 6	14 ~ 20	24 ~ 36	早、晚餐前 1 h,1 次/d
	特慢胰岛素锌混悬液	1 ~ 1.5	16 ~ 24	30 ~ 36	多加用短效胰岛素
速效类似物	门冬胰岛素	10 ~ 15 min	1 ~ 2	4 ~ 6	餐前 0 ~ 10 min,1 ~ 4 次/d
	赖脯胰岛素	10 ~ 15 min	1.0 ~ 1.5	4 ~ 5	餐前 0 ~ 10 min,1 ~ 4 次/d
预混胰岛素类似物	预混门冬胰岛素 30(50)	10 ~ 20 min	1 ~ 4	14 ~ 24	餐前 0 ~ 10 min,1 ~ 3 次/d
	预混赖脯胰岛素 25(50)	15 min	30 ~ 70 min	16 ~ 24	餐前 0 ~ 10 min,1 ~ 3 次/d
基础胰岛素类似物	甘精胰岛素	2 ~ 3	无峰	30	1 次/日
	地特胰岛素	3 ~ 4	3 ~ 14	24	1 ~ 2 次/日
	德谷胰岛素	2 - 3	无峰	42	1 次/日
	依柯胰岛素	–	16	196	1 次/周

1)适应证:1 型糖尿病;2 型糖尿病胰岛功能较差、饮食控制及口服降糖药不能使代谢控制达标者,伴严重应激时(如较大手术、较严重感染、心肌梗死、脑血管意外等),合并急性并发症(如酮症酸中毒、高血糖高渗综合征),伴有严重心、眼、肾、神经等并发症,以及禁忌使用口服降糖药时;妊娠糖尿病或 2 型糖尿病伴妊娠和分娩时。

2)剂量:使用每日注射的胰岛素一般从小剂量开始,2 型糖尿病患者建议(0.3 ~ 0.8)U/Kg/d,其后则根据血糖控制情况逐步进行调整。

3)用法:皮下注射,①轻型患者可将每日剂量于早餐前一次注射(通常长效和短效胰岛素各占 1/3 和 2/3,或用预混胰岛素);②病情较重或胰岛素用量大于 30 U/d 者,应每日早晚餐前各 1 次或每餐前各 1 次;严重者每日 3 ~ 4 次或使用胰岛素泵。

4)在胰岛素应用的过程中,低血糖是最常见和严重的副作用,应通过严密的血糖监测加以预防和及时处理。

5)出现空腹高血糖时,需监测晚上睡前及夜间和凌晨的血糖水平,以区别是夜间胰岛素剂量不足,还是黎明现象,或是 Somogyi 现象,并给予相应的处理。

6)低血糖的处置:无意识障碍的患者治疗首选口服葡萄糖(15 ~ 20 g),也可选用任何含有葡萄糖的碳水化合物。如果治疗 15 min 后血糖监测显示仍未纠正,应再次服糖或进食含糖食物。血糖正常后,患者应该继续追加一次正常饮食或小吃,以预防低血糖复发。发生严重低血糖的患者,应立即静脉注射 50% 葡萄糖溶液 60 mL,必要时可重复注射。情况危重时可给予胰高血糖素 1 mg 皮下或肌肉注射,或给予氢化可的松 200 ~ 300 mg/d。对于无症状低血糖或出现过一次或多次严重低血糖的患者,应降低血糖控制目标,严格避免再次发生低血糖。

对每一患者而言,药物的选择取决于病情(空腹或餐后血糖水平,胰岛功能,肝肾功能,并发症情况,肥胖与消瘦等)、药物特点、患者对药物的敏感性、年龄、经济、患者意愿等因素。

(三)降压治疗

对于伴有高血压的糖尿病患者,应给予强化降压治疗,以保护心、脑、肾靶器官、减少心血管事件发生率及病死率。收缩压≥140 mmHg 或舒张压≥90 mmHg 的患者,除接受生活方式治疗外,还应接受药物治疗。高血压的生活方式治疗包括:超重者减轻体重、低盐饮食、增加钾的摄入以及增加体力活动。

糖尿病合并高血压的患者,药物治疗方案包括钙离子拮抗剂(CCB)、血管紧张素转化酶抑制剂(ACEI)、血管紧张素受体拮抗剂(ARB)、利尿剂、β 受体阻滞剂、α 受体阻滞剂和复方制剂等。为确保血压控制达标,可使用多种药物联合治疗。使用 ACE 抑制剂、ARBs 或利尿剂者,应监测肾功和血钾水平。对于多数患者来讲,血压控制目标为 <130/80 mmHg。

(四)调脂治疗

甘油三酯(TG) >2.3 mmol/L 和/或 HDL - C <1.0 mmol/L 者,可使用贝特类调脂药物,如非诺贝特。对于没有心血管疾病且年龄在 40 岁以上者,如果 LDL - C 在 2.6 mmol/L 以上胆固醇(TC)在 4.5 mmol/L 以上者,应使用他汀类调脂药;年龄在 40 岁以下者,如同时存在其他心血管疾病危险因素(高血压、吸烟、微量白蛋白尿、早发性心血管疾病的家族史及估计的心血管疾病整体危险性增加)时亦应开始使用他汀类药物。

(五)抗血小板治疗

有心血管疾病病史的糖尿病患者应用阿司匹林 75 ~ 150 mg/d 作为二级预防措施。

具有高危心血管风险,但无血管疾病史及明显出血风险的患者应服用小剂量(75～150 mg/d)阿司匹林作为一级预防。心血管风险增加的患者包括大部分年龄＞50 岁的男性或＞60 岁的女性合并 1 项危险因素者(即心血管疾病家族史、高血压、吸烟、血脂异常或蛋白尿)。

有 1 个或多个危险因素的中青年患者(即男性＜50 岁或女性＜60 岁),或无危险因素的老年患者(即男性＞50 岁或女性＞60 岁),或 10 年心血管风险 5%～10% 的患者,可考虑使用小剂量阿司匹林(75～150 mg/d)作为一级预防。

【临床路径】

见表 1－3。

表 1－3 2 型糖尿病临床路径表单

适用对象:第一诊断为 2 型糖尿病(ICD－10:E11.2－E11.9)

患者姓名:＿＿＿＿ 性别:＿＿＿ 年龄:＿＿＿ 门诊号:＿＿＿＿ 住院号:＿＿＿＿

住院日期:＿＿年＿＿月＿＿日 出院日期:＿＿年＿＿月＿＿日 标准住院日:≤14 天

时间	住院第 1～2 天	住院第 3～7 天
主要诊疗工作	□询问病史与体格检查、完成病历书写 □血糖监测 □完善项目检查 □糖尿病健康教育 □营养治疗和运动治疗 □药物治疗 □上级医师查房,确定进一步诊疗方案 □向患者家属初步交代病情	□上级医师查房,确定进一步的检查和治疗 □完成上级医师查房记录 □调整降糖治疗方案 □根据相应回报的检查结果调整或维持降压、调脂治疗方案 □并发症相关检查与治疗
重点医嘱	长期医嘱: □内科疾病护理常规/糖尿病护理常规 □Ⅰ/Ⅱ级护理 □糖尿病饮食 □糖尿病健康宣教 □毛细血糖测定 ×7 次/天或连续动态血糖监测 有急性并发症者: □记 24 h 出入量 □每 1～2 个小时测血糖 □建立静脉通道 □吸氧、重症监护(必要时)	长期医嘱: □糖尿病护理常规 □根据情况调整护理级别 □糖尿病饮食 □口服降糖药或胰岛素的调整 □降压药、调脂药及其他药物(必要时)调整 □并发症相关检查与治疗 临床医嘱: □根据病情复查相应检查

续表

时间	住院第 1~2 天	住院第 3~7 天
重点医嘱	**临床医嘱:** □血常规、尿常规(包括酮体)、大便常规 □血糖谱、肝肾功能、血脂、电解质、血粘度、HbA1c、尿白蛋白测定、果糖胺、糖耐量试验和同步胰岛素或 C 肽释放试验; □心电图、胸片、腹部 B 超 □并发症相关检查 □根据情况进行动态血糖、血压监测等检查项目 □静脉补液(必要时) □对症处理 □必要时请相关科室会诊	
主要护理工作	□协助患者或其家属完成住院程序,入院宣教 □执行医嘱 □观察病情并及时向医师汇报 □危重病人的特殊处理	□糖尿病护理常规 □执行医嘱
病情变异记录	□无 □有,原因: 1. 2.	□无 □有,原因: 1. 2.
护士签名		
医生签名		
时间	住院第 8~10 天	住院第 10~14 天(出院日)
主要诊疗工作	□上级医师查房:并发症、治疗效果、治疗方案评估,完成疾病诊断、下一步治疗对策和方案的调整 □完成上级医师查房记录 □请相关科室协助治疗 □确定出院日期	□通知出院处 □通知患者及其家属出院 □向患者交待出院后的注意事项,血糖血压的监测频率,血糖血压及饮食运动情况及记录方法,预约复诊日期 □将"出院总结"交给患者 □如果患者不能出院,在"病程记录"中说明原因和继续治疗的方案

续表

时间	住院第 8 ~ 10 天	住院第 10 ~ 14 天（出院日）
重点医嘱	**长期医嘱：** □糖尿病护理常规 □Ⅱ/Ⅲ级护理 □运动及饮食治疗 □降糖药物的调整 □其他药物的应用及调整 □并发症治疗方案及药物的调整 **临时医嘱：** □根据病情下达	**出院医嘱：** □出院带药 □门诊随诊
主要护理工作	□糖尿病护理常规 □执行医嘱 □二级预防教育 □进行胰岛素治疗者教会患者正确的注射方法 □正确的血糖测定方法及记录方法 □告知患者低血糖的可能原因及处理原则	□协助患者办理出院手续 □出院指导：二级预防教育，复诊时间及注意事项
病情变异记录	□无　□有，原因： 1. 2.	□无　□有，原因： 1. 2.
护士签名		
医师签名		

第二章　糖尿病并发症

（一）糖尿病酮症酸中毒

【概念】

糖尿病酮症酸中毒（DKA）是由于胰岛素不足和升糖激素不适当升高引起的糖、脂肪和蛋白质代谢严重紊乱综合征，临床以高血糖、高血酮和代谢性酸中毒为主要特征。

【病因】

包括急性感染、胰岛素不适当减量或突然中断治疗、饮食不当、胃肠疾病、脑卒中、心肌梗死、创伤、手术、妊娠、分娩、精神刺激等。

【临床表现】

DKA 分为轻度、中度和重度。仅有酮症而无酸中毒称为糖尿病酮症；轻、中度 DKA 除酮症外，还有轻中度酸中毒；重度 DKA 是指酸中毒伴意识障碍（DKA 昏迷），或虽无意识障碍，但血清 HCO_3^- 低于 10 mmol/L。DKA 常呈急性起病。在 DKA 起病前数天可有多尿、烦渴多饮和乏力症状的加重，失代偿阶段出现食欲减退、恶心、呕吐、腹痛，常伴头痛、烦躁、嗜睡等症状，呼吸深快，呼气中有烂苹果味（丙酮气味）；病情进一步发展，出现严重失水现象，尿量减少、皮肤黏膜干燥、眼球下陷，脉快而弱，血压下降、四肢厥冷；到晚期，各种反射迟钝甚至消失，终至昏迷。

【诊断流程】

见图 1－2。

【治疗】

DKA 的治疗原则为尽快补液以恢复血容量、纠正失水状态，降低血糖，纠正电解质及酸碱平衡失调，同时积极寻找和消除诱因，防治并发症，降低病死率。对无酸中毒的糖尿病酮症患者，需适当补充液体和胰岛素治疗，直到酮体消失。DKA 应按以下方法积极治疗。

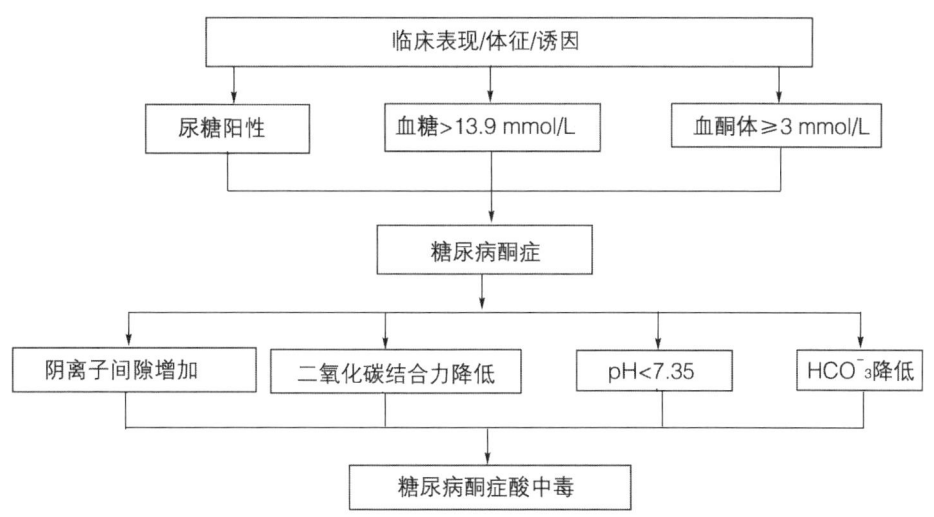

图 1 - 2 糖尿病并发证诊断流程

1. 补液:能纠正失水,恢复血容量和肾灌注,有助于降低血糖和清除酮体。治疗中补液速度应先快后慢,第 1 h 输入生理盐水,速度为 151 ~ 20 mL/kg/h(一般成人1.0 ~ 1.5 L)。随后补液速度取决于脱水程度、电解质水平、尿量等。要在第 1 个 24 h 内补足预先估计的液体丢失量,补液治疗是否奏效,要看血流动力学(如血压)、出入量、实验室指标及临床表现。对有心、肾功能不全者,在补液过程中要监测血浆渗透压,并经常对患者的心脏、肾脏、神经系统状况进行评估以防止补液过快。在 DKA 治疗过程中,纠正高血糖的速度一般快于酮症,血糖降至 13.9 mmol/L、DKA 得到纠正(pH > 7.3,HCO_3^- > 18.0 mmol/L)的时间分别约为6 h 和 12 h。当 DKA 患者血糖≤11.1 mmol/L 时,须补充 5% 葡萄糖并继续胰岛素治疗,直至血酮、血糖均得到控制。

2. 胰岛素:皮下注射速效胰岛素与静脉注射胰岛素在轻 ~ 中度的 DKA 患者的预后方面无明显差异,但越来越多的证据已推荐将小剂量胰岛素连续静脉滴注方案作为 DKA 的标准治疗,但对于重症患者,可采用首剂静脉输注胰岛素 0.1 U/kg,随后以 0.1 U/kg/h速度持续输注,胰岛素静脉输注过程中需严密监测血糖,根据血糖下降速度调整输液速度以持血糖每小时下降2.8 ~ 4.2 mmol/L。若第 1 h 内血糖下降不足10%,或有条件监测血酮时,血酮下降速度 < 0.5 mmol/L/h,且脱水已基本纠正,则增加胰岛素剂量 1 U/h。当 DKA 患者血糖降至 11.1 mmol/L 时,应减少胰岛素输入量至 0.02 ~ 0.05 U/kg/h,并开始给予 5% 葡萄糖液,此后需要根据血糖来调整胰岛素给药速度和葡萄糖浓度,使血糖维持在8.3 ~ 11.1 mmol/L,同时持续进行胰岛素滴注直至 DKA 缓解。DKA 缓解标准参考如下:血糖 < 11.1 mmol/L,血酮 < 0.3 mmol/L,血清 HCO_3^- ≥

15 mmol/L,血 pH > 7.3,阴离子间隙 ≤ 12 mmoL/L。不可完全依靠监测尿酮值来确定 DKA 的缓解,因尿酮在 DKA 缓解时仍可持续存在。DKA 缓解后可转换为胰岛素皮下注射。需要注意的是,为防止 DKA 再次发作和反弹性血糖升高,胰岛素静脉滴注和皮下注射之间可重叠 1～2 h。

3. 纠正电解质紊乱:在开始胰岛素及补液治疗后,若患者的尿量正常,血钾 < 5.2 mmol/L 即应静脉补钾,一般在每升输入溶液中加氯化钾 1.5～3.0 g,以维持血钾水平在 4～5 mmol/L 之间。治疗前已有低钾血症,尿量 ≥ 40 mL/h 时,在补液和胰岛素治疗同时必须补钾。严重低钾血症可危及生命,若发现血钾 < 3.3 mmol/L,应优先进行补钾治疗,当血钾升至 3.3 mmol/L 时,再开始胰岛素治疗,以免发生致死性心律失常、心脏骤停和呼吸肌麻痹。

4. 纠正酸中毒:DKA 患者在注射胰岛素治疗后会抑制脂肪分解,进而纠正酸中毒,如无循环衰竭,一般无需额外补碱。但严重的代谢性酸中毒可能会引起心肌受损、脑血管扩张、严重的胃肠道并发症以及昏迷等严重并发症。推荐仅在 pH ≤ 6.9 的患者考虑适当补碱治疗。每 2 h 测定 1 次血 pH,直至其维持在 7.0 以上。治疗中加强复查,防止过量。

5. 去除诱因和治疗并发症:如休克、感染、心力衰竭和心律失常、脑水肿和肾衰竭等。

【临床路径】

见表 1 - 4。

表 1 - 4　糖尿病酮症酸中毒临床路径表单

适用对象:第一诊断为糖尿病酮症酸中毒 ICD - 10:E10.111,E11.111,E14.111

患者姓名:_____　性别:_____　年龄:_____　门诊号:_____　住院号:_____

住院日期:_____年_____月_____日　出院日期:_____年_____月_____日　标准住院日:≤10 天

时间	住院第 1 天	住院第 2～7 天	住院第 3～10 天(出院日)
主要诊疗工作	□询问病史及体格检查 □完成病历书写 □开化验单 □上级医师查房与病情评估	□上级医师查房 □完成相关科室会诊 □复查相关异常检查,明确酮症酸中毒纠正情况	□上级医师查房,明确是否出院
主要诊疗工作	□初步确定治疗方案 □监测血糖谱或行动态血糖监测	□注意病情变化 □确定胰岛素注射方案,调整胰岛素剂量	□完成出院记录、病案首页、出院证明书等,向患者交代出院后的注意事项和复诊日期

续表

时间	住院第 1 天	住院第 2~7 天	住院第 3~10 天(出院日)
重点医嘱	**长期医嘱:** □内科护理常规 □Ⅰ/Ⅱ级护理 □糖尿病饮食 □记出入量 **临时医嘱:** □血常规、尿常规、大便常规、尿酮体 □血气分析 □肝肾功能、电解质、血脂 □糖化血红蛋白、胰岛 β 细胞自身抗体(ICA、GAD) □胰岛 β 细胞自身抗体(IAA、IA-2 等)(必要时) □并发症、合并症相关检查 □胸片、心电图、腹部 B 超 □测毛细血管血糖 1~2 h 一次 □补液、纠正电解质紊乱 □持续胰岛素静脉注射 □必要时纠正酸中毒 □其他对症处理	**长期医嘱:** □同前 □监测全天毛细血管血糖谱,酮症酸中毒纠正后可动态血糖监测(必要时) □根据病情可继续持续胰岛素静脉注射,或设定并调整多次胰岛素注射或胰岛素泵治疗的基础剂量及餐前胰岛素剂量 □其他降糖药物(必要时) □其他对症处理 **临时医嘱:** □加测凌晨 0AM,3AM 毛细血管血糖(必要时)或连续动态血糖监测(DKA 纠正后) □并发症相关检查(必要时)□免疫指标、其他自身抗体、内分泌腺功能评估(必要时) □并发症合并症的相关处理	**出院医嘱:** □出院带药 □门诊随诊
主要护理工作	□介绍病房环境、设施和设备 □入院护理评估	□病情变化的观察 □糖尿病及其并发症宣教 □胰岛素注射方法培训 □血糖监测培训 □营养及运动培训	□指导患者办理出院手续
病情变异记录	□无 □有,原因: 1. 2.	□无 □有,原因: 1. 2.	□无 □有,原因: 1. 2.
护士签名			
医师签名			

(二)高渗性高血糖状态

【概念】

高渗性高血糖状态(HHS)是糖尿病的严重急性并发症之一,临床以严重高血糖而无明显 DKA、血浆渗透压显著升高、脱水和意识障碍为特征。

【病因】

HHS 病因为血循环中活性胰岛素水平的不足与胰岛素拮抗激素(胰高血糖素、儿茶酚胺、皮质醇、生长激素)的增高,进而使肝肾的糖异生增加,同时外周组织的糖利用减少,导致细胞外野的血糖水平及渗透压均显著增高。

【临床表现】

HHS 起病隐匿,一般从开始发病到出现意识障碍需要 1~2 周,偶尔急性起病,约 30%~40% 无糖尿病病史。常先出现口渴、多尿和乏力等糖尿病症状,或原有症状进一步加重,多食不明显,有时甚至表现为厌食。病情逐渐加重出现典型症状,主要表现为脱水和神经系统两组症状和体征。通常患者的血浆渗透压 >320 mOsm/L 时,即可以出现精神症状,如淡漠、嗜睡等;当血浆渗透压 >350 mOsm/L 时,可出现定向力障碍、幻觉、上肢拍击样粗震颤、癫痫样发作、偏瘫、偏盲、失语、视觉障碍、昏迷和阳性病理征。

【诊断流程】

见图 1-3。

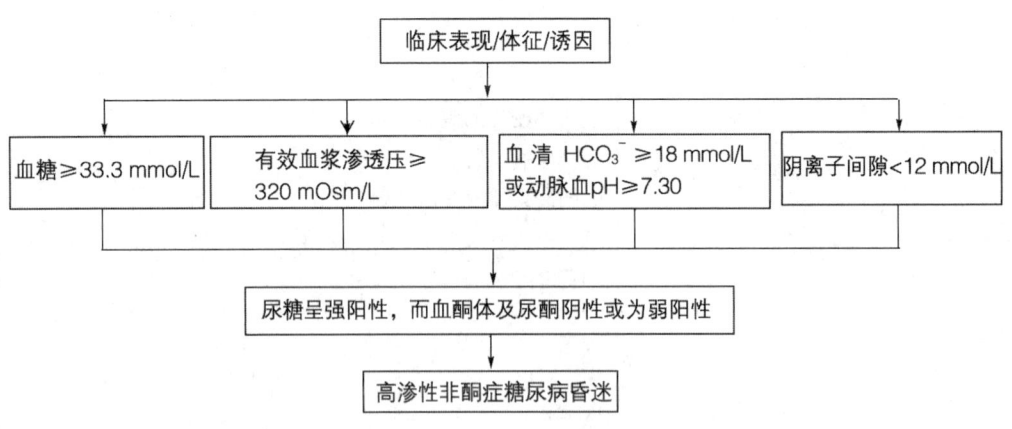

图 1-3　高诊性高血糖诊断流程

【治疗】

HHS 病情危重、并发症多,病死率高于 DKA,强调早期诊断和治疗。治疗原则同 DKA,主要包括积极补液,纠正脱水;小剂量胰岛素静脉输注控制血糖;纠正水、电解质和酸碱失衡以及去除诱因和治疗并发症。

1. 补液:HHS 失水比 DKA 更严重,24 h 总的补液量一般应为 100 ~ 200 mL/kg。推荐 0.9% 氯化钠溶液作为首选。补液速度与 DKA 治疗相仿,第 1 h 给予 1.0 ~ 1.5 L,随后补液速度根据脱水程度、电解质水平、血渗透压、尿量等调整。治疗开始时应每小时检测或计算血有效渗透压,血有效渗透压 = 2 × ([Na$^+$] + [K$^+$]) (mmol/L) + 血糖(mmol/L),并据此调整输液速度以使其逐渐下降,速度为 3 ~ 8 mmol/L/h。当补足液体而血浆渗透压不再下降或血钠升高时,可考虑给予 0.45% 氯化钠溶液。HHS 患者补液本身即可使血糖下降,当血糖下降 16.7 mmol/L 时需补充 5% 含糖液,直到血糖得到控制。HHS 常合并血钠异常,高血糖造成高渗透压,使细胞内水转移至细胞外导致血钠稀释性下降,胰岛素治疗后,随着血糖下降,水从细胞外重新回到细胞内,如果补液不充分,此时血钠测定值可能比治疗前更高。为了确定体内脱水程度,应计算校正后血钠。血糖超过 5.6 mmol/L 时,按血糖每升高 5.6 mmol/L,血钠下降 1.6 mmol/L。校正后的血钠 >140 mmol/L 提示严重脱水。也可通过公式进行纠正假性低钠血症,纠正的 [Na$^+$] = 测得的 [Na$^+$](mmol/L) + 1.6 × [血糖(mg/dl) - 100]/100。

2. 胰岛素治疗:胰岛素使用原则与治疗 DKA 大致相同,一般来说 HHS 患者对胰岛素较为敏感,胰岛素用量相对较小。推荐以 0.1 U/kg/h 持续静脉输注。当血糖降至 16.7 mmol/L 时,应减慢胰岛素的滴注速度至 0.02 ~ 0.05 U/kg/h,同时续以葡萄糖溶液静滴,并不断调整胰岛素用量和葡萄糖浓度,使血糖维持在 13.9 ~ 16.7 mmol/L,直至 HHS 高血糖危象缓解。HHS 缓解主要表现为血渗透压水平降至正常、患者意识状态恢复正常。

3. 补钾:HHS 患者存在缺钾,补钾原则与 DKA 相同。

4. 连续性肾脏替代治疗(CRRT):早期给予 CRRT 治疗,能有效减少并发症的出现,减少住院时间,降低患者病死率,其机制为 CRRT 可以平稳有效地补充水分和降低血浆渗透压。另外,CRRT 可清除循环中的炎性介质、内毒素,减少多器官功能障碍综合征等严重并发症的发生。但 CRRT 治疗 HHS 仍是相对较新的治疗方案,还需要更多的研究以明确 CRRT 的治疗预后。

5. 其他治疗:包括去除诱因,纠正休克,防治低血糖和脑水肿、预防压疮等。

【临床路径】

见表1－5。

表1－5　高渗性高血糖状态临床路径表单

适用对象:第一诊断为高渗性高血糖状态(E14.001)

患者姓名:_____　性别:_____　年龄:_____　门诊号:_____　住院号:_____

住院日期:_____年____月____日　出院日期:_____年____月____日　标准住院日:≤14天

时间	住院第1天	住院第2～10天	住院第5～14天(出院日)
主要诊疗工作	□询问病史及体格检查 □完成病历书写 □开化验单 □上级医师查房与病情评估 □初步确定治疗方案 □监测血糖谱或行动态血糖监测	□上级医师查房 □完成相关科室会诊 □复查相关异常检查,明确高血糖及高渗状态纠正情况 □注意病情变化 □确定胰岛素注射方案,调整胰岛素剂量	□上级医师查房,明确是否出院 □完成出院记录、病案首页、出院证明书等,向患者交代出院后的注意事项和复诊日期
重点医嘱	**长期医嘱:** □内科护理常规 □Ⅰ/Ⅱ级护理 □糖尿病饮食 **临时医嘱:** □血常规、尿常规、大便常规、尿酮体 □血气分析 □肝肾功能、电解质、血脂、糖化血红蛋白血尿渗透压、血酮和乳酸(必要时) □并发症、合并症相关检查 □胸片、心电图、腹部B超 □测血糖1～2h一次 □补液、纠正电解质紊乱 □胰岛素静脉注射 □其他对症处理	**长期医嘱:** □同前 □监测全天毛细血管血糖谱,高渗纠正后动态血糖监测(必要时) □根据高渗纠正情况、血糖情况选择胰岛素静脉注射、或设定并调整定多次胰岛素注射或胰岛素泵治疗的基础剂量及餐前胰岛素剂量 □其他降糖药(必要时) □其他对症处理 **临时医嘱:** □加测凌晨0AM,3AM毛细血管血糖(必要时) □并发症相关检查(必要时) □免疫指标、其他自身抗体、内分泌腺功能评估(必要时) □并发症合并症的相关处理	**出院医嘱:** □出院带药 □门诊随诊

续表

时间	住院第 1 天	住院第 2～10 天	住院第 5～14 天(出院日)
主要护理工作	□介绍病房环境、设施和设备 □入院护理评估	□病情变化的观察 □糖尿病及其并发症宣教 □胰岛素注射方法培训 □血糖监测培训 □营养及运动培训	□指导患者办理出院手续
病情变异记录	□无　□有,原因: 1. 2.	□无　□有,原因: 1. 2.	□无　□有,原因: 1. 2.
护士签名			
医师签名			

(三)乳酸性酸中毒

【概念】

由各种原因引起血乳酸水平升高而导致的酸中毒称为乳酸性酸中毒。

【病因】

1. 糖尿病控制不佳。

2. 糖尿病其他急性并发症:如感染、酮症酸中毒、糖尿病非酮症高渗综合征时可成为糖尿病乳酸性酸中毒的诱因。

3. 其他重要脏器的疾病:如脑血管意外,心肌梗死等,可加重组织器官血液灌注不良,导致低氧血症和乳酸性酸中毒。

4. 大量服用降糖灵:双胍类药物尤其是降糖灵能增加无氧酵解,抑制肝脏及肌肉对乳酸的摄取,抑制糖异生作用,故有致乳酸性酸中毒的作用。糖尿病病人如合并有心肝肾疾病,还服用大量降糖灵时,有诱发乳酸性酸中毒的可能。

5. 其他:如酗酒,一氧化碳中毒、水杨酸、乳糖过量时偶亦可诱发乳酸性酸中毒。

【临床表现】

糖尿病乳酸性酸中毒发病急,但症状与体征无特异性。

轻症:可仅有乏力、恶心、食欲降低、头昏、嗜睡、呼吸稍深快。

中至重度:可有恶心、呕吐、头痛、头昏、全身酸软、口唇发绀、呼吸深大、但无酮味、血压下降、脉弱、心率快、可有脱水表现、意识障碍、四肢反射减弱、肌张力下降、瞳孔扩大、深度昏迷或出现休克。

【诊断流程】

见图 1-4。

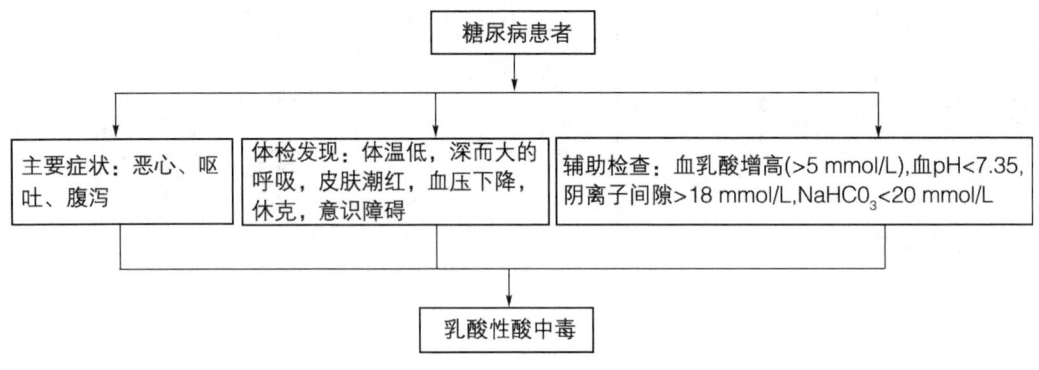

图 1-4　乳酸性酸中毒诊断流程

【治疗】

1.胰岛素治疗:本病是因胰岛素绝对或相对不足引起,需要用胰岛素治疗,即使是非糖尿病患者,也有人主张胰岛素与葡萄糖合用,以减少糖类的无氧酵解,有利于血乳酸清除、糖与胰岛素比例根据血糖水平而定。

2.迅速纠正酸中毒,当 pH 小于7.2、HCO_3^- 小于 10.05 mmol/L 时,患者肺脏能维持有效的通气量,而排出二氧化碳,肾脏有能力避免钠水潴留,就应及时补充5%碳酸氢钠100~200 mL(5~10 g),用生理盐水稀释为1.25%的浓度,严重者血 pH 小于7.0,HCO_3^-小于 5 mmol/L,可重复使用,直到血 pH 大于7.2,再停止补碱。24 h 内可用碳酸氢钠4.0~170 g。但补碱也不宜过多,过快,否则可加重缺氧及颅内酸中毒。

3.迅速纠正脱水,治疗休克补液扩容可改善组织灌注,纠正休克,利尿排酸,补充生理盐水维持足够的心输出量与组织灌注。补液量要根据病人的脱水情况,心肺功能等情况而定。

4.给氧:必要时作气管切开或用人工呼吸机。

5.补钾:根据酸中毒情况,血糖、血钾高低,酌情补钾。

6.监测血乳酸,当血乳酸大于 13.35 mmol/L 时,病死率几乎达100% 。

7.如果患者对钠水潴留不能耐受,尤其是因降糖灵引起的乳酸酸中毒,可用不含乳酸根的透析液进行血液或者腹膜透析。

8.对症治疗,去除诱因:如控制感染,停止使用引起乳酸酸中毒的药物等。

【临床路径】

见表1-6。

表1-6 乳酸性酸中毒临床路径执行表单

适用对象:第一诊断为乳酸性酸中毒(E87.204)

患者姓名:_____ 性别:_____ 年龄:_____ 门诊号:_____ 住院号:_____

住院日期:_____年_____月_____日 出院日期:_____年_____月_____日 标准住院日:≤14天

时间	住院第1天	住院第2~4天	住院第5~6天(出院日)
主要诊疗工作	□询问病史、查体 □书写病历 □完善检查 □上级医师查房,完成初步诊断 □对症支持治疗	□上级医师查房 □完成各项检查 □必要时会诊 □完成首次查房记录书写 □评估有无合并症、并发症,并对症治疗	□上级医师查房准予出院 □向患者交代后续治疗方案 □完成出院记录 □出院宣教
重点医嘱	长期医嘱: □内科护理常规 □Ⅱ级护理 □饮食 □记尿量 □病重 □其它医嘱 □积极控制感染 临时医嘱: □血常规、尿液分析、大便常规、血糖、电解质 □血气分析、心肌酶谱 □心脏彩超 □紧急情况纠正酸中毒、低钾	长期医嘱: □内科护理常规 □Ⅱ级护理 □饮食 □记尿量 □病重 □积极控制感染 □其他医嘱 临时医嘱: □其他医嘱 □空腹胰岛素,餐后2h胰岛素,糖化血红蛋白,空腹血糖,餐后2h血糖,24h尿蛋白,肌酐清除率。 □复查血气分析、电解质	出院医嘱: □出院带药 □门诊随访 □密切监测血气、电解质 □血糖的监测
护理工作	□介绍病房环境、设施 □入院护理评估 □宣教	□观察患者病情变化	□出院宣教
病情变异记录	□无 □有,原因: 1. 2.	□无 □有,原因: 1. 2.	□无 □有,原因: 1. 2.

续表

时间	住院第 1~2 天	住院第 3~7 天
护士 签名		
医师 签名		

（四）低血糖症

【概念】

对非糖尿病患者来说,低血糖症的诊断标准为血糖 <2.8 mmol/L,而接受药物治疗的糖尿病患者只要血糖 <3.9 mmol/L 就属于低血糖。

【病因】

胰岛素、磺脲类和非磺脲类胰岛素促泌剂均可引起低血糖。二甲双胍、α - 糖苷酶抑制剂、噻唑烷二酮、二肽基肽酶Ⅳ抑制剂(DPP - 4i)、胰高糖素样肽 - 1 受体激动剂(GLP - 1RA)和钠 - 葡萄糖共转运蛋白 2 抑制剂(SGLT2i)不增加低血糖风险,这些药物单用一般不诱发低血糖,但和胰岛素及胰岛素促泌剂联合治疗时则可引起低血糖。对于使用可能导致低血糖药物的患者,应考虑可能出现的无症状性低血糖,需筛查评估无症状性低血糖的风险。

【临床表现】

低血糖的临床表现与血糖水平以及血糖的下降速度有关,可表现为交感神经兴奋(如心悸、焦虑、出汗、头晕、手抖、饥饿感等)和中枢神经症状(如神志改变、认知障碍、抽搐和昏迷)。老年患者发生低血糖时常可表现为行为异常或其他非典型症状。有些患者发生低血糖时可无明显的临床症状,称为无症状性低血糖,也称为无感知性低血糖或无意识性低血糖。有些患者屡发低血糖后,可表现为无先兆症状的低血糖昏迷。

【诊断流程】

见图 1 -5。

【治疗】

糖尿病患者血糖 <3.9 mmol/L,即需要补充葡萄糖或含糖食物。严重的低血糖需要根据患者的意识和血糖情况给予相应的治疗和监护。低血糖是糖尿病患者长期维持正常血糖水平的制约因素,严重低血糖发作会给患者带来巨大危害。认知功能较低的患者,尤其需要加强防范低血糖。患者如果有未察觉的低血糖,或出现过至少 1 次严重 3

级低血糖或不明原因的 2 级低血糖,建议重新评估血糖控制目标并调整治疗方案,降低未来发生低血糖的风险。低血糖健康教育是预防和治疗低血糖的重要措施,应该对患者进行充分的低血糖教育,特别是接受胰岛素或胰岛素促泌剂治疗的患者。

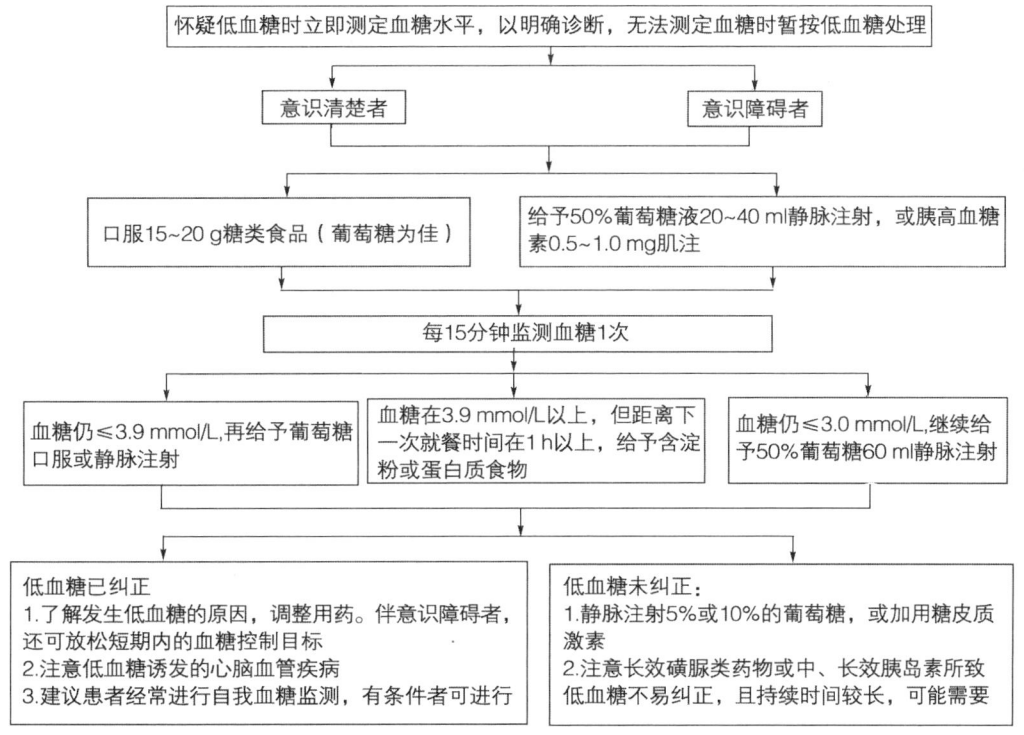

图 1 - 5　低血糖症诊断流程

【临床路径】

见表 1 - 7。

表 1 - 7　低血糖症临床路径表单

适用对象:第一诊断为低血糖症待查(ICD - 10:E16.200X001;)

患者姓名:_____　性别:_____　年龄:_____　门诊号:_____　住院号:_____

住院日期:_____年_____月_____日　出院日期:_____年_____月_____日　标准住院日:≤14 天

时间	住院第 1 天	住院第 2 ~ 6 天	住院第 7 ~ 14 天
主要诊疗工作	□检查评估 □护理常规:内科 □护理级别级护理 □普　食 □合并症治疗 □监　护	□检查评估 □血糖、胰岛素、C 肽、糖化血红蛋白、甲状腺激素、血性激素全项、ACTH - 皮质醇节律、24 h 尿游离皮质醇,24 h 尿 VMA、血胰岛素样生长因子 -1	□检查评估 □确定治疗方案 □如拟手术制定术前准备方案

续表

时间	住院第1天	住院第2~6天	住院第7~14天
主要诊疗工作		□经食管胰腺彩超、甲状腺彩超、PTH、胃泌素、胰腺彩超、必要时行OGTT延长法、饥饿试验 □奥曲肽显像、胰高糖素样肽受体显像技术	
重点医嘱	长期医嘱： □对症处理 □监测血糖 临时医嘱： □完善低血糖相关检查 □血、尿、粪便常规+潜血检查 □肝肾功能、电解质、血脂、心肌酶、糖化血红蛋白、自身免疫检测 □AFP、CEA、CA199	长期医嘱： □对症处理 □监测血糖 临时医嘱： □完善低血糖相关检查	长期医嘱： □对症处理 □监测血糖 临时医嘱： □完善低血糖相关检查
护理工作	□宣教		□出院宣教
病情变异记录	□无 □有,原因: 1. 2.	□无 □有,原因: 1. 2.	□无 □有,原因: 1. 2.
护士签名			
医师签名			

（五）糖尿病肾脏病

【概念】

糖尿病肾脏病(DKD)是指由糖尿病所致的肾脏病变,病变可累及全肾(包括肾小球、肾小管、肾间质等)。我国约 20% ~40% 的糖尿病患者合并糖尿病肾脏病,现已成为终末期肾病(ESRD)的主要原因。推荐病程 5 年以上的 1 型糖尿病(1 型糖尿病)患者及 2 型糖尿病(2 型糖尿病)患者在确诊时就应进行尿白蛋白/肌酐比值(UACR)检测和估算的肾小球滤过率(eGFR)评估以早期发现 DKD,以后每年应至少筛查 1 次。

【病因】

糖尿病肾脏病的危险因素包括不良生活习惯、年龄、病程、血糖、血压、肥胖(尤其是腹型肥胖)、血脂、尿酸、环境污染物等。肾功能减退和患者全因死亡风险增加显著相关。

【临床表现】

糖尿病肾脏病临床上以持续性白蛋白尿和(或)eGFR 进行性下降为主要特征(正常人的尿白蛋白排出量 <30 mg/d,尿白蛋白/肌酐比值 <30 mg/g)。随着蛋白尿的持续和增加,患者可以出现水肿、高血压、贫血、低蛋白血症等。

【诊断标准】

目前 DKD 通常是根据持续存在的白蛋白尿和(或)eGFR 下降,同时排除其他原因引起的 CKD 而做出的临床诊断。在明确 DM 作为肾损害的病因并排除其他原因引起 CKD 的情况下,至少具备下列一项者可诊断为 DKD。

1. 排除干扰因素的情况下,在 3 ~6 个月内的 3 次检测中至少 2 次 UACR ≥30 mg/g 或 UAER ≥ 30 mg/24 h(≥20 μg/min)。

2. eGFR <60 mL/min/1.73 m^2 持续 3 个月以上。

3. 肾活检符合 DKD 的病理改变。

【临床分期】

见表 1 -8。

在确诊 DKD 后,应根据 GFR 及尿白蛋白水平进一步判断 CKD 分期,同时评估 DKD 进展风险及明确复查频率。建议 DKD 的诊断应包括病因、GFR 分期和 UACR 分级(例如某 DKD 患者的 GFR 为 50 mL/min/1.73 m^2、UACR 为 80 mg/g,诊断为 DKD G3aA2,对应的 DKD 进展风险为高风险,应每年至少随访 2 次)。

表 1 -8 按 GFR 和 UACR 分级的 CKD 进展风险及就诊频率

CKD 分期依据: 病因(C) GFR(G) 白蛋白尿(A)	白蛋白尿分级		
	A1	A2	A3
	正常至轻度升高	中度升高	重度升高
	<30 mg/g <30 mg/mmol	30 ~299 mg/g 3 ~29mg/mmol	≥300mg/g ≥30 mg/mmol

续表

GFR 分级 [mL·min⁻¹·(1.73 m²)⁻¹]	G1	正常	≥90	1(如有 CKD)	2	
	G2	轻度下降	60~89	1(如有 CKD)	2	3
	G3a	轻中度下降	45~59	2		
	G3b	中重度下降	30~44	2		
	G4	重度下降	15~29			
	G5	肾衰竭	<15			

注:GFR 为肾小球滤过率;UACR 为尿白蛋白/肌酐比值;CKD 为慢性肾脏病;表格中的数字为建议每年复查的次数;背景颜色代表 CKD 进展的风险:绿色为低风险,黄色为中风险,橙色为高风险,红色为极高风险。

【诊断流程】

见图 1-6。

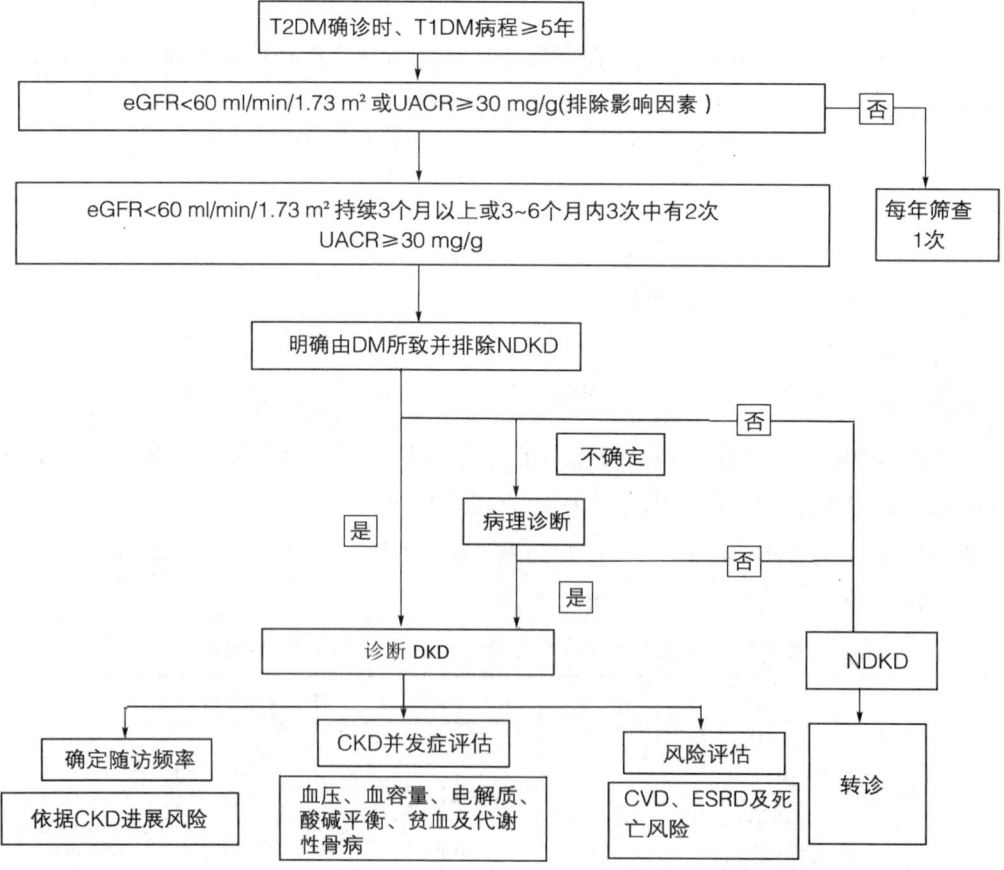

图 1-6 糖尿病肾脏病诊断流程

【治疗】

建议对糖尿病肾脏病患者进行包含不良生活方式调整、危险因素(高血糖、高血压、脂代谢紊乱等)控制及糖尿病教育在内的综合管理,以降低糖尿病患者的肾脏不良事件和死亡风险。

1.改变不良生活方式:如合理控制体重、糖尿病饮食、戒烟及适当运动等。

2.营养:对未开始透析的糖尿病肾脏病患者,推荐蛋白摄入量为 0.8 g/kg/d。过高的蛋白摄入(如 >1.3 g/kg/d)与蛋白尿增加、肾功能下降、心血管及死亡风险增加有关,低于 0.8 g/kg/d 的蛋白摄入并不能延缓糖尿病肾脏病进展。对已开始透析的患者蛋白摄入量可适当增加,以免出现营养不良。我国 2 型糖尿病伴白蛋白尿患者维生素 D 水平较低,补充维生素 D 可降低 UACR,但能否延缓糖尿病肾脏病进展尚无证据。蛋白质来源应以优质动物蛋白为主,必要时可补充复方 α – 酮酸制剂。

3.控制血糖:在制定 DKD 患者的血糖控制目标时,应根据年龄、糖尿病病程、预期寿命、合并症、并发症、低血糖风险等,制定个体化控制目标。2 型糖尿病合并 DKD 的患者在选择降糖药物时,应优先考虑具有肾脏获益证据的药物,同时应充分考虑患者的心、肾功能情况,并根据 eGFR 调整药物剂;尽量避免使用低血糖风险较高的药物;还应考虑其他并发症、体重、经济状况及患者偏好等因素。目前仍推荐二甲双胍作为 2 型糖尿病合并 DKD(eGFR≥45 mL/min/1.73m^2)患者的一线降糖药物。近年多项研究结果显示钠 – 葡萄糖共转运蛋白 2 抑制剂(SGLT2i)有降糖之外的肾脏保护作用。对于 2 型糖尿病肾脏病患者,推荐在 eGFR≥45 mL/min/1.73m^2 的患者中使用 SGLT2i,以降低糖尿病肾脏病进展和(或)心血管事件的风险。胰高糖素样肽 – 1 受体激动剂(GLP – 1RA)能减少糖尿病患者新发大量白蛋白尿的风险,可以考虑在 eGFR≥30 mL/min/1.73m^2 的患者中使用。部分口服降糖药需要根据肾功能调整剂量。肾功能不全的患者可优先选择从肾脏排泄较少的降糖药,严重肾功能不全患者宜采用胰岛素治疗。

4.控制血压:合理的降压治疗可延缓糖尿病肾脏病的发生和进展。推荐 >18 岁的非妊娠糖尿病患者血压应控制在 130/80 mmHg 以下。对糖尿病伴高血压且 UACR >300 mg/g或 eGFR <60 mL/min/1.73m^2 的患者,强烈推荐血管紧张素转化酶抑制剂(ACEI)或血管紧张素 Ⅱ 受体拮抗剂(ARB)类药物治疗。对伴高血压且 UACR 为 30 ~ 300 mg/g 的糖尿病患者,推荐首选 ACEI 或 ARB 类药物治疗。对不伴高血压但 UACR≥30 mg/g 的糖尿病患者,使用 ACEI 或 ARB 类药物可延缓白蛋白尿进展,但尚无证据显示 ACEI 或 ARB 可减少主要肾脏终点事件(如终末期肾病)。治疗期间应定期随访 UACR、血清肌酐、血钾水平,调整治疗方案。用药 2 个月内血清肌酐升高幅度 >30% 常常提示肾缺血,应停用 ACEI 或 ARB 类药物。醛固酮受体拮抗剂可降低尿白蛋白、延缓 eGFR 下降,但存在升高血钾风险。非奈利酮是一种非甾体选择性盐皮质激素受体拮抗剂,作为第三代醛固酮受体拮抗剂,大量研究已经证实不仅可以延缓糖尿病肾脏病进展,也可降低糖尿病肾脏病患者心血管事件风险。对不伴高血压、尿 UACR 和 eGFR 正常的糖尿病患者,目前没有证据显示 ACEI 或 ARB 能延缓肾病进展,且可能增加心血管风险,因此,在不合并高血压的糖尿病人群中,不推荐使用 ACEI 或 ARB 类药物进行糖尿病肾脏病一级预防。ACEI 和 ARB 对糖尿病肾脏病的作用类似,考虑到高钾血症和 eGFR 迅速下降风险,不推荐联合使用 ACEI 和 ARB 类药物。

5. 纠正血脂异常:推荐将低密度脂蛋白胆固醇 LDL - C 作为血脂控制的主要目标,非高密度脂蛋白胆固醇 HDL - C 为次要目标。首先对 DKD 患者的动脉粥样硬化性心血管病(ASCVD)风险进行分层,高危患者(无 ASCVD 病史)的 LDL - C 及非 HDL - C 水平均应 < 2.6 mmol/L;极高危患者(有明确 ASCVD 病史)的 LDL - C 水平应 < 1.8 mmol/L,非 HDL - C 应 < 2.2 mmol/L。DKD 患者每年应至少检查 1 次血脂,起始降脂药物治疗者应 1 ~ 3 个月后复查,之后每 3 ~ 12 个月复查,以 LDL - C 作为主要干预靶点可显著降低 DM 患者 CVD 及死亡风险。

6. 中医中药:DKD 归属于中医"水肿""虚劳""关格"等范畴。在我国常用中药复方治疗 DKD,以分期及辨证分型诊治为主。目前有一些研究表明中药能改善 DKD 患者的临床症状、降低尿白蛋白水平、改善肾功能、提高患者的生活质量,但总体属小样本研究,故需要更多高水平的随机对照试验(RCT)研究为临床诊治提供可靠的客观依据。研究发现,渴络欣胶囊能改善早期 DKD(气阴两虚兼血瘀证)患者的临床症状及肾功能、降低尿微量白蛋白;复方丹参滴丸联合 ARB 治疗能有效降低 DKD 患者的尿白蛋白并改善肾功能。

7. 多支柱疗法:目前肾素 - 血管紧张素系统(RAS)阻断剂(ACEI、ARB)、钠葡萄糖协同转运蛋白 2 抑制剂(SGLT2i)、胰高糖素样肽 - 1 受体激动剂(GLP - 1RA)、非甾体类盐皮质激素受体拮抗剂(ns - MRA)均已被证实具有一定的肾脏保护作用,且各自保护机制不同。有研究发现在至少中度蛋白尿增加的 2 型糖尿病患者中,SGLT2i、GLP - 1RA 和 ns - MRA 的联合治疗有可能在心血管和肾脏无事件生存期和总生存期方面提供相关收益。联合多种药物的多支柱疗法作为一种新兴的护肾疗法,能否通过多途径机制协同作用达到更好的护肾作用尚需大量的基础研究以及临床疗效进一步验证。

8. 透析治疗和移植:当 eGFR < 60 mL/min/1.73 m^2 时,应评估并治疗潜在的 CKD 并发症;当 eGFR < 30 mL/min/1.73 m^2 时,应积极咨询肾脏专科医师,评估是否应当接受肾脏替代治疗。透析方式包括腹膜透析和血液透析,有条件的患者可行肾移植。

【临床路径】

见表 1 - 9。

表 1 - 9 糖尿病肾脏病临床路径表单

适用对象:第一诊断为糖尿病肾脏病(ICD - 10:E11. 201 + N08.3 *)

患者姓名:_____ 性别:_____ 年龄:_____ 门诊号:_____ 住院号:_____

住院日期:_____年_____月_____日 出院日期:_____年_____月_____日 标准住院日:≤14 天

时间	住院第 1 天	住院第 2 ~ 11 天	住院第 12 ~ 14 天(出院日)
主要诊疗工作	□询问病史及体格检查 □完成病历书写 □完善检查 □上级医师查房与病情评估 □初步确定治疗方案	□上级医师查房 □明确诊断 □完成必要的相关科室会诊 □复查相关异常检查 □注意病情变化 □调整治疗	□上级医师查房,明确是否出院 □完成出院记录、病案首页、出院证明书等 □向患者交代出院后的注意事项
重点医嘱	**长期医嘱:** □内科护理常规 □Ⅱ级护理 □糖尿病饮食 □毛细血管 5 ~ 7 点血糖谱、必要时监测 0 点和凌晨 3 点血糖或连续动态血糖监测 □胰岛素治疗 □口服降血糖药物治疗(必要时) □保护肾功能用药 □对症用药 **临时医嘱:** □血常规、尿常规、大便常规 □肝肾功能、血浆蛋白、电解质、血糖、血脂、血沉、C 反应蛋白 □HbA1c □尿白蛋白肌酐比值、24 h 尿蛋白 □腹部 B 超	**长期医嘱:** □内科护理常规 □Ⅱ级护理 □糖尿病饮食 □调整胰岛素治疗 □口服降血糖药物剂量和/或种类的调整 □护肾药物剂量和/或种类的调整 □对症用药 **临时医嘱:** □根据病情补充相关检测 □根据病情补充相关治疗	**出院医嘱:** □出院带药 □门诊随访

续表

时间	住院第 1 天	住院第 2 ~ 11 天	住院第 12 ~ 14 天(出院日)
重点医嘱	□周围血管(动脉、静脉 B 超),肾血管彩超 □胸片、心电图、心动超声 □眼底检查 □可选项目:肾动态 + GFR		
主要护理工作	□介绍病房环境、设施和设备 □入院护理评估	□病情观察 □观察治疗反应	□指导患者办理出院手续
病情变异记录	□无　□有,原因: 1. 2.	□无　□有,原因: 1. 2.	□无　□有,原因: 1. 2.
护士签名			
医师签名			

（六）糖尿病视网膜病变

【概念】

糖尿病视网膜病变(DR)是常见的糖尿病慢性并发症,也是成人失明的主要原因。DR 尤其是增殖期 DR(PDR),是糖尿病特有的并发症,罕见于其他疾病。

【病因】

DR 的主要危险因素包括糖尿病病程、高血糖、高血压和血脂紊乱,其他相关危险因素还包括糖尿病合并妊娠(不包括妊娠期糖尿病和妊娠期显性糖尿病)。此外,缺乏及时的眼底检查、吸烟、青春期和亚临床甲状腺功能减退也是 DR 的相关危险因素,常被忽略。遗传是 DR 不可干预的危险因素。2 型糖尿病患者也是其他眼部疾病早发的高危人群,这些眼病包括白内障、青光眼、视网膜血管阻塞及缺血性视神经病变等。存在微动脉瘤可作为鉴别 DR 与糖尿病合并其他眼底病变的指标。DR 常与糖尿病肾脏病伴发。DR 合并微量白蛋白尿可作为糖尿病肾脏病的辅助诊断指标。DR 尿液特异性蛋白可能也有预测糖尿病肾脏病进展的价值。

【临床表现】

糖尿病可引起视网膜血管的广泛损害,眼底有多种病理表现,如微血管瘤、出血、硬件渗出、丝棉斑、血管阻塞、新生血管、玻璃体牵引等。根据有无出现视网膜前新生血管或其他纤维增殖组织将糖尿病视网膜病变分为两类：非增殖型糖尿病视网膜病变（NP-DR）和增殖型糖尿病视网膜病变（PDR）。

【诊断流程】

见图1-7。

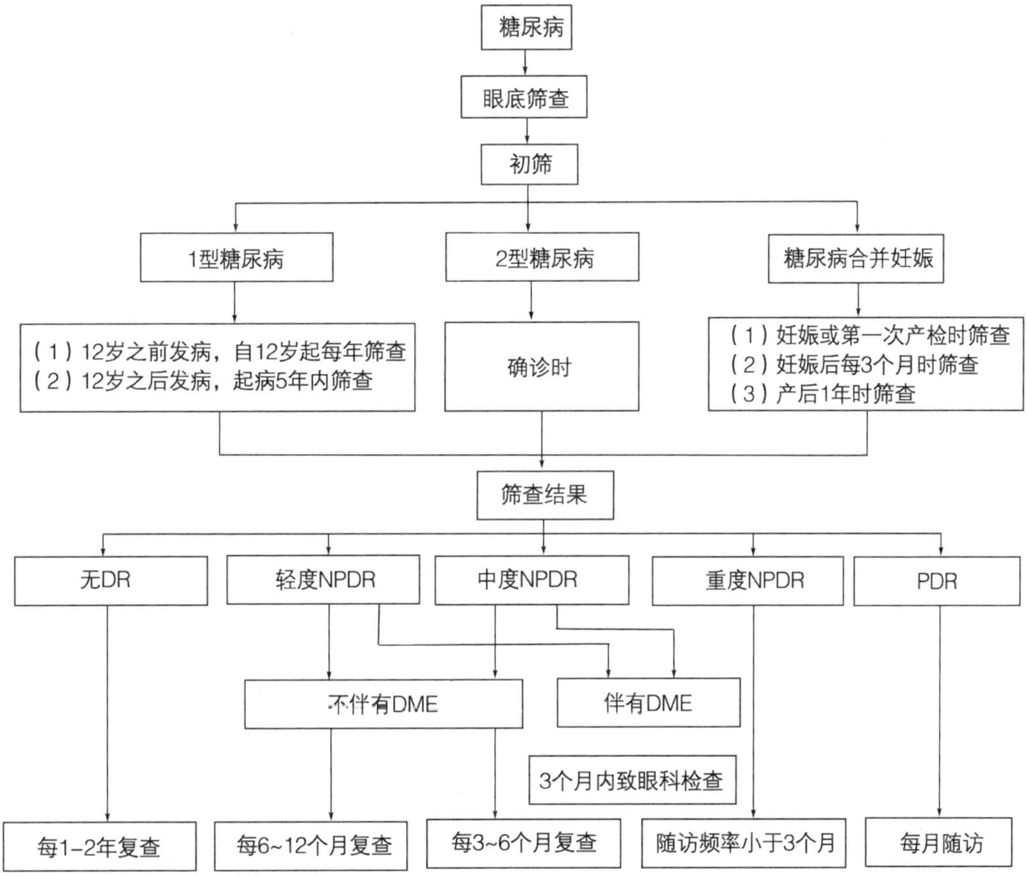

图1-7　糖尿病视网膜病变诊断流程

【治疗】

1. 健康教育：通过对糖尿病患者及其家属的健康教育,使其能够掌握 DR 危险因素相关知识,鼓励患者坚持健康的生活方式,遵循有效的随访计划,进而达到 DR 的早防早治。

2. DR 的内科治疗：

1）血糖、血压和血脂的良好控制可预防或延缓 DR 的进展。

2）非诺贝特可减缓 DR 进展,减少激光治疗需求。

3）轻中度的 NPDR 患者在控制代谢异常和干预危险因素的基础上,可进行内科辅助治疗和随访。这些辅助治疗的循证医学证据尚不多。目前常用的辅助治疗包括:抗氧化、改善微循环类药物,如羟苯磺酸钙;活血化瘀类中成药,如复方丹参、芪明颗粒和血栓通胶囊等。

4)对于 DME,抗血管内皮生长因子注射治疗比单纯激光治疗更具成本效益。

5)糖皮质激素局部应用可用于威胁视力的 DR 和 DME。

6)DR 不是使用阿司匹林治疗的禁忌证,阿司匹林对 DR 没有疗效,但也不会增加视网膜出血的风险。

3. DR 的眼科治疗:激光光凝术仍是高危 PDR 患者及某些严重 NPDR 患者的主要治疗方法。根据 DR 的严重程度以及是否合并 DME 来决策是否选择激光治疗,必要时可行玻璃体切除手术。妊娠会加速 DR 的发生和发,展激光光凝术可用于治疗孕期重度 NPDR 和 PDR。

【临床路径】

见表 1 - 10。

表 1 - 10　增生性糖尿病视网膜病变临床路径表单

适用对象:第一诊断为增殖型糖尿病视网膜病变(ICD - 10:E11.301 +)行玻璃体切割术(ICD - 9 - CM - 3:14.74001)

患者姓名:_____　性别:_____　年龄:_____　门诊号:_____　住院号:_____
住院日期:____年___月____日　出院日期:_____年___月___日　标准住院日:7 ~ 10 天

时间	住院第 1 天	住院第 2 天	住院第 2 ~ 3 天
主要诊疗工作	□询问病史及体格检查,包括裂隙灯、三面镜和眼底镜检查 □完成病历书写 □开化验单 □上级医师查房与术前评估 □初步确定手术方式和日期 □术眼抗菌药物滴眼液清洁结膜囊 □开始监测血糖、血压	□上级医师查房 □完善术前检查和术前评估 □术眼完成眼科特殊检查:AB 超等 □如有必要,完成相关检查:如彩超、角膜内皮细胞计数、FFA,OCT 等 □对侧眼检查并制定治疗方案 □裂隙灯和眼底镜检查 □术眼抗菌药物滴眼液清洁结膜囊	□必要时请相关科室会诊 □必要时调整全身用药,控制血压、血糖等 □裂隙灯和眼底镜检查 □住院医师完成术前小结和术前讨论,上级医师查房记录等 □签署手术同意书、自费用品协议书 □抗菌药物滴眼液清洁结膜囊

续表

时间	住院第 1 天	住院第 2 天	住院第 2～3 天
重点医嘱	**长期医嘱:** □眼科Ⅱ级护理常规 □糖尿病饮食 □抗菌药物滴眼液 □监测血糖 □监测血压 □必要时使用改善微循环和/或营养神经药物治疗 **临时医嘱:** □血、尿常规,血糖、血脂、肝肾功能,凝血功能,感染性疾病筛查 □心电图,胸片 □眼 AB 超 □眼底像、彩超、角膜内皮细胞计数(必要时)	**长期医嘱:** □眼科Ⅱ级护理常规 □糖尿病饮食 □抗菌药物滴眼液 □监测血糖 □监测血压 □必要时使用改善微循环和/或营养神经药物治疗 **临时医嘱:** □FFA,OCT(必要时) □对侧眼视网膜激光光凝治疗(必要时)	**长期医嘱:** 同第一日 **临时医嘱:**(术前一日) □常规准备明日在局麻下行玻璃体切割术 □术前洗眼、剪睫毛、冲洗泪道、结膜囊 □术前 1 h 充分散瞳 □术前口服镇静药 □术前 30 分钟肌注止血、镇静药
主要护理工作	□病区环境及医护人员介绍 □医院相关制度介绍 □入院评估 □执行医嘱 □饮食宣教 □观察生命体征 □介绍相关治疗、检查、用药等护理中应注意的问题 □体位介绍 □完成护理记录单书写	□指导患者尽快适应病区环境 □按医嘱执行护理治疗 □介绍有关疾病的护理知识 □介绍相关治疗、检查、用药等护理中应注意的问题 □饮食宣教 □观察生命体征 □完成护理记录单书写	□按医嘱执行护理治疗 □饮食宣教 □观察生命体征 □健康宣教:术前、术中注意事项 □执行手术前医嘱 □完成术前护理记录单书写
病情变异记录	□无 □有,原因: 1. 2.	□无 □有,原因: 1. 2.	□无 □有,原因: 1. 2.
护士签名			
医师签名			.

续表

时间	住院第 3～4 天(术日)	住院第 4～5 天(术后 1 日)
主要诊疗工作	□手术:有手术指征,无手术禁忌可手术治疗 □术者完成手术记录 □住院医师完成术后病程 □上级医师查房 □向病人及家属交代病情及术后注意事项	□上级医师查房 □裂隙灯和眼底镜检查 □注意眼压,伤口,眼前节、玻璃体、视网膜情况 □住院医师完成常规病历书写
重点医嘱	长期医嘱: □眼科Ⅱ级护理常规 □糖尿病饮食 □抗菌药物滴眼液 □散瞳剂 □监测血糖 □监测血压 □静滴止血药物 □眼部换药	长期医嘱: □同术后当日 临时医嘱: □如眼压增高,应用降眼压药物 □如炎症反应重,结膜下注射激素、抗生素
主要护理工作	□健康宣教:术后注意事项 □执行术后医嘱 □完成手术当日护理记录单书写 □观察动态病情变化,执行医嘱 □介绍术后正确体位 □介绍相关治疗、检查、用药等护理中应注意的问题	□执行术后医嘱 □观察动态病情变化,执行医嘱 □健康宣教:手术后相关注意事项 □术后用药知识宣教 □监测患者生命体征变化、术眼情况变化 □完成术后第一日护理记录单
病情变异记录	□无　□有,原因: 1. 2.	□无　□有,原因: 1. 2.
护士签名		
医师签名		

续表

时间	住院第 5 ~ 7 天(术后 2 ~ 4 日)	住院第 7 ~ 10 天(术后 4 ~ 6 日、出院日)
主要诊疗工作	□上级医师查房 □裂隙灯和眼底镜检查 □注意眼压、伤口、眼前节、玻璃体、视网膜 □住院医师完成常规病历书写 □如果眼压增高,则进行相应处理	□上级医师查房 □裂隙灯和眼底镜检查 □注意眼压、伤口、眼前节、玻璃体、视网膜 □住院医师完成常规病历书写 □根据术后伤口、玻璃体腔、视网膜情况,并发症是否控制等决定术后出院时间 □完成出院志、病案首页、出院诊断证明书等病历材料 □向患者交代出院后的后续治疗及相关注意事项,如:复诊时间等
重点医嘱	**长期医嘱:** □眼科Ⅱ级护理常规 □糖尿病饮食 □抗菌药物滴眼液 □监测血糖 □监测血压 □必要时使用改善微循环和/或营养神经药物治疗 □眼部换药 **临时医嘱:** □根据并发症情况予相应治疗 □如眼压增高,应用降眼压药物 □如炎症反应重,结膜下注射激素、抗生素	**长期医嘱:** □眼科Ⅱ级护理常规 □糖尿病饮食 □抗菌药物滴眼液 □监测血糖 □监测血压 □必要时使用改善微循环和/或营养神经药物治疗 □眼部换药 □今日出院 **临时医嘱:** □出院带药 □抗菌药物滴眼液 □甾体激素滴眼液 □非甾体类消炎滴眼液 □改善微循环药物
主要护理工作	□执行术后医嘱 □观察动态病情变化,执行医嘱 □健康宣教:手术后相关注意事项,介绍有关患者康复锻炼方法 □术后用药知识宣教 □监测患者生命体征变化、术眼情况变化 □完成术后护理记录单	□执行术后医嘱、出院医嘱 □观察动态病情变化,执行医嘱 □进行出院指导:生活指导、饮食指导、用药指导 □监测患者生命体征变化、术眼情况变化 □完成术后相关护理记录单

续表

时间	住院第 5 ~ 7 天(术后 2 ~ 4 日)	住院第 7 ~ 10 天(术后 4 ~ 6 日、出院日)
病情 变异 记录	□无　□有,原因: 1. 2.	□无　□有,原因: 1. 2.
护士 签名		
医师 签名		

﹡注:如入院前已按要求完成部分术前检查,则手术前准备时间可适当缩短。

（七）糖尿病神经病变

【概念】

糖尿病神经病变包括中枢和外周的神经受损。糖尿病中枢神经损伤与外周神经损伤一样,也是由于神经元内代谢异常和血管病变引起,临床表现主要是功能性改变和缺血性脑卒中增加。

【病因】

糖尿病神经病变的发病,主要受两方面因素影响,即血液供应受损和神经元或神经纤维内部因高血糖导致病理生理改变。随着对高血糖导致血管内皮细胞和神经元病理生理改变的研究逐渐深入,已经了解氧化应激是高血糖导致糖尿病慢性并发症,包括糖尿病神经病变的关键因素。氧化应激发生在自由基产生量超过细胞抗氧化能力的细胞内,较早研究就发现,如果这些自由基不能及时清除,它们将氧化蛋白质、脂肪和核酸,这种作用导致细胞内能量代谢、信号转导、基因转录表达失调等异常,这些损伤的积累最终使细胞坏死或凋亡。慢性高血糖使大血管和微血管并发症增加,主要由于长期氧化应激使组织细胞发生了病理变化。

【分型及临床表现】

1. 弥漫性神经病变:

（1）远端对称性多发性神经病变（DSPN）:双侧远端对称性肢体疼痛、麻木、感觉异常等,最常见类型为大神经纤维和小神经纤维同时受累,部分可以大神经纤维或小神经纤维受累为主的临床表现。

（2）自主神经病变:可累及心血管、消化、泌尿生殖等系统,还可出现体温调节、泌汗异常及低血糖无法感知、瞳孔功能异常等。

2. 单神经病变:可累及单颅神经或周围神经。颅神经损伤以上睑下垂（动眼神经）

最常见,其他包括面瘫(面神经)、眼球固定(外展神经)、面部疼痛(三叉神经)及听力损害(听神经)等。单发周围神经损伤包括尺神经、正中神经、股神经和腓总神经等。同时累及多个单神经的神经病变为多灶性单神经病变,需与多发性神经病变相鉴别。

3. 神经根神经丛病变:最常见为腰段多发神经根神经丛病变,常表现为单侧、以肢体近端为主的剧烈疼痛,伴有单侧、近端肌无力、肌萎缩。

【诊断流程】

见图 1 - 8。

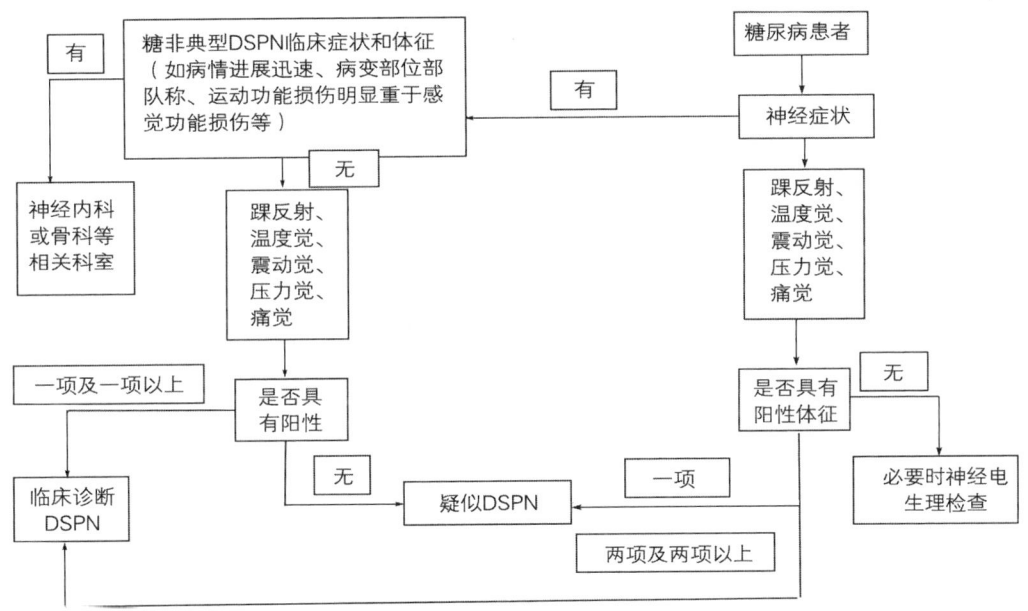

图 1 - 8　糖尿病神经病变诊断流程

【治疗】

1. 针对病因治疗:

(1)血糖控制:积极严格地控制高血糖并减少血糖波动是预防和治疗 糖尿病神经病变的最重要措施。

(2)神经修复:常用药物有甲钴胺、神经生长因子等。

(3)改善微循环:周围神经血流减少是导致糖尿病神经病变发生的一个重要因素。通过扩张血管、改善血液高凝状态和微循环,提高神经细胞的血氧供应,可有效改善糖尿病神经病变的临床症状。常用药物为前列腺素 E1、贝前列素钠、西洛他唑、己酮可可碱、胰激肽原酶、钙拮抗剂和活血化瘀类中药等。

(4)其他:神经营养因子、肌醇、神经节苷酯和亚麻酸等。

2. 针对神经病变的发病机制治疗:

(1)抗氧化应激:通过抑制脂质过氧化,增加神经营养血管的血流量,增加神经 Na^+ – K^+ – ATP 酶活性,保护血管内皮功能。常用药物为 α – 硫辛酸。

(2)醛糖还原酶抑制剂:糖尿病可引起多元醇通路过度激活,醛糖还原酶抑制剂通过作用于醛糖还原酶而抑制多元醇通路。常用药物为依帕司他。

3. 疼痛管理:治疗糖尿病痛性神经病变的药物包括:

(1)抗惊厥药:包括普瑞巴林、加巴喷丁、丙戊酸钠和卡马西平等。普瑞巴林(或加巴喷丁)可以作为初始治疗药物,改善症状。

(2)抗抑郁药物:包括度洛西汀、文拉法辛、阿米替林、丙米嗪和西肽普兰等。度洛西汀可以作为疼痛的初始治疗药物。

(3)其他:阿片类药物(曲马多和羟考酮)和辣椒素等。由于具有成瘾性和发生其他并发症的风险较高,阿片类药物不推荐作为治疗痛性神经病变的一、二线药物。

4. 自主神经病变的治疗:

(1)体位性低血压:除了非药物治疗外,米多君和屈昔多巴可用于治疗。此外,患者仰卧位血压较高时,可考虑在就寝时使用短效降压药(如卡托普利、可乐定等)。

(2)胃轻瘫:低纤维、低脂肪膳食,避免使用减弱胃肠动力的药物,可考虑短期使用胃动力药(如甲氧氯普胺等)。

(3)勃起功能障碍:除了控制其他危险因素(如高血压和血脂异常)外,主要治疗药物为 5 型磷酸二酯酶抑制剂。经尿道前列腺素海绵体内注射、真空装置和阴茎假体可以改善患者的生活质量。

【临床路径】

见表 1 – 11。

表 1 – 11　糖尿病性周围神经病变临床路径表单

适用对象:第一诊断为糖尿病性周围神经病变(ICD – 10:E14.423 + G63.2)

患者姓名:_____　性别:_____　年龄:_____　门诊号:_____　住院号:_____

住院日期:_____年_____月_____日　出院日期:_____年_____月_____日　标准住院日:≤14 天

时间	住院第 1 天	住院第 2~11 天	住院第 12~14 天(出院日)
主要护理工作	□询问病史及体格检查 □完成病历书写 □完善检查 □上级医师查房与病情评估 □初步确定治疗方案	□上级医师查房 □明确诊断 □完成必要的相关科室会诊 □复查相关异常检查 □注意病情变化 □调整治疗	□上级医师查房,明确是否出院 □完成出院记录、病案首页、出院证明书等 □向患者交代出院后的注意事项

续表

时间	住院第 1 天	住院第 2~11 天	住院第 12~14 天(出院日)
重点医嘱	**长期医嘱:** □内科护理常规 □Ⅱ级护理 □糖尿病饮食 □毛细血管 5~7 点血糖谱、必要时监测 0 点和凌晨 3 点血糖或连续动态血糖监测 □胰岛素治疗 □口服降血糖药物治疗(必要时) □周围神经病变用药 □对症用药 **临时医嘱:** □血常规、尿常规、大便常规 □肝肾功能、血浆蛋白、电解质、血糖、血脂、血沉、C 反应蛋白 □HbA1c □尿蛋白肌苷比值、24h 尿蛋白 □腹部 B 超 □周围血管(动脉、静脉 B 超) □胸片、心电图、心动超声 □眼底检查 □可选项目:双足多普勒血流图测定踝肱比值、肌电图测定神经传导速度、外周神经感觉测定、双下肢 TcPO	**长期医嘱:** □内科护理常规 □Ⅱ级护理 □糖尿病饮食 □调整胰岛素治疗 □口服降血糖药物剂量和/或种类的调整 □周围神经病变药物剂量和/或种类的调整 □对症用药 **临时医嘱:** □根据病情补充相关检测 □根据病情补充相关治疗	**出院医嘱:** □出院带药 □门诊随访
主要护理工作	□介绍病房环境、设施和设备 □入院护理评估	□病情观察 □观察治疗反应	□指导患者办理出院手续
病情变异记录	□无 □有,原因: 1. 2.	□无 □有,原因: 1. 2.	□无 □有,原因: 1. 2.
护士签名			

续表

时间	住院第 1 天	住院第 2～11 天	住院第 12～14 天(出院日)
医师 签名			

(八)糖尿病下肢动脉病变

【概念】

下肢动脉病变是外周动脉疾病的一个组成成分,表现为下肢动脉的狭窄或闭塞。与非糖尿病患者相比,糖尿病患者更常累及股深动脉及胫前动脉等中小动脉。

【病因】

其主要病因是动脉粥样硬化,但动脉炎和栓塞等也可导致下肢动脉病变,因此糖尿病患者下肢动脉病变通常是指下肢动脉粥样硬化性病变(LEAD)。LEAD 的患病率随年龄的增大而增加,糖尿病患者与非糖尿病患者相比,发生 LEAD 的危险性增加 2 倍。

【临床表现】

见表 1－12。

表 1－12　下肢动脉粥样硬化性病变的 Fontaine 分期

分期	临床评估
I 期	无症状
IIa 期	轻度间隙性跛行
IIb 期	中－重度间歇性跛行
III 期	缺血性静息痛
IV 期	缺血性溃疡或坏疽

【诊断流程】

见图 1－9。

【治疗】

1. LEAD 的治疗目的包括:预防全身动脉粥样硬化疾病的进展,预防心血管事件,预防缺血导致的溃疡和肢端坏疽,预防截肢或降低截肢平面,改善间歇性跛行患者的功能状态。

2 糖尿病性 LEAD 的预防:糖尿病性 LEAD 的规范化防治包括 3 个部分,即一级预防(防止或延缓 LEAD 的发生)、二级预防(缓解症状,延缓 LEAD 的进展)和三级预防(血运重建,降低截肢和心血管事件发生)。

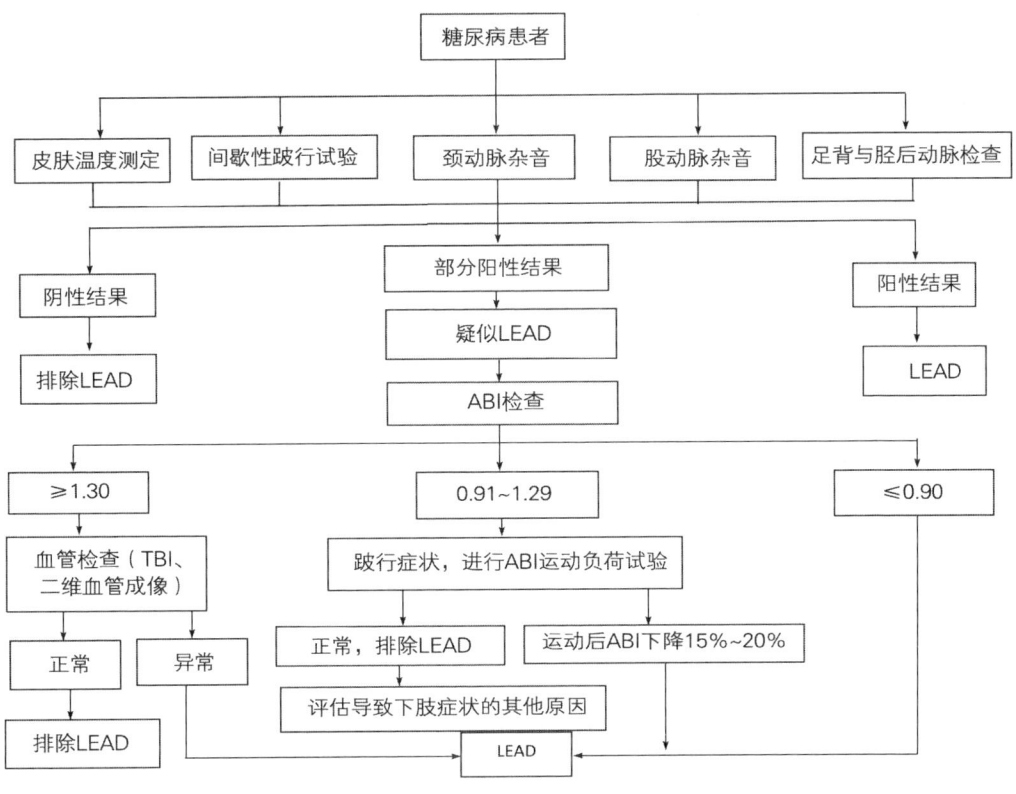

图 1-9 下肢动脉病变诊断流程

注:LEAD 为下肢动脉粥样硬化病变;ABI 为踝肱指数;TBI 为趾肱指

1)糖尿病性 LEAD 的一级预防:筛查糖尿病 LEAD 的高危因素,并给予 LEAD 相关知识的教育,及早纠正不良生活方式,如戒烟、限酒、控制体重等。严格控制血糖、血压、血脂,有适应证者给予抗血小板治疗。

2)糖尿病性 LEAD 的二级预防:在一级预防的基础上,对于有症状的 LEAD 患者,建议应用小剂量阿司匹林,剂量建议为 75～100 mg/d。对于足部皮肤完整的缺血型患者,指导患者进行运动康复锻炼,最有效的运动为平板运动或走步,强度达到引发间歇性跛行后休息,每次 30～45 min,每周至少 3 次,时间至少持续 3～6 个月。给予相应的抗血小板药物、他汀类调脂药、ACEI 及血管扩张药物治疗,可以改善患者的下肢运动功能。对于间歇性跛行患者,除上述治疗外,尚需使用血管扩张药物。目前所用的血管扩张药主要有脂微球包裹前列地尔、贝前列腺素钠、西洛他唑、盐酸沙格雷酯、萘呋胺、丁咯地尔和己酮可可碱等。由于多数有 LEAD 的糖尿病患者往往合并周围神经病变,这些患者常缺乏 LEAD 的临床症状。因此,对糖尿病患者常规进行 LEAD 筛查至关重要。对于已经发生 LEAD 的患者,结构化教育可以改善患者的下肢运动功能,改善患者的身体状况;心理干预可以改善患者的步行行为,增加无痛性行走距离,提高患者的生活质量。

3)糖尿病性 LEAD 的三级预防:主要针对慢性 CL 患者,CL 患者往往表现为静息痛、坏疽、溃疡不愈合,且具有极高的截肢和心血管死亡风险,血管病变主要是股腘动脉闭塞。根据缺血持续时间分为急性(≤2 周)和慢性(>2 周),以慢性更为常见。由于 CLI 患者血管重建术后 3 年累积截肢或死亡率高达 48.8%,远高于间歇性跛行患者(12.9%)。因此,其临床治疗目标包括降低心血管事件发生及死亡率,缓解肢体疼痛、促进溃疡愈合、保肢及改善生活质量。

在内科保守治疗无效时,需行各种血管重建手术,包括外科手术治疗和血管腔内治疗,可大大降低截肢率,改善生活质量。外科手术治疗包括动脉内膜剥脱术、人造血管和自体血管旁路术等。

【临床路径】

见表 1 – 13。

表 1 – 13　糖尿病下肢动脉病变临床路径表单

适用对象:第一诊断为糖尿病下肢动脉病变(E14.503 +)

患者姓名:_____　性别:_____　年龄:_____　门诊号:_____　住院号:_____

住院日期:_____年_____月_____日　出院日期:_____年_____月_____日　标准住院日:≤14 天

时间	住院第 1 天	住院第 2 - 11 天	住院第 12 ~ 14 天(出院日)
主要护理工作	□询问病史及体格检查 □完成病历书写 □完善检查 □上级医师查房与病情评估 □初步确定治疗方案	□上级医师查房 □明确诊断 □完成必要的相关科室会诊 □复查相关异常检查 □注意病情变化 □调整治疗	□上级医师查房,明确是否出院 □完成出院记录、病案首页、出院证明书等 □向患者交代出院后的注意事项
重点医嘱	**长期医嘱:** □内科护理常规 □Ⅱ级护理 □糖尿病饮食 □毛细血 5 ~ 7 点血糖谱、必要时监测 0 点和凌晨 3 点血糖或连续动态血糖监测 □胰岛素治疗	**长期医嘱:** □内科护理常规 □Ⅱ级护理 □糖尿病饮食 □调整胰岛素治疗 □口服降血糖药物剂量和/或种类的调整 □改善微循环病变药物剂量和/或种类的调整	**出院医嘱:** □出院带药 □门诊随访

续表

时间	住院第 1 天	住院第 2－11 天	住院第 12～14 天(出院日)
重点医嘱	□口服降血糖药物治疗(必要时) □改善微循环用药 □对症用药 临时医嘱: □血常规、尿常规、大便常规 □肝肾功能、电解质、血糖、血脂、血沉、C 反应蛋白 □HbA1c □尿白蛋白肌酐比值、24h 尿蛋白 □下肢血管(动静脉 B 超) □胸片、心电图、心动超声 □眼底检查 □可选项目:足三项、下肢CTA、肌电图测定神经传导速度、外周神经感觉测定、双下肢 TcPO	□对症用药 临时医嘱: □根据病情补充相关检测 □根据病情补充相关治疗	出院医嘱: □出院带药 □门诊随访
主要护理工作	□介绍病房环境、设施和设备 □入院护理评估	□病情观察 □观察治疗反应	□指导患者办理出院手续
病情变异记录	□无　□有,原因: 1. 2.	□无　□有,原因: 1. 2.	□无　□有,原因: 1. 2.
护士签名			
医师签名			

(九)糖尿病足病

【概念】

糖尿病足的定义是发生于糖尿病患者的与局部神经异常和下肢远端外周血管病变

相关的足部感染、溃疡和(或)深层组织破坏。患者足部从皮肤到骨与关节的各层组织均可受累,严重者可以发生局部的或全足的坏疽,需要截肢。截肢可以严重地影响患者的生活质量,并增加对侧截肢的危险性。糖尿病足可发展迅速,处理不当会导致病情急转直下,严重致残,甚至死亡。

【病因】

与足溃疡发生密切相关的因素是糖尿病周围神经病变、足的轻度创伤和畸形。许多糖尿病患者足的感觉减退或缺失,在此基础上发生足畸形或者足损伤、造成皮肤破溃时,患者并无感觉。由于社会经济状态、足部护理和穿鞋着袜习惯的不同,不同地区的糖尿病患者足病差异很大。鞋子不合适,或者不合适的穿鞋甚至不穿鞋,这是引起足溃疡的最普遍的原因。并存的一些因素使足溃疡难以愈合甚至发生感染或坏疽,患者需要在医院长期治疗和进行截肢。影响足溃疡愈合的关键因素是感染、缺血、创面的处理、压力的减轻和神经病以及患者其他的致残因素。

【临床表现】

见表 1 - 14、表 1 - 5。

糖尿病足病一旦诊断,临床上应该进行分级评估,目前临床上广为接受的分级方法主要是 Wagner 分级和 Texas 分级。Wagner 分级方法是目前临床及科研中应用最为广泛的分级方法。Texas 分级方法从病变程度和病因两个方面对 DFU 及坏疽进行评估,更好地体现了创面感染和缺血的情况,相对于 Wagner 分级在评价创面的严重性和预测肢体预后方面更好。

表 1 - 14　不同 wagner 分级糖尿病足的临床表现

Wagner 分级	
0 级	有发生足溃疡的危险因素,但目前无溃疡
1 级	足部表浅溃疡,无感染征象,突出表现为神经性溃疡
2 级	较深溃疡,常合并软组织感染,无骨髓炎或深部脓肿
3 级	深部溃疡,有脓肿或骨髓炎
4 级	局限性坏疽(趾、足跟或前足背),其特征为缺血性坏疽,通常合并神经病变
5 级	全足坏疽

表 1 - 15　不同 Texas 分级糖尿病足的临床特征

Texas 分级及分期	
分级	
0 级	足部溃疡史

续表

Texas 分级及分期	
1 级	表浅溃疡
2 级	溃疡累及肌腱
3 级	溃疡累及骨和关节
分期	
A 期	无感染和缺血
B 期	合并感染
C 期	合并缺血
D 期	感染和缺血并存

【诊断流程】

见图 1 - 10。

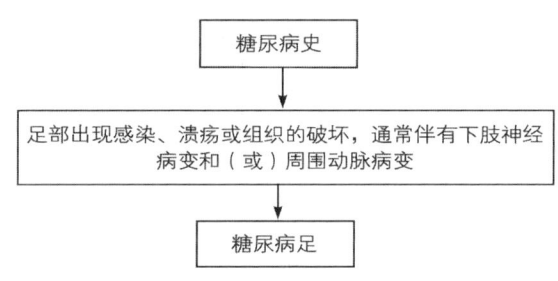

图 1 - 10　糖尿病足病诊断流程

【治疗】

1. 在进行足溃疡治疗之前,首先要评估溃疡性质。神经性溃疡常见于反复受压部位,如跖骨头、足底面、胼胝中央,常伴有感觉缺失或异常,而局部血供良好。缺血性溃疡多见于足背外侧、足趾尖部或足跟部,局部感觉正常,但皮肤温度低、足背动脉和(或)胫后动脉搏动明显减弱或消失。对于缺血性溃疡,则要重视解决下肢缺血。轻中度缺血的患者可以实行内科治疗;病变严重的患者可以接受介入治疗或血管外科成形手术,待足部血供改善后 再进行溃疡局部处理。对于神经性溃疡,主要是制动减压,特别要注意患者的鞋袜是否合适。

2. 合理地降糖、降压、调脂和抗血小板治疗。

3. 积极治疗糖尿病性下肢动脉病变。

4. 足溃疡感染的处理:糖尿病足感染必须通过临床诊断,以局部或全身的体征或炎症的症状为基础。在选择抗生素控制感染之前,应进行溃疡创面细菌培养和药敏试验,细菌培养方法可选择严格清创后的棉拭子及病理组织培养。在细菌培养和药敏试验结果未出来之前,可经验性地选择抗生素。抗生素的替换根据治疗后的临床效果判断,若临床效果明显,即使药敏试验结果对该抗生素耐药,也应该持续使用该抗生素;若临床效果不明显或者无效,且药敏试验结果对该抗生素耐药,则根据药敏试验结果替换抗生素。对于未合并骨髓炎的足溃疡感染,抗生素治疗疗程 1~2 周;合并骨髓炎的感染,抗生素治疗疗程至少 4~6 周。如同时合并严重缺血,抗生素使用时间还需要适当延长 1~2 周。但是,如果及时手术去除感染的骨组织,抗生素使用可以减少到 2 周。

(1)足溃疡创面的处理:彻底的 DFU 清创,有利于溃疡愈合。目前研究证据表明,采用水凝胶清创较纱布敷料、外科清创或蛆虫清创更有利于溃疡愈合。当清创到一定程度后,可选择溃疡局部负压吸引治疗(包括真空辅助闭合及真空封闭引流),可促进肉芽生长和足溃疡的愈合。当溃疡创面有新鲜肉芽组织,感染基本控制,可以选择生长因子和(或)自体富血小板凝胶治疗,可加速肉芽生长和足溃疡的愈合。当溃疡肉芽生长到一定程度且周边有上皮爬行时,可选择适当的敷料和(或)脱细胞真皮基质、皮肤替代物以及脱细胞生物羊膜治疗,促进溃疡愈合。给予患者适当的患足减压(包括减压鞋垫、糖尿病足鞋等)治疗措施,有助于避免足溃疡加重和愈合后的足溃疡复发。

(2)物理治疗:足溃疡创面高压氧治疗,有助于改善创面的炎症和微循环状况。在合并 LEAD 的缺血性足溃疡患者,高压氧治疗不能促进创面愈合,但能够降低大截肢率;在未合并 LEAD 的神经性溃疡患者,高压氧治疗既不能加速创面愈合,也不能降低 DF 患者的大或小截肢。因此,对于 DFU 患者,尤其是未合并 LEAD 的神经性足溃疡患者,应慎重选择高压氧治疗。

【临床路径】

见表 1-16。

表 1-16　糖尿病足病临床路径表单

I 适用对象:第一诊断为糖尿病足病(ICD-10:E14.601)

患者姓名:_____　性别:_____　年龄:_____　门诊号:_____　住院号:_____

住院日期:_____年_____月_____日　出院日期:_____年_____月_____日　标准住院日:≤28 天

时间	住院第 1 天	住院第 2~26 天	住院第 27~28 天(出院日)
主要诊疗工作	□询问病史及体格检查 □完成病历书写 □完善检查 □上级医师查房与病情评估 □初步确定治疗方案	□上级医师查房 □明确诊断 □完成必要的相关科室会诊 □复查相关异常检查 □注意病情变化 □调整治疗	□上级医师查房,明确是否出院 □完成出院记录、病案首页、出院证明书等 □向患者交代出院后的注意事项

续表

时间	住院第 1 天	住院第 2~26 天	住院第 27~28 天（出院日）
重点医嘱	**长期医嘱：** □内科护理常规 □Ⅱ级护理 □糖尿病饮食 □毛细血管 5~7 点血糖谱、必要时监测 0 点和凌晨 3 点血糖或连续动态血糖监测 □胰岛素治疗 □口服降血糖药物治疗（必要时） □周围神经病变用药 □扩张血管抗凝药物 □抗生素应用 □对症用药 **临时医嘱：** □血常规、尿常规、大便常规 □肝肾功能、血浆蛋白、电解质、血糖、血脂、血沉、C 反应蛋白 □HbA1c □尿白蛋白肌酐比值、24 h 尿蛋白 □腹部超声 □周围血管（动脉超声） □胸片、心电图、心动超声 □眼底检查 □可选项目：双足多普勒血流图测定踝肱比值、肌电图测定神经传导速度、外周神经感觉测定、双下肢 TcPO、血培养 + 药物敏感试验、双足核磁共振（MRI）、双下肢动脉多排螺旋 CT 血管成像（CTA）或核磁共振血管成像（MRA）	**长期医嘱：** □内科护理常规 □Ⅱ级护理 □糖尿病饮食 □调整胰岛素治疗 □口服降血糖药物剂量和/或种类的调整 □周围神经病变药物剂量和/或种类的调整 □扩张血管抗凝药物调整 □抗生素应用调整 □对症用药 **临时医嘱：** □根据病情补充相关检测 □根据病情补充相关治疗	**出院医嘱：** □出院带药 □门诊随访
主要护理工作	□介绍病房环境、设施和设备 □入院护理评估	□病情观察 □观察治疗反应	□指导患者办理出院手续

续表

时间	住院第1天	住院第2~26天	住院第27~28天(出院日)
病情 变异 记录	□无　□有,原因: 1. 2.	□无　□有,原因: 1. 2.	□无　□有,原因: 1. 2.
护士 签名			
医师 签名			

(十)糖尿病心血管病

【概念】

糖尿病性心血管疾病是糖尿病引发的微血管和大血管病变,主要包括冠心病、糖尿病自主神经病变、糖尿病性心肌病等。约1/3的糖尿病患者存在高甘油三酯、高胆固醇血症。有些患者虽无高脂血症,但是可以有脂蛋白和载脂蛋白成分失调,因此,糖尿病患者容易并发动脉粥样硬化。与非糖尿病患者相比,糖尿病患者心血管疾病发病率高,死亡率高,其中尤以心肌梗死的死亡率最高。

【病因】

糖尿病患者往往有胰岛素抵抗和高胰岛素血症,常伴有多种心血管危险因素如高血压、血脂异常、吸烟、肥胖、微量或大量蛋白尿,高凝或低纤溶状态、炎症、氧化应激等等,促进血管功能和结构改变,形成粥样斑块和动脉粥样硬化。危险因素愈多,动脉粥样硬化程度愈明显,心血管病发生率愈高。心血管病在糖耐量正常者少于IGT者,而在糖尿病患者尤为突出,死亡率也随之增加。空腹血糖偏于正常低限者其心血管病发生率也较偏于正常高限者为低。

【病理生理】

糖尿病可促进动脉粥样硬化的发生与发展,在粥样斑块形成过程中既有低密度脂蛋白进入内皮下层,又有血流中单核细胞浸润内膜,转变为巨噬细胞,促成炎症。若血管壁炎症占优势则斑块不稳定,表面破裂后可使血小板活化并可发生血栓,血小板源生长因子可促进细胞增生;若血管平滑肌细胞占上风,有大量纤维结缔组织形成,包被斑块并使其稳定。斑块不是一成不变的,而是处于炎症破坏、不稳定和抑制炎症、修复和稳定斑块的动态平衡和失平衡的过程中,整个过程除有各种细胞参与外,还有多种炎症趋化因子、黏附分子、细胞因子和生长因子的积极参与。斑块的稳定与破裂,血栓形成和纤溶,管腔扩大和狭窄,血管收缩和血管堵塞,可直接影响其供应的器官和组织的血流量和物质代谢及能量供应,尤其对重要器官的结构和功能所造成的损害不可估量。所谓急性心血管事件或主要不良心血管事件包括心脏血管堵塞,造成心肌梗死,直接威胁生命。

【诊断流程】

见图 1 - 11。

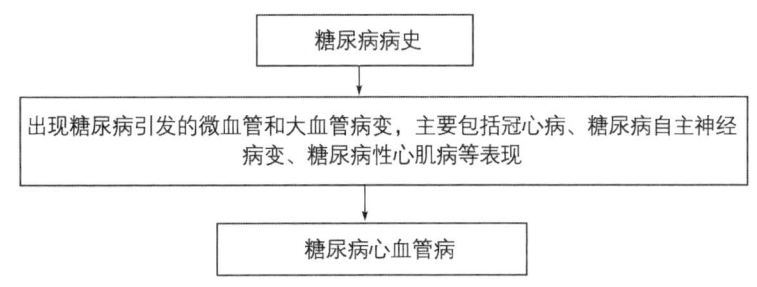

图 1 - 11　糖尿病心血管病诊断流程

【治疗】

1. 改变生活方式:如合理饮食控制,尤其超重肥胖者应限制总摄入热量。低脂肪饮食,饱和脂肪酸 <7% 总热量,以多不饱和及单不饱和脂肪酸为主。胆固醇摄入量 <200 mg/d,低盐、低蛋白质饮食,并以优质蛋白质为宜,适用于心肾功能不全者。鼓励患者多吃绿叶蔬菜和新鲜水果,忌烟限酒。有心脑血管疾病者应根据心、肺、肾功能和下肢骨骼关节活动等因素制定合理运动方案,切忌过量运动,应量力而行,适可而止,持之以恒。切忌过度疲劳,头昏目眩,大汗淋漓,心慌气喘,虚脱倒地。应经常教育患者,何时运动,如何运动。运动是一种辅助治疗,既要防止低血糖,又要防止心衰。

2. 降糖治疗:2 型糖尿病均存在胰岛素 β 细胞功能减退,胰岛素相对缺乏、根据病情和病程胰岛素缺乏从相对走向绝对,胰岛素应用宜早不宜晚。胰岛素在防治动脉粥样硬化中能起积极抗炎症和抗血栓形成作用。

3. 降脂治疗:降脂药主要有他汀类和贝特类,前者抑制胆固醇合成,从而具有明显降低血清总胆固醇、LDL - C,TG,升高 HDL - C 的作用;后者可降低血清 TG、VLDL、LDL、sdLDL,升高 HDL - C、大而漂浮 LDL 颗粒。烟酸虽有全面调脂降脂作用,但它可增加胰岛素抵抗,有升高血糖作用,一般不用于糖尿病患者。

4. 治疗高血压:2 型糖尿病患者,降低血压应达标,收缩压 <130 mmHg,舒张压 <80 mmHg。若有蛋白尿,肾功能减退者,收缩压 <125 mmHg,舒张压 <75 mmHg。血压应尽可能降低到合适的低限,可以减少大血管和微血管并发症。首推的为血管紧张素转换酶抑制剂或血管紧张素 AT1 受体阻滞剂、利尿剂、钙拮抗剂、β 肾上腺素能受体阻滞

剂,血管舒张剂等。

5. 抗血小板聚集和活化药物:仍推崇阿司匹林 75 ~ 150 mg/d,它可抑制血栓素 A2 的合成,可作为一级和二级预防,减少心血管事件的发生。

6. 抗心肌缺血:硝酸甘油可直接作用于血管平滑肌细胞,使冠状动脉舒张,增加冠脉血流量,缓解心绞痛。硝酸异山梨酯有口服常释片和缓释片,适用于心绞痛的预防和长期治疗;心肌梗死后持续心绞痛;可与洋地黄和(或)利尿剂合用治疗慢性心衰。

7. 血管重建治疗:糖尿病促进动脉粥样硬化加速度发展,斑块局部演变可引起管腔狭窄乃至闭塞,所供养的组织处于缺血乃至无血状态,导致细胞组织坏死乃至器官梗死,尤其发生在重要生命器官如心、脑部位,危及生命,可致死或致残,预后差。

【临床路径】

见表 1 – 17。

表 1 – 17　糖尿病心血管病临床路径表单

适用对象:第一诊断为糖尿病心血管病(E14.610 +)

患者姓名:_____　性别:_____　年龄:_____　门诊号:_____　住院号:_____

住院日期:_____年_____月_____日　出院日期:_____年_____月_____日　标准住院日:≤14 天

时间	住院第 1 天	住院第 2 ~ 10 天	住院第 11 ~ 14 天(出院日)
主要诊疗工作	□询问病史及体格检查 □完成病历书写 □完善检查 □上级医师查房与病情评估 □初步确定治疗方案	□上级医师查房 □明确诊断 □完成必要的相关科室会诊 □复查相关异常检查 □注意病情变化 □调整治疗	□上级医师查房,明确是否出院 □完成出院记录、病案首页、出院证明书等 □向患者交代出院后的注意事项
重点医嘱	长期医嘱: □内科护理常规 □Ⅱ级护理 □糖尿病饮食 □毛细血管 5 ~ 7 点血糖谱、必要时监测 0 点和凌晨 3 点血糖或连续动态血糖监测 □胰岛素治疗 □口服降血糖药物治疗(必要时) □降压、降脂用药 □扩张血管抗凝药物 □对症用药	长期医嘱: □内科护理常规 □Ⅱ级护理 □糖尿病饮食 □调整胰岛素治疗 □口服降血糖药物剂量和/或种类的调整 □降压、降脂药物剂量和/或种类的调整 □扩张血管抗凝药物调整 □对症用药	出院医嘱: □出院带药 □门诊随访

续表

时间	住院第 1 天	住院第 2～10 天	住院第 11～14 天(出院日)
重点医嘱	**临时医嘱:** □血常规、尿常规、大便常规 □肝肾功能、血浆蛋白、电解质、血糖、血脂、血沉、C 反应蛋白 □HbA1c □尿白蛋白肌酐比值、24 h 尿蛋白 □腹部超声,周围血管(动脉、静脉)彩超 □胸片、心电图、心动超声 □眼底检查 □可选项目:心脏 CTA、心脏冠脉造影	**临时医嘱:** □根据病情补充相关检测 □根据病情补充相关治疗	
主要护理工作	□介绍病房环境、设施和设备 □入院护理评估	□病情观察 □观察治疗反应	□指导患者办理出院手续
病情变异记录	□无 □有,原因: 1. 2.	□无 □有,原因: 1. 2.	□无 □有,原因: 1. 2.
护士签名			
医师签名			

(十一)糖尿病脑血管病

【概念】

脑血管病是指由各种脑血管病变所引起的脑部疾病。临床上根据脑血管病的病理演变过程分为:出血性脑血管病,如脑出血、蛛网膜下腔出血等;缺血性脑血管病,如短暂性脑缺血发作、脑梗死(包括栓塞性脑梗死、血栓形成性脑梗死、腔隙性脑梗死)等。脑卒中是指一组以突然发病的、局灶性或弥漫性脑功能障碍为共同特征的脑血管疾病。

【病因】

糖尿病脑血管病变包括大血管和微血管病变。其中大血管病变产生的主要因素是加速的动脉粥样硬化和血栓形成。其发生机制十分复杂,包括糖脂蛋白质等代谢异常、氧化应激、晚期糖基化终产物、多元醇异常、炎症因子及细胞因子、细胞黏附分子、蛋白激酶 C、血管内皮功能改变、血小板激活、遗传因素等。另外,糖尿病相关性痴呆,虽然具体的发病机制也还不十分清楚,但有研究认为糖尿病导致的血糖、胰岛素和淀粉代谢异常以及血管疾病可能是其相关的病理生理基础。

【临床表现】

(1)主要为脑梗死,以多发性腔隙性梗死(直径<2 mm)多见,病变范围广泛。可有失语、神志改变、肢体瘫痪等定位体征,伴脑萎缩可表现智力下降、记忆力差、反应迟钝等。对于无临床症状的脑梗死,临床常无神经系统定位体征,反复发生,或可发生血管性痴呆、延髓麻痹等。已证实腔隙性脑梗死患者在伴发糖尿病时其神经功能恢复显著降低。

(2)目前已有流行病学证据显示,糖尿病患者可伴发显著增加的认知功能障碍,并且已证实糖尿病为老年性痴呆和血管性痴呆发生的独立危险因素。虽然其确切机制尚不明确,但一般认为,可能与糖尿病脑血管病变以及低血糖事件的发生导致神经变性等因素有关。糖尿病所导致的血管性痴呆以多发梗死型为主,特点为病程反复,呈阶梯式进展和斑片状分布的神经功能缺损,或为伴随多次脑血管事件后突发痴呆。

【诊断流程】

见图 1-12。

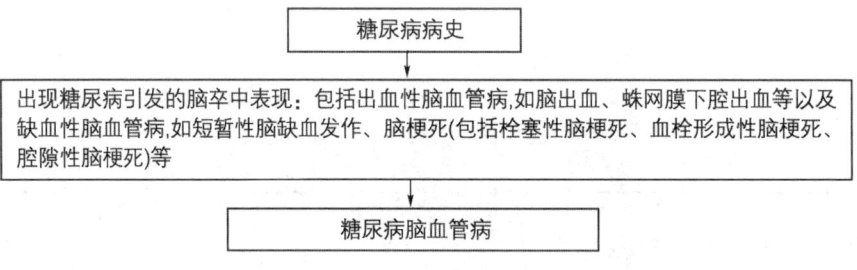

图 1-12 糖尿病脑血管病诊断流程

【治疗】

1.溶栓治疗:糖尿病合并脑梗死的治疗与一般脑梗死的治疗原则基本相同,推荐在起病3~48 h内使用溶栓治疗。其方法可用:①尿激酶1万~3万u溶于5%葡萄糖液或500 mL右旋糖酐40静脉滴注,1~2次/d,7~10次为1个疗程。或5000~20000 u尿激酶溶于生理盐水20 mL中,由颈动脉注入,隔日1次,5次为1疗程。②东菱克栓酶:10 u加入生理盐水150~500 mL中,静脉滴注,隔日1次,共3次。此外尚有重组组织型纤溶酶原激活剂、蝮蛇抗栓酶等。溶栓治疗越早效果越佳,一般待血栓已形成,药物溶栓效果很差或无效。临床上凡怀疑为大血管血栓形成者,应立即给予阿司匹林,因可增强溶栓效果。

2. 脱水及抗凝治疗:在对患者进行降压、降糖和降脂过程中,同时应兼顾脱水降低颅内压及抗凝治疗。常用脱水剂包括甘露醇、甘油果糖、白蛋白及呋噻米等。而常用抗凝剂包括阿司匹林、抵克立得、华法林及双嘧达莫等。

3. 抗感染及对症支持治疗:脑血管意外期间患者较易并发肺部感染或尿路感染,因此应积极进行抗感染治疗。但同时注意避免发生电解质紊乱、低血糖和渗透压异常而影响治疗效果。

4. 康复及心理治疗:和一般的脑血管病变治疗相同,糖尿病相关脑血管病变同样应注意急性期治疗后的尽早和长期康复训练。脑血管病致残率极高,早期系统康复治疗,可以使50%～70%的患者达到生活基本自理或部分需要帮助。另外患者还应得到脑血管病变相关抑郁状态的监测、药物治疗以及心理疏导。

【临床路径】

见表1－18。

表1－18　糖尿病脑血管病临床路径表单

适用对象:第一诊断为糖尿病脑血管病(E14.502＋)

患者姓名:＿＿＿＿＿　性别:＿＿＿＿　年龄:＿＿＿＿　门诊号:＿＿＿＿＿　住院号:＿＿＿＿＿

住院日期:＿＿＿年＿＿＿月＿＿＿日　出院日期:＿＿＿年＿＿＿月＿＿＿日　标准住院日:≤28 天

时间	住院第 1 天	住院第 2～26 天	住院第 27～28 天(出院日)
主要诊疗工作	□询问病史及体格检查 □完成病历书写 □完善检查 □上级医师查房与病情评估 □初步确定治疗方案	□上级医师查房 □明确诊断 □完成必要的相关科室会诊 □复查相关异常检查 □注意病情变化 □调整治疗	□上级医师查房,明确是否出院 □完成出院记录、病案首页、出院证明书等 □向患者交代出院后的注意事项
重点医嘱	长期医嘱: □内科护理常规 □Ⅱ级护理 □糖尿病饮食 □毛细血管 5～7 点血糖谱、必要时监测 0 点和凌晨 3 点血糖或连续动态血糖监测 □胰岛素治疗 □口服降血糖药物治疗(必要时)	长期医嘱: □内科护理常规 □Ⅱ级护理 □糖尿病饮食 □调整胰岛素治疗 □口服降血糖药物剂量和/或种类的调整 □溶栓药物,脱水药物剂量和/或种类的调整 □扩张血管抗凝药物调整	出院医嘱: □出院带药 □门诊随访

续表

时间	住院第 1 天	住院第 2 ~ 26 天	住院第 27 ~ 28 天(出院日)
重点医嘱	□溶栓药物,脱水药物 □扩张血管抗凝药物 □抗生素应用 □对症用药 **临时医嘱:** □血常规、尿常规、大便常规 □肝肾功能、血浆蛋白、电解质、血糖、血脂、血沉、C 反应蛋白 □HbA1c □尿白蛋白肌酐比值、24h 尿蛋白 □头颅 CT、头颅 MRI + MRA □周围血管(动脉超声) □胸片、心电图、心动超声 □眼底检查 □可选项目:头颅颈部 CTA、头颅 DSA	□抗生素应用调整 □对症用药 **临时医嘱:** □根据病情补充相关检测 □根据病情补充相关治疗	
主要护理工作	□介绍病房环境、设施和设备 □入院护理评估	□病情观察 □观察治疗反应	□指导患者办理出院手续
病情变异记录	□无　□有,原因: 1. 2.	□无　□有,原因: 1. 2.	□无　□有,原因: 1. 2.
护士签名			
医师签名			

第三章 全院血糖管理

（一）团队构建

在我国，糖尿病的患病率约为11.2%，诊疗达标率不理想；高血糖在住院患者中更是普遍存在，发生率26.3%~41.7%不等。我院前期数据显示，在血糖异常的住院患者中，仅13.6%住在内分泌科，血糖高的住院患者广泛分布于乳腺外科、骨科、普外科、心血管科、神经内科、肾内科、老年科等全院各科室。住院患者高血糖比例高，病情复杂，合并症、并发症多，治疗方案多变，管理不容乐观；非内分泌科医护人员血糖管理能力参差不齐，院内血糖监测管理数据准确性差，个性化方案少，非内分泌科高血糖频发，会诊率低，全院缺乏专业规范的血糖管理；院外患者自我血糖管理意识差，医师一对多，管理难度增大，难以实现有效的追踪管理，而糖尿病等慢病亟须科学有效且持续的规范管理。为了更好地管理好患者血糖，以内分泌科为主的"全院血糖管理中心"信息化为载体的全院血糖管理系统模式无疑是当下解决这个问题的"最优解"。2022年1月我科开始制定计划、讨论方案、设备采购等前期准备，2022年10月28日，由南昌市人民医院医务科、护理部、内分泌与代谢病中心牵头的全院血糖管理正式启动，并成立血糖管理委员会。对糖尿病联络护士开展全员培训，率先创建江西省智慧化血糖管理基地。全院血糖管理模式是以内分泌科专业的医护管理团队为主导，通过多学科协作的方式，按照团队化管理，为全院各科室的高血糖患者制定个体化的降糖方案及血糖控制目标，以减少糖代谢紊乱导致的相关疾病死亡率和感染率，缩短术前等待时间及住院时间，减轻患者经济负担。

（二）工作制度及流程

所有患者入院时抽血静脉血糖，并设定进入虚拟病房的血糖值，全院血糖管理由内分泌医护团队在网络信息技术基础上，对全院血糖实现无科界管理模式。于2023年3月开始管理第一例患者，对于进入虚拟病房的患者，主动与经管医生、责任护士、患者本人进行沟通，制订个体化饮食运动及诊疗方案，建立院内血糖管理微信群，并采取移动式查房模式,"及时主动干预",实现由内分泌到非内分泌科之间无缝衔接(见图1-13)。

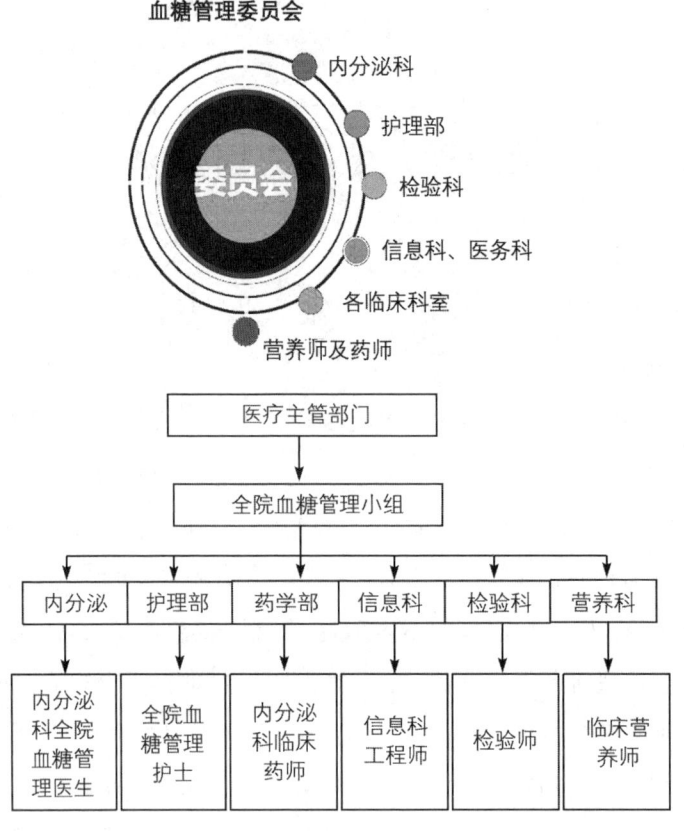

图1-13　血糖管理流程

在全院住院患者血糖管理中,除常规的降血糖的方式外,内分泌科采用被誉为"人工胰腺"的胰岛素泵来降血糖,它可以模拟胰腺的胰岛素分泌,同时又可以根据高血糖状态,随时调节基础胰岛素量,有这个强有力"武器"加持,可以大大缩短患者血糖达标时间,提升全院血糖管理水平,改善住院患者预后;同时还可采用连续动态血糖监测装置进行血糖监测,免除患者反复扎针的疼痛,且携带方便,及时发现血糖波动的可能原因,可以实时全面血糖监控、评估病情变化,帮助医生更好地了解患者的血糖控制情况,并进行分层管理,制定更有效的治疗方案,提高患者的生活质量。

进入全院血糖管理的患者每天由内分泌科医生护士共同查房,安装了胰岛素泵的患者床头设置胰岛素泵使用卡,由内分泌科医师设置胰岛素使用量,内分泌科护士进行胰岛素泵安装、设置并每天调节胰岛素泵基础率、检查胰岛素泵管路是否通畅及剩余药量的多少。患者所在科室护士于餐前为患者追加注入一定量的胰岛素,并对需要行磁共振、CT等检查的患者进行除泵复装等护理,共同管理患者血糖。

针对全院各个科室责任护士及医生实现护理同质化,提高糖尿病院内管理技能(比如胰岛素泵、CGM 的正确使用),形成专业的糖尿病管控团队。开展全院的培训会,所有患者入院时均进行末梢血糖监测,提高各科室对血糖异常监测、护理、治疗的意识及技能。

定期组织糖尿病相关知识培训,相关科室医护人员将了解在糖尿病临床治疗、护理、健康教育、疾病管理等方面的角色功能,系统掌握糖尿病的理论知识和实践技能,能独立识别和解决糖尿病相关疾病问题。形成多学科协作模式,负责全院血糖设备统计、管理、质控,对全院合并糖尿病的患者进行远程管理,全程跟踪,帮助科室和医生简化会诊流程,提高会诊工作效率,并参与科外糖尿病患者疑难案例会诊,从而提高院内糖尿病管理水平。

(三)血糖管理对象

1. 非内分泌科住院的成人糖尿病或高血糖患者。包括既往明确诊断的糖尿病患者和既往无糖尿病史,在住院期间进入虚拟病房的高血糖患者。

2. 病情评估:

(1)既往无糖尿病史患者,入院后出现血糖水平持续并显著高于 7.8 mmol/L,则需重新评估,制订诊治方案;HbA1c≥6.5%,提示入院前已存在高糖状态。

(2)既往有糖尿病史患者,既往 3 个月内如未行 HbA1c 检测,入院后则需进行HbA1c 检测。

(3)糖尿病患者,询问既往有无低血糖事件,评判发生低血糖的风险程度。

(4)原发疾病的病情评估:年龄、预期寿命、是否存在器官功能不全、精神或智力障碍、心脑血管疾病既往史和(或)风险程度、是否需重症监护、是否需进行手术、手术的类型(急症、择期、整形等精细手术、或器官移植手术);患者的营养状态、进食情况(禁食、正常摄食,或胃肠外营养)等。

(四)血糖管理目标

1. 根据院内血糖监测情况、年龄,及入院后完善的检查,包括 HbA1C、胰岛功能及其相关抗体、肝肾功能、慢性并发症情况、心血管系统及其相关代谢指标等健康状态评估后确定院内血糖控制目标:如年轻的新诊断糖尿病患者和低血糖低危人群,在接受内科治疗的同时需严格控制血糖;其他内科疾病患者,若是高龄、或无法耐受低血糖、或存在器官功能不全,或预期寿命<5 年、存在精神或智力障碍、本身是心脑血管疾病患者或心脑血管疾病高危人群,仅需宽松或一般控制血糖。对于重症监护患者、或拟进行急症和择期大中小手术的患者,在术前、术中和术后建议宽松控制血糖;对于精细手术(如整形手术),血糖需严格控制。

2. 根据上述情况及糖尿病分型完善降糖及综合治疗方案。

3. 制订并实施饮食、运动治疗方案。

4. 全程糖尿病健康指导,包括:饮食、运动、血糖监测、胰岛素注射技术、预防低血糖和糖尿病急性并发症、足保护、体重管理等,见表1-19、表1-20。

表1-19 住院患者血糖控制目标分层

	严格	一般	宽松
空腹或餐前血糖(mmol/L)	4.4~6.1	6.1~7.8	7.8~10.0
餐后2h或随机血糖(mmol/L)	6.1~7.8	7.8~10.0	7.8~13.9

表1-20 住院患者血糖控制目标

			血糖控制目标
内分泌科或其他内科	新诊断、非老年、无并发症及伴发疾病,降糖治疗无低血糖风险低血糖		严格
	高危人群a		宽松
	心脑血管疾病高危人群,同时伴有稳定心脑血管疾病		一般
	因心脑血管疾病入院		宽松
	特殊群体	糖皮质激素治疗	一般
		中重度肝肾功能不全	宽松
		75岁以上老年人	宽松
		预期寿命<5年(如癌症等)	宽松
		精神或智力障碍	宽松
外科手术	择期手术(术前、术中、术后)急诊手术(术中、术后)	大、中、小手术	一般
		器官移植手术	一般
		精细手术(如整形)	严格
		大、中、小手术	宽松
		器官移植手术	一般
		精细手术(如整形)	严格
重症监护(ICU)	胃肠内或外营养		宽松
	外科ICU		一般
	内科ICU		宽松

注:低血糖高危人群:糖尿病病程>15年、存在无感知性低血糖病史、有严重伴发病如肝肾功能不全或全天血糖波动大并反复出现低血糖的患者;心脑血管疾病高危人群:具有高危心脑血管疾病风险(10年心血管风险>10%)者,包括大部分>50岁的男性或>60岁的女性合并一项危险因素者(即心血管疾病家族史、高血压、吸烟、血脂紊乱或蛋白尿)

（五）血糖管理措施

（1）对血糖控制未达标的非内分泌科住院高血糖患者，尤其在合并有糖尿病酮症、DKA 和糖尿病高渗状态等急性并发症的患者，我院内分泌专科医生协同诊治。

（2）对于大多数的非内分泌科住院高血糖患者而言，胰岛素是控制血糖的首选治疗方法。

（3）对于急危重症患者，推荐采用持续静脉胰岛素输注，根据血糖波动情况随时调整胰岛素剂量；在打算改用胰岛素皮下注射时，需在停止胰岛素静脉输注前 1～2 h 接受皮下注射。

（4）对于非急危重症患者，可考虑皮下胰岛素注射。胰岛素注射剂量根据进餐和睡眠时间进行设定；如未进食或有持续肠内或肠外营养，每 4～6 h 皮下注射短效或速效胰岛素。对于进食差，或无法正常进食的患者，可考虑以基础胰岛素为主，辅以临时短效或速效胰岛素注射；营养摄入充足患者，则推荐基础—餐时胰岛素治疗方案以及必要时临时补充短效或速效胰岛素，有条件的也可考虑胰岛素泵治疗，并推荐联合使用动态血糖监测，见图 1－14、图 1－15。

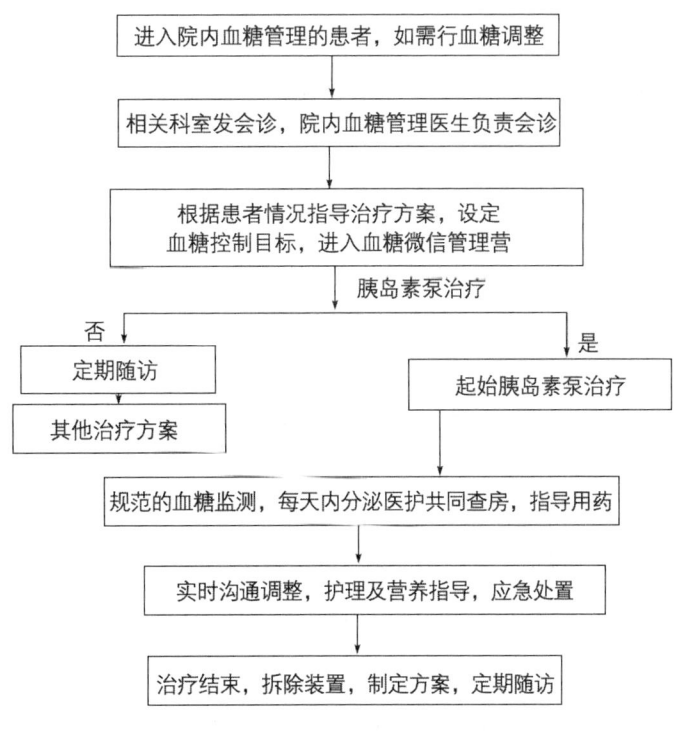

图 1－14　院内血糖管理流程图

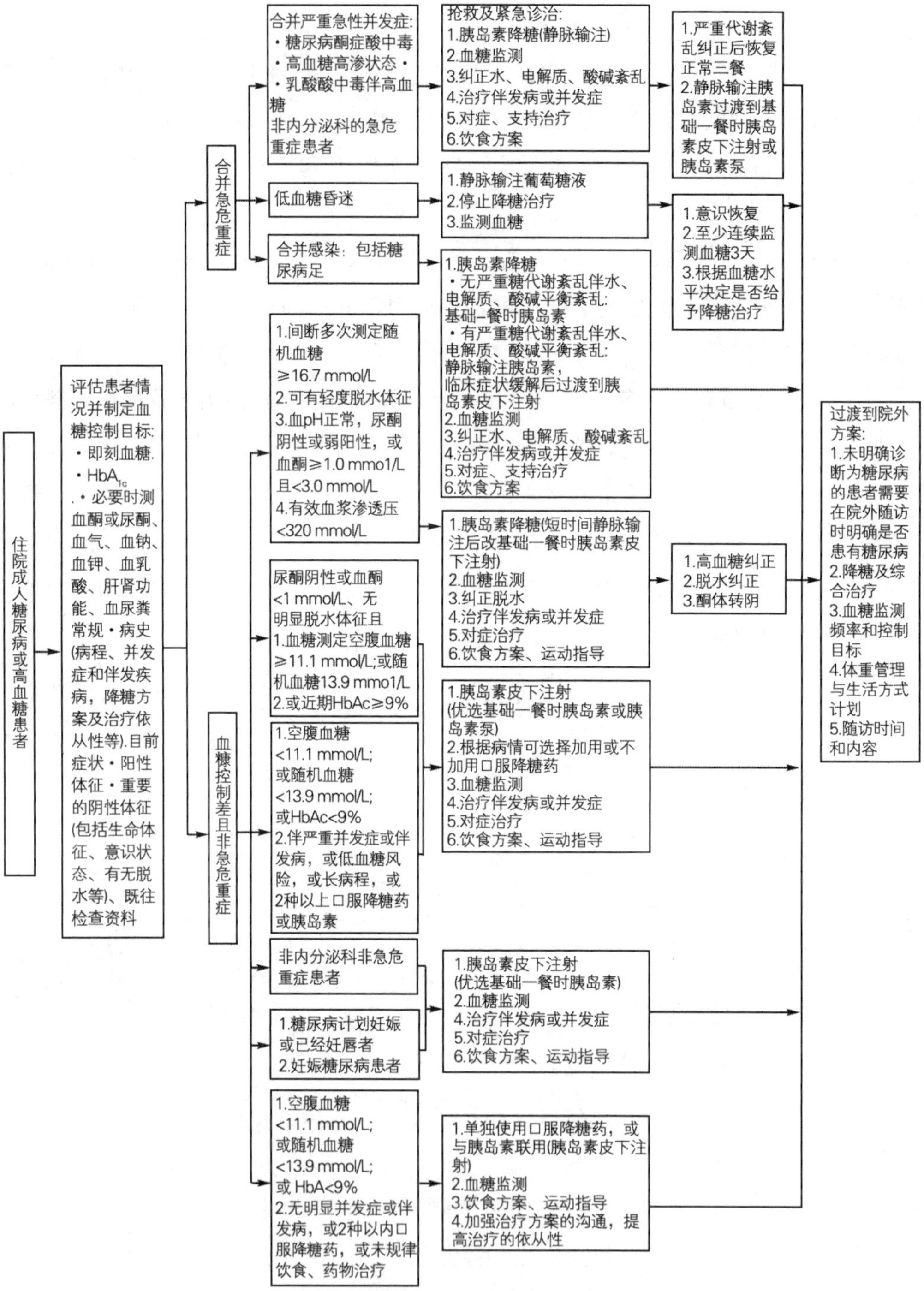

```
                                          合并严重急性并发症:          抢救及紧急诊治:            1.严重代谢紊
                                          ·糖尿病酮症酸中毒           1.胰岛素降糖(静脉输注)      乱纠正后恢复
                                          ·高血糖高渗状态·           2.血糖监测               正常三餐
                                          乳酸酸中毒伴高血糖          3.纠正水、电解质、酸碱紊乱    2.静脉输注胰
                                          非内分泌科的急危           4.治疗伴发病或并发症        岛素过渡到基
                                          重症患者                5.对症、支持治疗           础-餐时胰岛
                                                               6.饮食方案               素皮下注射或
                                                                                     胰岛素泵
                                          低血糖昏迷             1.静脉输注葡萄糖液
                                                             2.停止降糖治疗
                                                             3.监测血糖               1.意识恢复
                           合并急危重症                                               2.至少连续监
                                          合并感染:包括糖          1.胰岛素降糖             测血糖3天
                                          尿病足               ·无严重糖代谢紊乱伴水、      3.根据血糖水
                                                             电解质、酸碱平衡紊乱:       平决定是否给
                                                             基础-餐时胰岛素           予降糖治疗
              评估患者情                                       ·有严重糖代谢紊乱伴水、
              况并制定血                  1.间断多次测定随         电解质、酸碱平衡紊乱:
              糖控制目标:                 机血糖               静脉输注胰岛素,
              ·即刻血糖.                 ≥16.7 mmol/L        临床症状缓解后过渡到胰
              ·HbA₁c                 2.可有轻度脱水体征        岛素皮下注射
              ·必要时测                 3.血pH正常,尿酮        2.血糖监测
              血酮或尿酮、                阴性或弱阳性,或        3.纠正水、电解质、酸碱紊乱
 住           血气、血钠、                血酮≥1.0 mmol/L       4.治疗伴发病或并发症        过渡到院外
 院           血钾、血乳                 且<3.0 mmol/L        5.对症、支持治疗           方案:
 成           酸、肝肾功                 4.有效血浆渗透压        6.饮食方案               1.未明确诊
 人           能、血尿粪                 <320 mmol/L                                 断为糖尿病
 糖           常规·病史                                                             的患者需要
 尿           (病程、并发                                    1.胰岛素降糖(短时间静脉输      在院外随访
 病           症和伴发疾                 尿酮阴性或血酮         注后改基础-餐时胰岛素皮      时明确是否
 或           病,降糖方                 <1 mmol/L、无        下注射)                  患有糖尿病
 高           案及治疗依                 明显脱水体征且        2.血糖监测       1.高血糖纠正   2.降糖及综
 血           从性等).目                1.血糖测定空腹血糖       3.纠正脱水       2.脱水纠正   合治疗
 糖           前症状·阳性                ≥11.1 mmol/L;或随    4.治疗伴发病或并发症  3.酮体转阴   3.血糖监测
 患           体征·重要                 机血糖13.9 mmol/L    5.对症治疗               频率和控制
 者           的阴性体征                 2.或近期HbA₁c≥9%     6.饮食方案、运动指导          目标
              (包括生命体                                                          4.体重管理
              征、意识状                 空腹血糖             1.胰岛素皮下注射           与生活方式
              态、有无脱                 <11.1 mmol/L;       (优选基础-餐时胰岛素或胰      计划
              水等)、既往                或随机血糖           岛素泵)                 5.随访时间
              检查资料                  <13.9 mmol/L;       2.根据病情可选择加用或不       和内容
                           血糖        或HbA₁c<9%          加用口服降糖药
                           控制        2.伴严重并发症或伴       3.血糖监测
                           差且        发病,或低血糖风         4.治疗伴发病或并发症
                           非急        险,或长病程,或        5.对症治疗
                           危重        2种以上口服降糖药        6.饮食方案、运动指导
                           症         或胰岛素

                                      非内分泌科非急危
                                      重症患者             1.胰岛素皮下注射
                                                         (优选基础-餐时胰岛素)
                                      1.糖尿病计划妊娠        2.血糖监测
                                      或已经妊娠者         4.治疗伴发病或并发症
                                      2.妊娠糖尿病患者        5.对症治疗
                                                         6.饮食方案、运动指导

                                      1.空腹血糖
                                      <11.1 mmol/L;       1.单独使用口服降糖药,或
                                      或随机血糖           与胰岛素联用(胰岛素皮下注
                                      <13.9 mmol/L;       射)
                                      或HbA₁c<9%          2.血糖监测
                                      2.无明显并发症或伴       3.饮食方案、运动指导
                                      发病,或2种以内口       4.加强治疗方案的沟通,提
                                      服降糖药,或未规律       高治疗的依从性
                                      饮食、药物治疗
```

图1-15 住院成人糖尿病或高血糖患者管理流程图

（六）特殊情况的处理

（1）肠内或肠外营养：①持续肠内营养，每日 1 次或 2 次基础胰岛素；同时，每 4 h 给予短效或速效胰岛素皮下注射；②分次肠内营养，维持原基础胰岛素治疗方案；如初始治疗，给予 10 U 基础胰岛素。同时，在每次进行肠内营养时，给予短效或速效胰岛素皮下注射；③肠外营养，全胃肠外静脉营养液中添加短效或速效胰岛素；同时，每 4 h 给予短效或速效胰岛素皮下注射。

（2）糖皮质激素的使用：糖皮质激素在使用时需考虑其在体内作用时间对高血糖的影响，可使用中效或长效胰岛素控制血糖，根据血糖监测结果调整胰岛素的使用。

（3）围手术期：①围手术期血糖控制目标参见表 1 及表 2；对于缺血性心脏病高风险患者，存在自主神经病变或肾功能衰竭患者需慎重评估围手术期低血糖风险；②根据患者的血糖情况、一般状况及手术的类型决定是否需要停用之前的口服降糖药物以及是否需要胰岛素治疗。对于需要禁食的手术，应注意加强血糖监测。③在禁食期间，每 4 ~ 6 h 进行血糖检测，根据血糖情况调整治疗措施。

（4）DKA 和糖尿病高渗状态：处理目标包括：纠正血容量、改善组织灌注、纠正高血糖、血电解质紊乱和酮症等，并寻找相关诱因，小剂量胰岛素静脉、肌肉或皮下注射是治疗的安全有效措施。患者病情稳定，逐渐控制血糖达到住院糖尿病患者控制目标后调整为院外降糖方案。

（5）低血糖的治疗和预防：发生低血糖：评估发生低血糖的原因，综合分析，加强血糖监测频次，依据血糖水平和病情及本次低血糖的诱发因素，重新选择较为安全的降糖策略。

（七）出院随访

（1）完整的出院小结信息有助于患者在出院后方便安全地在门诊随访或至当地或基层医疗机构就诊。相关信息包括高血糖的病因信息（或寻找病因的方案）、相关并发症与合并症、推荐的后继治疗方案等。

（2）出院时向患者及家属交代清楚治疗方案，确保新处方的安全性；正确使用并处置胰岛素皮下注射针头和注射器；提供购买相关医疗设备或耗材的信息（如胰岛素笔、便携式血糖仪）；对药物的服用方法、药品的管理、血糖监测、高低血糖的识别、预防和应急处理进行宣传教育。

（3）建议所有糖尿病或高血糖患者在出院 1 个月后接受内分泌专科医生的评估。糖尿病患者根据出院后的血糖水平，由内分泌专科医生进行降糖方案的调整并制订长期随访方案。对于住院新发现的高血糖患者更有必要在出院后重新进行糖代谢状态的评估。

（八）临床路径

见表1-21。

表1-21　科外高血糖胰岛素泵使用临床路径表单

患者姓名：_____　性别：_____　年龄：_____　门诊号：_____　住院号：_____

住院日期：_____年_____月_____日　出院日期：_____年_____月_____日

时间	血糖管理第1天	血糖管理第2~7天	出院日
主要诊疗工作	□询问病史，了解患者基本情况、降糖方案、血糖控制情况及低血糖风险 □与经管医师沟通病情，制定患者血糖控制目标 □协助完善相关化验单 □评估有无合并症、并发症，并对症治疗，初步确定治疗方案 □监测血糖谱或行动态血糖监测 □加入院内血糖管理营	□每日血糖管理交接、医护移动式查房 □追踪相关检查结果 □注意病情变化 □了解患者血糖波动情况，调整口服药或胰岛素剂量 □糖尿病及其并发症宣教 □胰岛素注射方法培训 □血糖监测培训 □营养及运动培训 □低血糖防范培训	□向患者交代出院后的注意事项和复诊
重点医嘱	**长期医嘱：** □糖尿病饮食 □电脑血糖监测/连续动态血糖监测 □胰岛素泵治疗的基础剂量及餐前胰岛素剂量 **临时医嘱：** □血常规、尿常规、大便常规、尿酮体（必要时） □血气分析（必要时） □肝肾功能、电解质、血脂 □糖化血红蛋白、胰岛功能、胰岛β细胞自身抗体（必要时） □并发症、合并症相关检查 □根据病情选择口服降糖药物或进行胰岛素注射	**长期医嘱：** □糖尿病饮食 □电脑血糖监测/连续动态血糖监测 □调整胰岛素泵治疗的基础剂量及餐前胰岛素剂量 □联合口服降糖药物（必要时） □病情及血糖稳定后，制定院外血糖方案 **临时医嘱：** □并发症、合并症的相关处理（必要时） □临床营养科会诊（必要时） □免疫指标、其他自身抗体、内分泌腺功能评估（必要时） □其他对症处理	**出院医嘱：** □出院带药 □门诊随诊

（九）产科妊娠高血糖处理

1.糖尿病患者从计划妊娠至整个孕期,都应进行严格的血糖管理,以减少不良妊娠结局的发生。计划妊娠的糖尿病患者因血糖控制不良或合并严重急、慢性并发症入院时,需要进行以下管理:

（1）糖尿病病情评估:系统评价血糖控制状况,监测全天血糖谱(三餐前后、睡前血糖)及 HbA1c,建议进行动态血糖监测系统(CGMS);全面评估糖尿病慢性并发症状况如糖尿病视网膜病变(DR)、糖尿病肾脏病变(DKD)及糖尿病周围神经病变等,评估可能加重或促使 DR、DKD 进展的危险因素;根据 White 分级(表 3)评估糖尿病病情与妊娠风险,White 分级在 F 级以下的患者,妊娠后胎儿存活率不到 5%,因而应避免妊娠(见表1 - 22)。

表 1 - 22　White 分级

	White 分级
A 级	单纯饮食治疗足以控制血糖,不考虑起病年龄和病程
B 级	起病年龄≥20 岁和病程 <10 年
C 级	起病年龄 10 ~ 19 岁或病程 10 ~ 19 年
D 级	起病年龄 <10 岁或病程≥20 年或非增殖性视网膜病变或高血压(无先兆子痫)
R 级	增殖性视网膜病变或玻璃体出血
F 级	肾病,尿蛋白 >500 mg/d
RF 级	R 级和 F 级的条件并存
H 级	存在动脉硬化性心脏病的证据
T 级	肾移植患者

注:在 A 级以下的妇女需要胰岛素治疗,RFRFH 和 T 级不考虑起病年龄和病程,但是通常病程较长。出现一种合并症即升至下一个级别。

（2）血糖控制目标和治疗方案:计划妊娠的糖尿病患者应严格控制血糖,餐前血糖控制在 3.9 ~ 6.5 mmol/L,餐后血糖 <8.5 mmol/L,在避免低血糖的情况下尽量控制 HbA1c <6.5%,用胰岛素治疗者控制 HbA1c <7.0%。目前我国口服降糖药物均未纳入妊娠期使用适应证,因此孕前正在使用口服降糖药物的 2 型糖尿病患者应适时停用,并转换为胰岛素控制血糖。

（3）制订妊娠计划与患者教育:住院期间,应对计划妊娠的糖尿病患者及其家属进行教育,帮助患者及其家属明确糖尿病与妊娠间的相互影响,帮助患者制订以家庭为单位的妊娠计划,并制定完善的孕期随访计划。

2. 妊娠期间的住院血糖管理

对于血糖控制不良的孕妇而言,应在较短的孕期内尽早实现良好血糖控制,妊娠期间进行住院血糖管理内容包括:

(1)病情监测与控制目标:血糖控制不良或不稳定时,应每日监测全天血糖谱(三餐前后、睡前血糖),建议进行CGMS。当孕妇出现不明原因恶心、呕吐、乏力等不适或者血糖控制不理想时还应及时监测尿酮体,必要时行血气分析。妊娠期间血糖控制目标根据糖尿病类型不同有所不同(见表1-23)。

表1-23 妊娠期间血糖控制目标

糖尿病妊娠	妊娠糖尿病
餐前、夜间及FPG3.3~5.6 mmol/L	餐前≤5.3 mmol/L,夜间不低于3.3 mmol/L
餐后峰值血糖56~7.1 mmol/L	餐后1h≤7.8 mmol/L 餐后2h≤6.7 mmol/L
HbA_{1c}<6.0%	HbA_{1c}<5.5%
妊娠早期血糖控制勿过于严格,以防低血糖发生	—

(2)管理方案:

①饮食与运动方案:饮食与运动干预是妊娠期高血糖管理的基础,在孕妇身体条件允许的情况下,住院期间应进行合理的饮食、运动干预。控制总能量摄入,并保证营养均衡,营养科协助饮食指导。

②胰岛素治疗方案:糖尿病患者妊娠时,血糖水平波动较大,血糖较难控制,均需要使用胰岛素控制血糖。而通过生活方式干预血糖不能达标的GDM孕妇应推荐应用胰岛素控制血糖,根据个体血糖监测结果,制定并调整降糖方案。产后一旦孕妇恢复正常饮食,应及时进行血糖监测,根据血糖情况决定是否需要继续胰岛素治疗(见表1-24)。

见表1-24 妊娠期常用的胰岛素制剂类型

胰岛素制剂	起效时间	作用达峰时间	最长持续时间
速效胰岛素类似物(门冬胰岛素)	10~20 min	40~60 min	3~5 h
短效人胰岛素	30~60 min	2~3 h	7~8 h
中效人胰岛素(NPH)	2~4 h	6~10 h	14~18 h
长效胰岛素类似物(地特胰岛素)	3~4 h	—	长达24 h

(3)急、危重症的处理:①妊娠期低血糖:常见诱因包括:早孕反应(如晨起恶心)引起的摄食异常;运动量过大;胰岛素剂量过大;围产期能量消耗过大。治疗原则:迅速给予糖水或碳水化合物食物;重症者需用50%葡萄糖静脉注射;如需要,可为糖尿病孕妇

提供胰升糖素;寻找诱因,及时调整药物治疗。②妊娠期 DKA:孕期血糖控制不良容易并发酮症甚至 DKA,常见诱因包括:妊娠期间漏诊、未及时诊断或治疗的糖尿病;胰岛素治疗不规范;饮食控制不合理;产程中和手术前后应激状态;合并感染;使用糖皮质激素等。治疗原则:给予胰岛素降低血糖、纠正代谢和电解质紊乱、改善血液循环、去除诱因。

(4)分娩及产科、儿科处理:住院期间如出现母儿并发症,应及时联合产科进病情评估,根据病情决定终止妊娠时机及分娩方式。新生儿出生后易发生低血糖,严密监测其血糖变化及时发现低血糖,提早喂糖水、开奶,必要时进行静脉葡萄糖滴注。

档案建立及远期随访:所有因糖尿病住院的孕妇常规建立随访档案,制订随访计划,定期到内分泌门诊随访血糖状况。推荐所有 GDM 妇女在产后 6～12 周进行口服葡萄糖耐量试验(OGTT)检查,明确有无糖代谢异常,以后每 3 年随访 1 次。同时,建议对糖尿病患者的子代进行生长发育状况的随访,并进行健康生活方式的指导。

(十)成果及展望

血糖信息化管理能够实现"及时主动干预",由内分泌到非内分泌科之间无缝衔接,通过信息化、系统化、网络化管理模式直接进行会诊,共享系统内大数据,直观、全面、连续地了解患者的情况,及时给予治疗方案及建议,有效提高了各科室间协同工作的效率,缩短患者住院时间,使血糖快速达标。让内分泌科医师足不出户就可以实现院内会诊,缩短了平均住院日,减少了糖尿病患者术后并发症的发生。

不断累积的大数据样本,面向医护人员开放,供医护人员查阅、分析,可辅助科室进行医学科研及专业研究。为今后临床教学、科研提供素材和数据资料,对糖尿病的长期管理也具有指导意义医护人员从传统的手工誊写方式改为信息数据化的监测方式,血糖数据通过传输系统自动上传,且自动保存所有数据,准确无误,避免了传统血糖管理的耗时耗力、过程繁琐、错抄、漏记、错记、查阅不便以及漏测等弊端,也缓解了护理人力资源不足的问题。

医师利用血糖管理系统能将长期监控治疗过程的血糖数值进行自动分析并生成图表,为主管医师提供快捷简明的统计数据,提高了医师诊断的准确性,治疗的精确度。主管医师能够快速系统地掌握患者的诊疗信息,缩短患者住院时间,使血糖快速达标。医师移动查房形成了一个高效的血糖数据管理模式,避免了繁琐的数据录入、查找、存储,提高了医师的工作效率。

全方位血糖管理系统可助力实现院内外血糖闭环管理。对于出院患者,医护人员可直接查看患者在家通过手机应用程序上传的血糖数据,改善患者出院后的护理方式。患者出院后只需自主绑定主治医师账号,医师在收到异常血糖提醒时即可进行远程干预,解答患者居家过程中的疑难问题,为患者节省时间及交通费用,提高患者的就诊依从性,更好地为患者提供持续治疗和健康咨询服务。系统的实施带来了医院服务链的延长与就诊体验的提升。

随着血糖管理系统越来越完善,全院血糖管理团队的组建,能实现多学科联合诊治的模式,协助国家标准化血糖管理中心慢病管理工作,推进以内分泌代谢科为主导多学科协作的医院内外糖尿病患者连续性的住院家庭门诊(社区)一体化规范化管理,构建数字化血糖管理的医疗服务新业态,建立可复制、可推广的糖尿病防治服务高效管理模式。

第四章 慢病管理

（一）党建引领学科发展，积极开展实践活动

在党建引领下，我科聚焦思想与行动，坚持以"人民为中心"的服务理念，积极组织开展各类"我为群众办实事"实践活动。义诊和科普，是实践活动的重要组成部分。我科将慢性病防治主题宣传活动作为落实健康中国行动的重要举措，每年借助"痛风日、国际甲状腺知识宣传周、全民营养周、世界骨质疏松日、联合国糖尿病日"系列宣传日活动为契机，走出诊室，走进社区，走进乡村，走进单位，提高群众对慢性病的认识，让更多的人了解慢病的危害，改善生活中的不良行为，强化自我管理的健康理念，控制和延缓疾病的发生。在活动现场，医务人员开展免费测血糖、血压、尿酸和骨质疏松筛查等，免费病情咨询和答疑，举办科普知识小讲座，现场还发放相关科普知识宣传手册。

（二）开展中国成人 2 型糖尿病降压目标研究（BPROAD），打造国家标准化代谢性疾病管理中心（MMC）

我科借助"宁光院士定点研究单位"的平台，加入了"中国成人 2 型糖尿病降压目标研究（BPROAD）"，目前已成功入组和管理了 405 名 2 型糖尿病合并高血压患者。随后，我科集中力量打造"国家标准化代谢性疾病管理中心"，为慢病患者提供"一个中心、一个标准、一站式服务"，目前已智慧化管理 548 名糖尿病患者，积极探索三级综合医院联合社区的"1 + X"糖尿病管理模式，形成特色的慢病防治体系。

BPROAD 研究由宁光院士发起，旨在长期控制和管理 2 型糖尿病合并高血压患者，于 2019 年 5 月 16 日在我科启动。我科严格按照 BPROAD 研究的标准和规范，承担起405 名糖尿病合并高血压患者为期 5 年的随访工作。治疗医生通过询问研究对象病史，获取患者知情同意书，并收集研究入排标准相关信息，严格按照研究入选和排除标准进行研究对象筛查。筛查得到符合入排标准的研究对象并经研究协调中心审核确认通过后，登录 EDC 系统获取研究对象随机分组号。在随机化分组后三个月内每月访视一次，

之后整个试验期内每三个月访视一次,同时根据降压治疗方案调整、血压测量或药物调整后血压监测、实验室检查指标监测、不良事件或出现其他临床问题时增加访视次数。研究随访流程见表 1－25:

表 1－25　研究随访流程图

	Bs/Rz	1 Mo	2 Mo	3 Mo	6 Mo	9 Mo	1 Yr	3 Mo	6 Mo	9 Mo	2 Yr	3 Mo	6 Mo	9 Mo	3 Yr	3 Mo	6 Mo	9 Mo	4 Yr	3 Mo	6 Mo	9 Mo	5 Yr/关闭
问卷调查																							
慢性疾病史	X																						
社会经济学指标	X																						
生活方式	X						X								X								
伴随用药	X	X	X	X	X	x	X	X	X	X	X	X	X	X	X	X	X	X	X	X	X	X	X
依从性和不良事件		X	X	X	X	X	X	X	X	X	X	X	X	X	X	X	X	X	X	X	X	X	X
Morisky-8 项药物依从性量表	X						X				X				X								
研究结局				X	X	x	X	X	X	X	X	X	X	X	X	X	X	X	X	X	X	X	X
身体测量																							
坐位血压和脉搏测量降压药物调整 *	X	X	X	X	X	X	X	X	X	X	X	X	X	X	X	X	X	X	X	X	X	X	X
立位血压测量	X	X		X			X				X				X				X				X
体重测量	X			X	X	X	X	X	X	X	X	X	X	X	X	X	X	X	X	X	X	X	X
身高测量	X																						
腰围和臀围测量	X						X				X				X				X				X
心电图检查	X						X				X				X				X				X
当地检测:肝肾功能#、血电解质、空腹血糖	X	X		X	X		X				X				X								X
当地检测:血常规、24 h 尿电解质、24 h 尿蛋白和尿肌酐	X						X				X				X				X				X
当地检测:粪便隐血试验	X																						X
收集空腹血样																							
中心化检测:血清肌酐、血脂谱、HbA1c	X						X				X				X				X				X
血清样本保存	X						X				X				X				X				X
血浆样本保存	X																						
全血样本保存	X																						

续表

	Bs/Rz	1Mo	2Mo	3Mo	6Mo	9Mo	1Yr	3Mo	6Mo	9Mo	2Yr	3Mo	6Mo	9Mo	3Yr	3Mo	6Mo	9Mo	4Yr	3Mo	6Mo	9Mo	5Yr/关闭
收集尿液样本																							
中心化检测:尿微量白蛋白、尿肌酐	X						X				X				X				X				X
尿液样本保存	X		X				X				X				X				X				X
收集粪便样本	X																						
认知功能评估							X				X				X				X				X
健康相关生活质量评估																							X
SF-12	X						X				X				X				X				X
EQ-5D-5L	X						X				X				X				X				X
PHQ-9	X						X				X				X				X				X

MMC 代谢中心旨在建立基于物联网、大数据、一站式、标准化的代谢性疾病综合管理平台,结合数字化随访系统,开创代谢性疾病及并发症诊疗管理新模式。2020 年 10 月 23 日,我科国家标准化代谢性疾病管理中心(MMC)正式授牌,我科配备了 1 名专职负责医生、2 名专职护士,并配置 1 名质量控制人员,所有人员均参加全国总中心组织的培训并考核通过。MMC"一站式"的标准化诊疗流程包括:登记、基础测量、问诊、付费、抽血、检测、打印报告、就诊、信息登录、预约等十项。从患者就诊登记、信息采集、检验、检查到诊断处方、健康宣教均在统一布局的标准区域内完成,实现一个中心,一站式的管理。标准化诊疗流程见图 1-16:

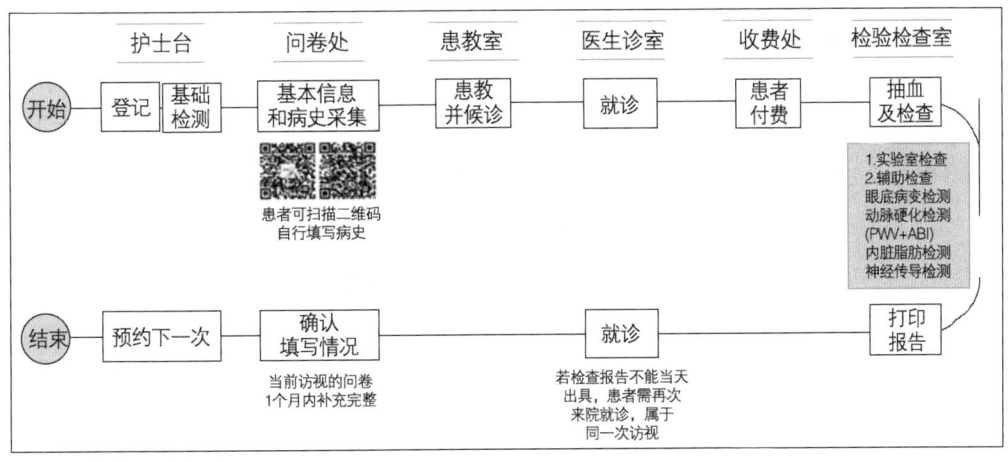

图 1-16 代谢性疾病管理流程图

在院内,每次随访就诊时医护人员针对患者血糖控制情况提供个体化的生活方式干预措施,还实行集体教育,如定时、定点开展大课堂式、小组式甚至是个体教育。在院外,医护人员使用 MMC 医护端,对患者进行分类管理,进行随访方案制定和查看、设置随访提醒、发送就诊提醒短信等操作,并通过医家 APP 的医患交流功能,对患者进行干预指导。

此外,我科 MMC 控糖学院开设了控糖营,长期招收糖尿病学员,利用线上智能互动,开启科学控糖新模式。目前,已有千余名糖友加入控糖营,学习科普知识、查看营养食谱、完成控糖任务、进行糖尿病交流互动、向医生信箱提问等。

(三)多媒介科普

在"互联网＋"思潮的引领下,互联网的迅速发展促使传统的医疗服务模式逐步向信息化医疗模式转变。我科紧跟时代,积极创新宣传形式和载体,线上线下相结合,主题宣传和日常宣教相结合,充分发挥网络、微信、短视频等新媒体宣传平台作用。利用微信群功能创建了医患交流群,时常在群内健康宣教,为群众解答疑惑,提出专业的建议。2016 年 6 月,注册微信公众号"南昌市第三医院内分泌代谢科",至今推送了 400 余篇科普文章,深受广大患者尤其是糖友们的好评。2020 年 3 月,开始推送"泌语科普"系列文章,以飨读者,传播健康,每周通过公众号推送团队成员原创的科普知识,用图文并茂、通俗易懂的内容传播内分泌代谢疾病百科。2021 年 12 月,开始创作视频号,制作短视频"南昌市三院－泌语课堂",通过趣味性、生活化的动态视频,加深群众对相关健康科普知识的了解,每半月推送自制科普微视频,累计浏览 2 万余次。

(四)科普展览

我科为推动群众与科普的互动理解,在门诊长期开设科普展览,向群众展示更新迭代的血糖仪,进一步了解血糖检测的科技创新之路,帮助大家更简单、形象地了解胰岛素泵的治疗、工作原理、优点及佩戴注意事项等科普小知识。同时联合营养科,通过常用食品仿真模型,列出其所含的营养成分,面向公众传播健康知识,倡导科学的生活方式。每周二、三、四下午对患者宣教,每季度开展糖尿病健康教育学习班,每年开展医患联谊活动,通过主题知识讲座、有奖问答、患者交流,文艺活动等形式加强医患沟通。我科通过多年糖尿病科普工作的积累和成绩,成功获批"全国糖尿病健康教育管理示范单位""江西省糖尿病科普教育基地""南昌市糖尿病科普教育基地"。

(五)系列丛书

我科数十年如一日坚持开展慢病教育及预防,取得显著成效。自编科普资料《糖尿病》《骨质疏松》《甲状腺》《膳食营养》《风湿相关知识》《痛风高尿酸血症》等科普画册，年度发放2万余册，自制《糖尿病教育微电影》系列、《医患文苑》系列、刻录教育光盘，免费发放给广大病友及社区居民。在原创科普公众号"泌语科普"广受好评的基础上，科室编写出版了科普教育书籍《内分泌代谢疾病临床工作手册——泌语科普》，并将制作《内分泌代谢疾病临床工作手册》系列丛书。

第二部分

甲状腺疾病

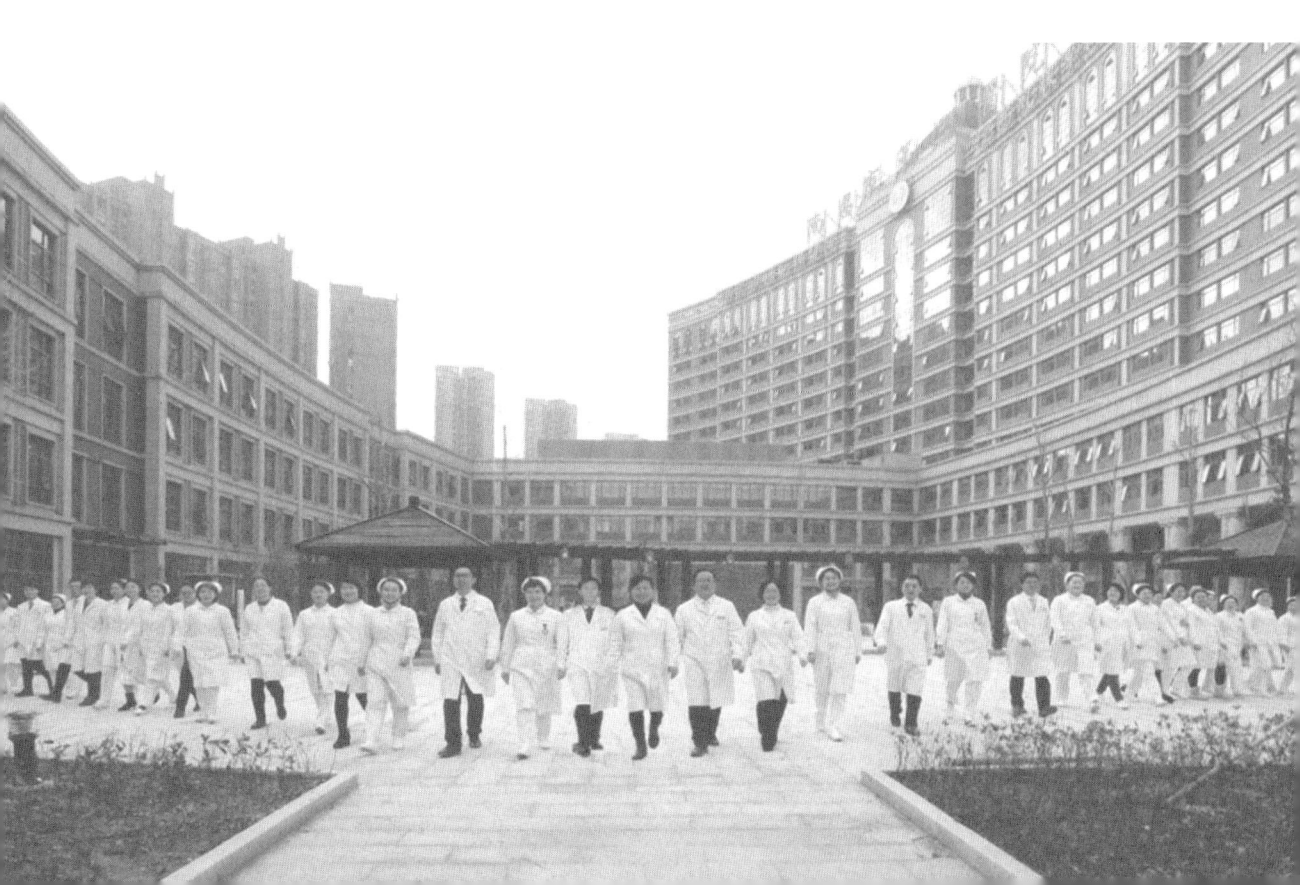

第一章　甲状腺功能亢进症

甲状腺毒症(thyrotoxicosis),简称甲亢,是指血循环中甲状腺激素过多,引起以神经、循环、消化等系统兴奋性增高和代谢亢进为主要表现的一组临床综合征。其中由于甲状腺腺体本身功能亢进,合成和分泌甲状腺激素增加所导致的甲状腺毒症称为甲状腺功能亢进症(hyperthyroidism,简称甲亢)。由于甲状腺滤泡被炎症(例如亚急性甲状腺炎、安静型甲状腺炎、产后甲状腺炎等)破坏,滤泡内储存的甲状腺激素过量进入循环引起的甲状腺毒症称为破坏性甲状腺毒症(destructive thyrotoxicosis)。引起甲状腺功能亢进症的疾病包括:Graves 病、结节性甲状腺肿伴甲亢(毒性多结节性甲状腺肿)、甲状腺自主性高功能腺瘤、碘甲亢、垂体性甲亢、人绒毛膜促性腺激素(HCG)相关性甲亢。其中以 Graves 病(GD)最为常见,占所有甲亢的85% 左右。目前认为,GD 是自身免疫性甲状腺疾病中的一种,以 TSH 受体抗体(TRAb)为代表的多种自身抗体参与其发病,以遗传易感性为背景,在感染、精神创伤等因素作用下,诱发体内的免疫系统功能紊乱从而发病。

（一）Graves 病

【概念】

毒性弥漫性甲状腺肿又称 Graves 病,是一种自身免疫性疾病,临床表现并不限于甲状腺,而是一种多系统的综合征,包括高代谢症候群、弥漫性甲状腺肿、眼征、皮损和甲状腺肢端病。由于多数患者同时有高代谢症和甲状腺肿大,故称为毒性弥漫性甲状腺肿。甲状腺以外的表现为浸润性内分泌突眼,可以单独存在而不伴有高代谢症。

【病因】

Graves 病的病因目前尚不明确,但普遍认为其发病与遗传、精神因素、自身免疫系统密切相关,是多种因素共同作用的结果,且常合并多种自身免疫性疾病。

【临床表现】

临床表现主要由循环中甲状腺激素过多引起,其症状和体征的严重程度与病史长短、激素升高的程度和病人年龄等因素相关。

1. 症状

易激动、烦躁失眠、心悸、乏力、怕热、多汗、消瘦、食欲亢进、大便次数增多或腹泻、女性月经稀少。可伴发周期性瘫痪(亚洲、青壮年男性多见)和近端肌肉进行性无力、萎缩,后者称为甲亢性肌病,以肩胛带和骨盆带肌群受累为主。Graves 病有 1% 伴发重症肌无力。少数老年病人高代谢的症状不典型,相反表现为乏力、心悸、厌食、抑郁、嗜睡、体重明显减少,称之为"淡漠型甲亢"。

2. 体征

Graves 病大多数病人有程度不等的甲状腺肿大;甲状腺肿为弥漫性,质地中等(病史较久或食用含碘食物较多者可坚韧),无压痛;甲状腺上下极可以触及震颤,闻及血管杂音;也有少数的病例甲状腺不肿大。

【诊断标准】

1. 诊断标准

(1)甲亢诊断确立。

(2)甲状腺弥漫性肿大,少数病例可以无甲状腺肿大。

(3)眼睑退缩和其他提示 GD 的眼征。

(4)皮肤黏液性病变如胫前黏液性水肿或指端粗厚。

(5)第三代方法检测的 TRAb 阳性。

以上标准中(1)、(2)项为诊断必备条件,(3)、(4)、(5)项具备其一就可诊断为 GD。TRAb 是诊断 GD 首选的血清学检测指标。

2. 辅助检查

(1)必须检查

①甲状腺激素:血清游离 T4(FT4)和游离 T3(FT3)水平不受甲状腺激素结合蛋白的影响,较总 T4(TT4)、总 T3(TT3)测定更能准确地反映甲状腺的功能状态。所以,FT4、FT3 是诊断甲亢的主要指标。

②血清 TSH:血清 TSH 通常是诊断甲状腺毒症最敏感的指标,可作为单一指标进行甲亢筛查。一般甲亢病人 TSH < 0.1 mU/L。但垂体性甲亢 TSH 不降低或升高。

③甲状腺自身抗体:TRAb 阳性提示患者体内存在 TSHR 抗体,但是无法区分 TSAb 和 TBAb。当甲状腺功能检测提示甲状腺毒症时,通常认为 TRAb 可能是 TSAb。TRAb 有助于甲状腺毒症的病因鉴别。第三代 TRAb 在 GD 鉴别诊断中的敏感度和特异度均达 90% 以上。值得注意,3% 轻度 GD 患者血 TRAb 可呈阴性。TRAb 可用于辅助诊断 GO,

特别是甲状腺功能正常 GO(EGO),高滴度血 TRAb 水平(>8.8U/L)为 GO 进展的高危因素。TRAb 也被作为判断 Graves 病抗甲状腺药物停药和预测复发的指标。甲状腺过氧化物酶抗体(TPOAb)和甲状腺球蛋白抗体(TgAb)的阳性率在 Graves 病患者中显著升高,是自身免疫病因的佐证。

(2)可选择检查

①甲状腺摄^{131}I 功能试验:甲状腺^{131}I 摄取率对甲状腺毒症的原因有鉴别意义。正常参考值:3 h 及 24 h 值分别为 5% ~25% 和 20% ~45%,高峰在 24 h 出现。甲状腺功能本身亢进时(如 Graves 病,结节性甲状腺肿伴甲亢等),^{131}I 摄取率增高,3 h >25%,24 h >45%,且高峰前移。破坏性甲状腺毒症时(如亚急性甲状腺炎、安静型甲状腺炎、产后甲状腺炎等)^{131}I 摄取率降低。采取^{131}I 治疗甲亢时,计算^{131}I 放射剂量需要做本试验。

②TRH 兴奋试验:甲亢时血 T3、T4 增高,反馈抑制 TSH,故 TSH 不受 TRH 兴奋。EGO 中 30% ~50% 的人 TRH 兴奋试验无反应或反应性下降。如静脉注射 TRH200 μg 后 TSH 有升高反应可排除 GD,如 TSH 不增高(无反应)则支持甲亢的诊断。应注意 TSH 无反应还可见于甲状腺功能"正常"的 GD 眼病、垂体疾病伴 TSH 分泌不足等。本试验不良反应少,对冠心病或甲亢性心脏病病人较 T3 抑制试验更为安全。

③甲状腺核素静态显像(甲状腺 ECT):GD 时甲状腺 ECT 主要表现为放射性显影明显增强,可用于对可触及的甲状腺结节性质的判定,对结节性甲状腺肿伴甲亢和自主高功能腺瘤的诊断意义较大。根据结节摄取核素能力的不同可分为热结节、温结节和冷结节。"热结节"是结节组织摄取核素的能力高于周围正常甲状腺组织,在结节部位出现放射性浓集,常见于自主功能性甲状腺结节(或腺瘤)。其显像特点甲状腺失去正常形态,在甲状腺解剖部位见到一个放射性浓集区(一般为圆形或类圆形),对侧叶未见显像或显像模糊。

④甲状腺超声:GD 时甲状腺呈弥漫性、对称性、均匀性增大(可增大 2 ~3 倍),边缘多规则,内部回声多呈密集、增强光点,分布不均匀,部分有低回声小结节状改变。腺体肿大明显时,常有周围组织受压和血管移位表现。多普勒彩色血流显像示病人甲状腺腺体内血流呈弥漫性分布,为红蓝相间的簇状或分支状图像(繁星闪烁样血流图像),血流量大,速度增快,超过 70 cm/s,甚至可达 200 cm/s。血流量为正常人的 8 ~10 倍,甲状腺上、下动脉管径明显增宽。

⑤甲状腺细针穿刺细胞学检查(FNAC):FNAC 检查是一种简单、易行、准确性高的检查方法。主要用于甲状腺结节的鉴别诊断,分辨良性和恶性病变;此外,它诊断慢性淋巴性甲状腺炎和亚急性甲状腺炎也有很高特异性。甲亢时病理特点如下:a. 胶质少,切

片内血液成分多;b.滤泡细胞较大,有丰富的胞浆,含有边缘空泡。其他指标对 GD 诊断明确时不使用此项检查。

【治疗】

1. 原则

甲亢的治疗原则是维持生命体征平稳,尽快解除甲状腺毒症所引起的临床症状。一般治疗有注意休息,补充足够热量和营养(包括糖、蛋白质和 B 族维生素)。失眠可给苯二氮䓬类镇静药。

2. 治疗方法

现阶段毒性弥漫性甲状腺肿的治疗方式为药物治疗,碘 – 131 治疗和手术治疗,主要目的是降低已升高的甲状腺激素水平,此类疗法均有效但各有优缺点,见表 2 – 1。

表 2 – 1　三种治疗方法比较

	优点	缺点	适应证	禁忌证	副作用	缓解率
抗甲状腺药物(ATDs)	疗效肯定,不破坏甲状腺组织,保留甲状腺功能不会造成永久性甲减	疗程长,停药后复发率较高	初发的 GD 甲亢患者、甲亢手术前、I 治疗前和治疗后阶段;老年或因其他疾病身体状况较差不能耐受手术,或预期生存时间较短者;手术后复发或既往有颈部手术史又不宜行 I 治疗者;需要在短期内迅速控制甲状腺功能者。	由 ATD 引起的严重粒细缺、药疹及相关病史	皮疹、皮肤瘙痒、白细胞减少症、粒细胞减少症、中毒性肝病、血管炎等	30% ~ 70%
¹³¹I 治有疗	疗程短治愈率高复发率低	甲减的发生率显著增高	ATDs 疗效差或多次复发;ATDs 过敏或出现其他治疗不良反应;有手术禁忌证或手术风险高;有颈部手术或外照射史;病程较长;老年患者(特别是伴发心血管疾病者);合并肝功能损伤;合并白细胞或血小板减少;合并骨骼肌周期性瘫痪;合并心房颤动;计划半年后妊娠的患者。	妊娠和哺乳期妇女,确诊或可疑有甲状腺癌患者	甲减,放射性甲状腺炎	95%

续表

	优点	缺点	适应证	禁忌证	副作用	缓解率
甲状腺次全切除手术	疗程短治愈率高复发率低	甲减的发生率显著增高；手术风险高	伴有压迫症状、胸骨后甲状腺肿、中度以上的原发性甲亢；经内科规范治疗效果不佳者；对 ATDs 产生严重不良反应者；不愿或不宜行[131]I 治疗或[131]I 治疗效果不佳者；合并甲状腺恶性肿瘤或原发性甲状旁腺功能亢进症者；伴中重度 GO，内科治疗效果不佳者；患者有主观愿望要求手术以缩短疗程而迅速改善甲亢症状者	全身情况差，如伴有严重心、肝、肾等器质性病变，或合并有恶性疾病终末期等消耗性疾病，不能耐受手术者；妊娠早、晚期	永久性甲减、甲状旁腺功能减退症、喉返神经损伤	95%

ATDs 治疗注意事项：甲巯咪唑（MMI）和丙硫氧嘧啶（PTU）均为 GD 的主要治疗药物。采用 ATDs 治疗时一般首选 MMI，妊娠早期、治疗甲状腺危象时、对 MMI 反应差又不愿意接受[131]I 和手术治疗者可考虑优先使用 PTU。ATDs 治疗疗程一般为 18～24 个月，持续低剂量 MMI 治疗能够提高甲亢缓解率，高滴度 TRAb 者建议适当延长疗程。

[131]I 治疗注意事项：接受[131]I 治疗后育龄女性，应采取避孕措施至少 6 个月，治疗后短期内可出现乏力、心悸、纳差、皮肤瘙痒、甲状腺肿胀、颈部疼痛等症状，建议观察并对症处理。少数患者[131]I 治疗后出现暂时性白细胞降低或肝损伤，给予升白细胞或保肝药物对症治疗后可恢复正常。

手术治疗注意事项：手术治疗并非首选治疗方案，术前需充分沟通，纠正甲状腺功能，补充钙剂和（或）维生素 D。

3. 其他口服药物

（1）β 受体阻滞剂：适用于心悸的病人。心得安，每次 10～20 mg，口服 3 次/日；酒石酸美托洛尔，每次 12.5～25 mg，2 次/日，琥珀酸美托洛尔，每次 23.75～47.5 mg，1 次/日。

注意事项：

①哮喘和慢性阻塞性肺病禁用；②心脏传导阻滞和充血性心力衰竭禁用，但是严重

心动过速导致的心力衰竭可以酌情使用；③有β受体阻断剂禁忌证的病人可以使用钙通道阻断剂。

（2）碘剂：碘剂的主要作用是抑制甲状腺激素从甲状腺释放。

适应证：

①甲状腺次全切除的准备；②甲状腺危象；③严重的甲状腺毒症心脏病；④甲亢病人接受急诊外科手术。碘剂必须在 ATD 之后给予。

（3）锂制剂：碳酸锂（litbium carbonate）可以抑制甲状腺激素分泌。与碘剂不同的是它不干扰甲状腺对放射碘的摄取。主要用于对于 ATD 和碘剂都过敏的病人，临时控制他们的甲状腺毒症。碳酸锂的这种抑制作用随时间延长而逐渐消失。剂量是 300～500 mg，每 8 小时 1 次。

【临床路径】

见表 2 - 2。

表 2 - 2 Graves 病临床路径执行表单

适用对象：第一诊断为 Graves 病

患者姓名：_____ 性别：_____ 年龄：_____ 门诊号：_____ 住院号：_____

住院日期：____年____月____日 出院日期：____年____月____日 标准住院日：≤8 天

日期	住院第 1 天	住院第 2 天
主要诊疗工作	□询问病史及体格检查 □完成病历书写 □完善辅助检查 □医师查房，初步确定诊断 □向患者及其家属告知病情及诊治方案，签署相关知情同意书 □完成首次病程记录等病历书写 □必要时上级医师查房，明确诊断，指导治疗 □完成医师查房记录 □必要时向患者及家属介绍病情变化及相关检查结果 □对症治疗	□上级医师查房 □完善入院检查项目 □继续对症治疗 □完成上级医师查房记录等病历书写 □进行必要的相关科室会诊

续表

日期	住院第 1 天	住院第 2 天
重点医嘱	**长期医嘱：** □内科护理常规 □一/二级护理 □禁碘饮食 □视病情通知病重 □其他医嘱 **临时医嘱：** □血常规、尿常规、大便常规 □甲功、TRAb、肝肾功能、血糖、电解质、血沉、等检查项目 □甲状腺超声、胸片、心电图、腹部 B 超 □其他医嘱	**长期医嘱：** □内科护理常规 □一/二级护理 □禁碘饮食 □用药依据病情下达 □患者既往基础用药 □其他医嘱 **临时医嘱：** □补充必要检查 □其他医嘱
主要护理工作	□介绍病房环境、设施和设备 □入院护理评估 □宣教(预防跌倒的宣教)	□宣教(内分泌病知识) □观察患者病情变化 □按时评估病情,相应护理到位
病情变异记录	□无 □有,原因： 1. 2.	□无 □有,原因： 1. 2.
护士签名		
医师签名		

日期	住院第 3~7 天	住院第 8 天(出院日)
主要诊疗工作	□三级医师查房 □复查血常规、肝功能 □根据体检、化验检查结果和既往资料,进行鉴别诊断和确定诊断 □注意观察治疗不良反应,并对症处理 □完成病程记录	□上级医师查房,进行评估,确定有无治疗不良反应,明确是否出院 □完成出院记录、病案首页、出院证明书等 □向患者交代出院后的注意事项,如：返院复诊的时间、地点,发生紧急情况时的处理等

续表

日期	住院第 3~7 天	住院第 8 天 (出院日)
重点医嘱	**长期医嘱:** □一/二级护理 □禁碘饮食 □根据不同病情选择治疗方案 □其他医嘱 **临时医嘱:** □补充完善有关检查 □对症支持 □其他医嘱	**出院医嘱:** □出院带药 □定期门诊随访
主要护理工作	□观察患者病情变化 □心理与生活护理	□出院带药服用指导 □特殊护理指导 □交待常见的药物不良反应,嘱其定期门诊复诊
病情变异记录	□无　□有,原因: 1. 2.	□无　□有,原因: 1. 2.
护士签名		
医师签名		

(二)甲状腺危象

【概念】

甲状腺危象也称为甲亢危象,表现为所有甲亢症状的急骤加重和恶化,多发生于较重甲亢未予治疗或治疗不充分的病人。

【病因】

常见诱因有感染、手术、创伤、精神刺激等。

【临床表现】

常见的临床表现有高热或过高热,大汗,心动过速(140 次/min 以上),烦躁,焦虑不安,谵妄,恶心,呕吐,腹泻,严重病人可有心力衰竭,休克及昏迷。报道甲亢危象的死亡率为20%以上。

【诊断标准】

甲亢危象的诊断主要靠临床表现综合判断。临床高度疑似本症及有危象前兆者应按甲亢危象处理。实验室检查及意义判读同甲亢(见表2-3)。

表2-3　Burch-Wartofsky 评分量表(BWPS)

标准	分数
体温调节障碍:	
体温(℃)	
37.2~37.7	5
37.8~38.3	10
38.4~38.8	15
38.9~39.3	20
39.4~39.9	25
>40	30
心血管系统:	
心动过速(次/分)	
100~109	5
110~119	10
120~129	15
130~139	20
>140	25
心房颤动	
有	0
无	10
充血性心力衰竭	
无	0
轻度	5
中度	10
重度	20
消化系统紊乱症状	
无	0
中度(腹泻/腹痛/恶心/呕吐)	10
重度(黄疸)	20

续表

标准	分数
中枢神经系统紊乱	
无	0
轻度(烦躁不安)	10
中度(谵妄/精神错乱/昏睡)	20
重度(癫痫/昏迷)	30
诱因状态	
无	0
有	10
总分:	≥45 甲亢危象 25～44 甲状腺危象前期 <25 无甲状腺危象

注:以上评分基于存在甲状腺毒症

【治疗】

1. 注意保证补充足够热量及液体,每日补充液体 3000～6000 mL。

2. 高热者积极降温,必要时进行人工冬眠。

3. 有心力衰竭者使用洋地黄及利尿剂、稳定血压。

4. 甲状腺危象常用药物及剂量(见表 2－4)。

表 2－4 甲状腺危象常用药物及剂量

药物	剂量	评价
丙硫氧嘧啶	200～400 mg/6～8 h 口服	抑制新激素合成 阻断外周 T4 向 T3 转换
甲巯咪唑	20～30 mg/6 h 口服	抑制新激素合成
普萘洛尔	60～80 mg/6～8 h 口服	建议对充血性心力衰竭患者进行有创血流动力学监测 大剂量阻断外周 T4 向 T3 转化 替代药物:艾司洛尔脉输注
碘[卢戈碘液(Lugool 碘液)]	4～8 滴(20 滴/mL,8 mg/滴)/6～8 h 口服	ATDs 应用 1 h 后开始服用 抑制新激素合成 抑制甲状腺激素释放

续表

药物	剂量	评价
氢化可的松	50~100 mg/6~8 h 静脉滴注	可能阻断外周 T4 向 T3 转换 预防相对肾上腺功能不全
地塞米松	2 mg/6~8 h 静脉滴注	阻断外周 T4 向 T3 转换 预防相对肾上腺功能不全

注意事项:抑制甲状腺激素的合成优先使用 PTU。无心力衰竭者或者心力衰竭被控制后可使用心得安,有心力衰竭者禁用。

5. 在上述常规治疗效果不满意时可选用血液透析、腹膜透析或血浆置换等措施迅速降低血 T4 浓度。

经上述治疗有效者病情在 1~2 d 内明显改善,一周内恢复,此后碘剂和氢化可的松逐渐减量,直至停药。

（三）浸润性突眼

【概念】

Graves 眼病(GO)又称甲状腺相关眼病(TAO),是 GD 主要的甲状腺外表现,但在慢性自身免疫性甲状腺炎甲减患者中也有发生。GO 相对罕见,预估发病率男性 0.5~0.9 例/10 万人年,女性 2.7~3.3 例/10 万人年,其中较常见的是轻度和非进展性病例,中重度病例仅占 GO 的 5%~6%。约 40% 的 GO 与甲亢同时出现,40% 的 GO 在甲亢后发生还有少部分患者有明显的 GO 而不伴甲亢称为甲状腺功能正常性 GO(EGO),GO 通常表现为双侧突眼或非对称性突眼,仅有一部分的患者表现为单侧突眼,此时,TRAb 测定有诊断意义。

【病因】

本病病因考虑与环境(吸烟)、遗传和免疫等因素均有关。

【临床表现】

1. 症状

病人自诉有眼内异物感、胀痛、畏光、流泪、复视、斜视、视力下降。

2. 体征

体检见眼睑肿胀,结膜充血水肿,眼球活动受限,严重者眼球固定,眼睑闭合不全、角膜外露而形成角膜溃疡、全眼炎,甚至失明。

【诊断标准】

1. 若患者以眼睑退缩为首发症状。需合并以下 3 项体征或检查证据之一,并排除其他原因后即可做出诊断:①甲状腺功能异常和(或)甲状腺相关抗体异常(以下之一):FT3、FT4、TT3、TT4、TSH 和(或)TRAb 异常;②眼球突出(眼球突出度 >18.6 mm,或双眼突出度差值 >2 mm,或进行性眼球突出);③眼外肌受累:影像学检查(眼眶 CT 或 MRI)表现为不累及肌腱的单条或多条眼外肌中后段规则性增粗。

2. 若患者以甲状腺功能或甲状腺相关抗体异常为首发症状,需合并以下 3 个体征之一,并排除其他原因后即可做出诊断:①眼睑退缩;②眼球突出;③眼外肌受累(见表 2 - 5、表 2 - 6)。

表 2 - 5　GO 临床活动性评分(CAS)

序号	临床表现和体征	现场判定	比较判定	分值
1	自发性眼球后疼痛持续 4 周	YES		1
2	眼球运动后导致疼痛持续 4 周	YES		1
3	眼睑充血	YES		1
4	结膜充血	YES		1
5	眼睑肿胀	YES		1
6	结膜水肿	YES		1
7	泪阜肿胀	YES		1
七分法 CAS≥3 分 提示 GO 处于活动期				
8	突眼度增加 ≥ 2 mm		YES	1
9	眼球运动下降≥ 8°		YES	1
10	视力减退(Snellen 视力表下行≥1 行)		YES	1
10 分法 CAS≥4 分 提示 GO 处于活动期				

注:当缺乏对以往病情的评估无法进行 10 分制的后 3 项要素评估时,常使用 7 分制 CAS 评估法。

表 2 - 6　GO 病情严重性评估

程度	眼睑挛缩	软组织受累	突眼度	复视	角膜外露	视神经状态
轻度	<2 mm	轻度受累	<3 mm	一过性或不存在	无	正常
中度	≥2 mm	中度受累	≥3 mm	非持续	轻度	正常
重度	≥2 mm	重度受累	≥3 mm	持续性	轻度	正常
威胁视力	–	–	–	–	重度	受压

【治疗】

大部分病人症状逐渐加重并持续 6 ~ 12 个月,然后炎症症状逐渐缓解,进入稳定期持续 1 ~ 3 年。

诊治流程见图 2 - 1:

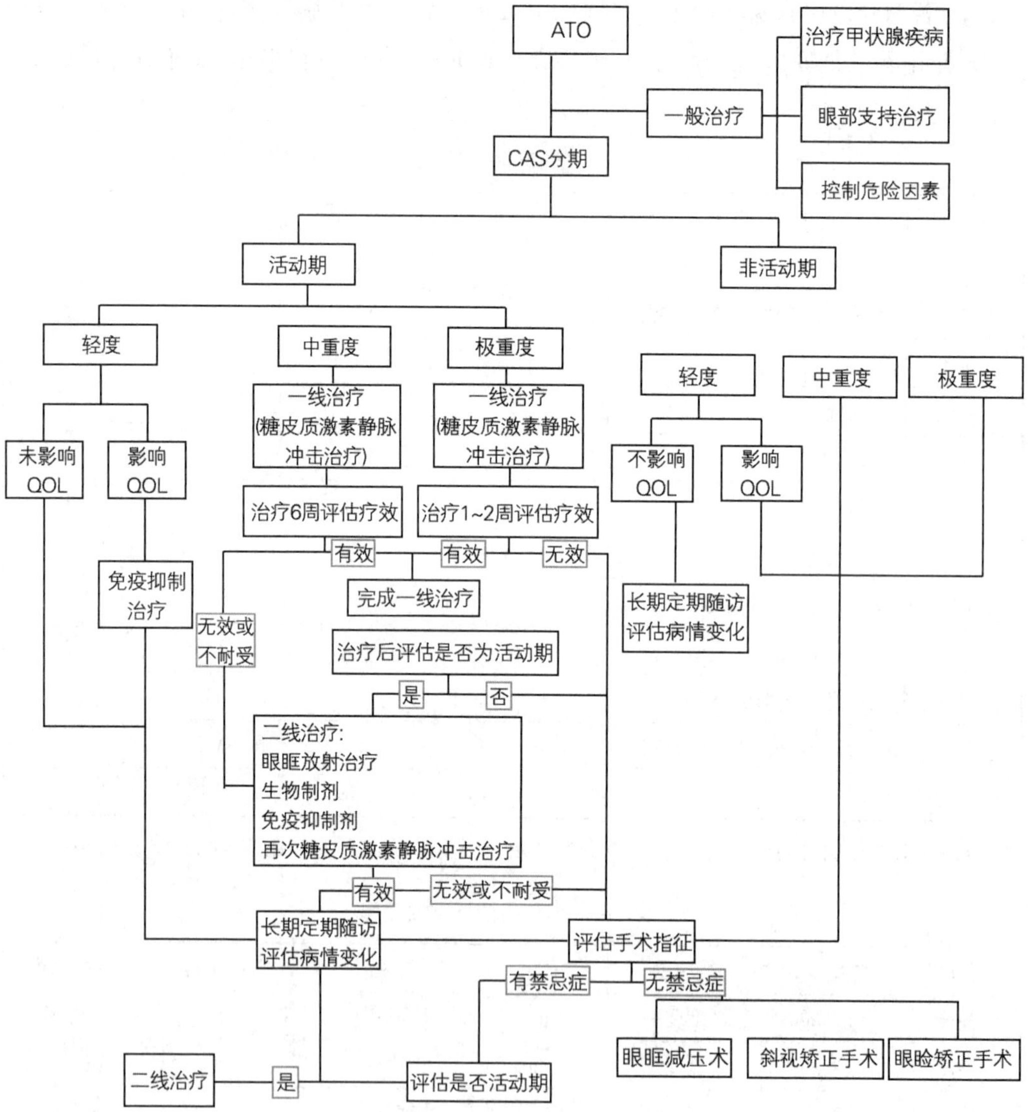

图 2 - 1　眼病诊断流程

1. 一般治疗

高枕卧位,限制钠盐及使用利尿剂,可减轻眼部水肿。注意眼睛保护,可戴有色眼镜。夜间使用1%甲基纤维素眼药水,白天使用人工泪液。睡眠时眼睛不能闭合者可使用盐水纱布或眼罩保护角膜。强制戒烟。

2. 治疗甲亢:在选择甲亢治疗方法时应注意对突眼的影响。近来的研究显示[131]I治疗不会诱发新的眼病,对稳定的浸润性突眼也无不良影响,有可能使活动性浸润性突眼加重,但如果同时使用糖皮质激素可有效预防,故对甲亢伴活动性浸润性突眼病人也可采用[131]I治疗,但必须同时使用糖皮质激素予以保护。一般认为对本病宜采用抗甲状腺药物治疗。在治疗甲亢过程中应避免发生甲状腺功能低下。

3. 轻度活动性 GO 可以在控制危险因素前提下随访观察和(或)局部治疗,或给予6个月的补硒治疗。

4. 中重度活动性 GO 一线治疗

单纯甲泼尼龙静脉注射:对于大部分中重度活动性 GO 患者选择甲泼尼龙4.5 g方案(输注甲泼尼龙0.5 g/周×6周,接着0.25 g/周×6周 总疗程12周)能有效的改善症状。

甲泼尼龙静脉注射联合麦考酚钠(或吗替麦考酚酯):静脉注射甲泼尼龙0.5 g/周×6周,接着0.25 g/周×6周 总疗程12周 累积剂量4.5 g,同时口服麦考酚钠0.72 g/d×24周(或吗替麦考酚酯1 g/d×24周)。

如果对初始一线治疗反应较差,GO 仍然是中重度活动性,再次评估后,可以第二次激素冲击治疗,选择剂量7.5 g方案,每周期最大累积剂量为8g;或者选择激素联合免疫抑制剂(孢或唑嘌呤或甲氨蝶呤)治疗。

5. 二线疗法

眼眶放疗是治疗中重度活动性 GO 有效的二线疗法,如果对糖皮质激素治疗反应较差,GO 仍然是中重度活动性,可考虑应用靶向免疫制剂,如替妥木单抗、利妥昔单抗或托珠单抗等。

6. 眶减压手术

如果糖皮质激素和球后外放射无效,角膜感染或溃疡、压迫导致的视网膜和视神经改变可能导致失明时,需要行眶减压手术。

【临床路径】

见表 2 – 5。

表 2 – 5 Graves 眼病临床路径执行表单

适用对象:第一诊断为 Graves 眼病

患者姓名:_____   性别:_____   年龄:_____   门诊号:_____   住院号:_____

住院日期:_____年_____月_____日   出院日期:_____年_____月_____日   标准住院日:≤7 天

日期	住院第 1 天	住院第 2 天
主要诊疗工作	□询问病史及体格检查 □完成病历书写 □完善辅助检查 □医师查房,初步确定诊断 □向患者及其家属告知病情及诊治方案,签署相关知情同意书 □评估突眼的活动度及严重度 □完成首次病程记录等病历书写 □必要时上级医师查房,明确诊断,指导治疗 □完成医师查房记录 □必要时向患者及家属介绍病情变化及相关检查结果 □对症治疗	□上级医师查房 □完善入院检查项目 □继续对症治疗 □完成上级医师查房记录等病历书写 □如确定为活动期、中重度以上突眼,向病人及家属告知激素冲击治疗的必要性,如患者及家属同意激素冲击治疗,完善感染性疾病及肿瘤等相关检查,排外激素禁忌征 □进行必要的相关科室会诊
重点医嘱	**长期医嘱:** □内科护理常规 □一/二级护理 □禁碘饮食 □视病情通知病重 □其他医嘱 **临时医嘱:** □血常规、尿常规、大便常规 □甲功、TRAb、肝肾功能、血糖、电解质、血沉、等检查项目 □眼眶 CT/MRI、甲状腺超声、胸片、心电图、腹部 B 超 □眼科会诊 □其他医嘱	**长期医嘱:** □内科护理常规 □一/二级护理 □禁碘饮食 □用药依据病情下达 □患者既往基础用药 □其他医嘱 **临时医嘱:** □补充必要检查:骨密度、OGTT 试验、甲乙丙肝、梅毒艾滋、结核病等感染性疾病指标 □其他医嘱

续表

日期	住院第 1 天	住院第 2 天
主要护理工作	□介绍病房环境、设施和设备 □入院护理评估 □宣教(预防跌倒的宣教)	□宣教(内分泌病知识) □观察患者病情变化 □按时评估病情,相应护理到位
病情变异记录	□无 □有,原因: 1. 2.	□无 □有,原因: 1. 2.
护士签名		
医师签名		

日期	住院第 3～6 天	住院第 7 天(出院日)
主要诊疗工作	□三级医师查房 □根据体检、化验检查结果和既往资料,进行鉴别诊断和确定诊断 □如无激素冲击治疗禁忌,完成激素冲击治疗,注意观察治疗不良反应,并对症处理 □完成病程记录	□上级医师查房,进行评估,确定有无治疗不良反应,明确是否出院 □完成出院记录、病案首页、出院证明书等 □向患者交代出院后的注意事项,如:返院复诊的时间、地点,发生紧急情况时的处理等
重点医嘱	**长期医嘱:** □一/二级护理 □禁碘饮食 □根据不同病情选择治疗方案 □其他医嘱 **临时医嘱:** □补充完善有关检查 □对症支持 □其他医嘱	**出院医嘱:** □出院带药 □定期门诊随访
主要护理工作	□观察患者病情变化 □心理与生活护理	□出院带药服用指导 □特殊护理指导 □交待常见的药物不良反应,嘱其定期门诊复诊

续表

日期	住院第 3~6 天	住院第 7 天(出院日)
病情 变异 记录	□无　□有,原因: 1. 2.	□无　□有,原因: 1. 2.
护士 签名		
医师 签名		

第二章　甲状腺功能减退症

【概念】

甲状腺功能减退症是一种常见的内分泌疾病,由于甲状腺激素合成和分泌减少或组织甲状腺激素抵抗导致的全身低代谢综合征。

【病因】

甲减的病因较为复杂,其中原发性甲减是最为常见的类型。而自身免疫性甲状腺炎、^{131}I治疗后和手术后甲减是导致原发性甲减的三大主要原因,这些原因占甲减病因的90%以上。同时碘缺乏、抗甲状腺药物、甲状腺发育不全等也可导致原发性甲状腺功能减退。中枢性甲减包括垂体性甲减、下丘脑性甲减,颅咽管瘤、垂体腺瘤及垂体缺血性坏死是中枢性甲减的常见病因。

【临床表现】

一般情况:多见于女性,发病隐匿,主要症状包括代谢率减低和交感神经兴奋性下降。患者常有畏寒、汗少、体重增加、声音低哑、面部浮肿、面色苍白、皮肤干燥、弹性差。毛发稀疏、干枯无光泽。晚期可出现凹陷性浮肿。少数出现胫前黏液性水肿。

精神神经系统:智力及记忆力明显减退、精神呆滞、反应迟钝、乏力、嗜睡。严重可导致黏液性昏迷。

黏液性水肿昏迷:诱因主要包括受寒及感染、创伤、手术、麻醉及使用镇静剂。表现为嗜睡、肌力消失无反射、皮肤寒冷(<35℃)、呼吸浅慢、心动过缓、心音微弱、血压降低、可伴有休克和脏器衰竭。

心血管系统:心率减慢,心音低弱、心输出量减少、心脏常增大。严重可出现心包积液和心力衰竭。心电图最常表现为低电压、T波低平或倒置,以及Q-T间期延长,少数可出现房室传导阻滞、束支传导阻滞等。

肌肉骨骼系统:肌肉无力,可有短暂性肌肉强直、痉挛。部分伴关节疼痛及关节腔积液。

消化系统:食欲减退、便秘、腹胀、严重可致麻痹性肠梗阻。

内分泌系统:性欲减退、性功能障碍、生育能力差。男性表现为阳痿,女性表现为月经量增多或闭经。儿童出现生长发育迟缓。

血液系统:造血功能下降常导致轻、中度贫血、出血倾向。

【诊断标准及分型】

甲减的症状和体征。实验室检查诊断的首选指标为血清 T4 水平和 TSH 水平。

原发性甲减:血清 TT4、FT4 水平降低,TSH 水平升高,严重时血清 TT3、FT3 水平降低。

原发性亚临床甲减:血清 TT4、FT4、TT3、FT3 水平正常,TSH 水平升高。

中枢性甲减:血清 TT4、FT4 水平降低,TSH 水平降低或正常。

甲状腺激素抵抗综合征:血清 TT4、FT4 水平升高,TSH 水平升高。

自身免疫性甲状腺炎(桥本病):TPOAb、TgAb 阳性(见图 2－2)。

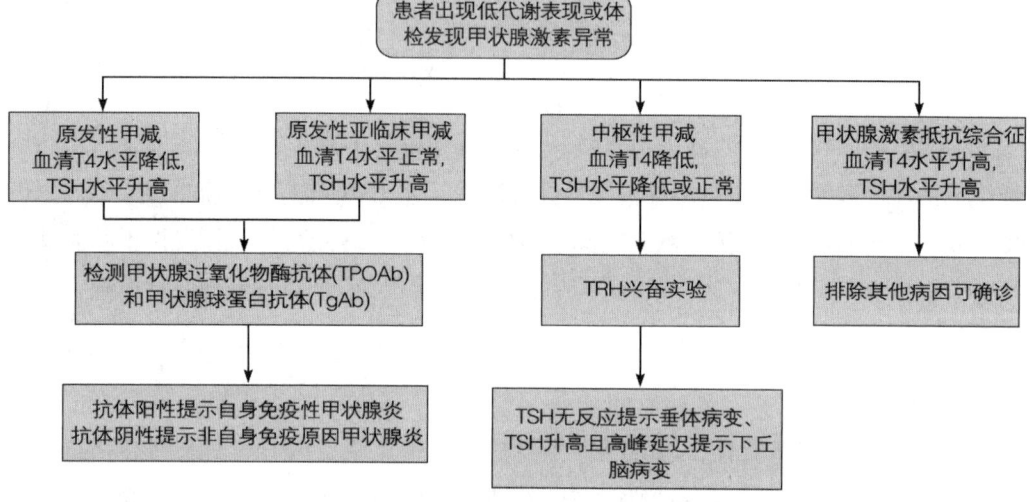

图 2－2　甲状腺功能减退症诊断流程

分型:

根据发病年龄可以将甲减分为:呆小症(克汀病)、幼年型甲减、成年型甲减;

根据发病部位分为原发性甲减、中枢性甲减和甲状腺激素抵抗综合征(resistance to thyroid hormones,RTH);

根据甲状腺功能减退程度分为临床甲减和亚临床甲减;

根据病因分为自身免疫性甲减、药物性甲减、甲状腺手术后甲减、131I 治疗后甲减、垂体或下丘脑肿瘤手术后甲减、先天性甲减等。

【治疗】

1. 一般治疗

甲减的治疗主要是通过补充甲状腺激素来恢复甲状腺功能。对于原发性甲减,治疗的目标是消除甲减的症状和体征,并使血清 TSH 和 TT4、FT4 水平维持在正常范围内。常用的药物包括左甲状腺素(优甲乐)。一般成人甲状腺激素治疗应该从每日 25 ~ 50 μg 开始,每 3 ~ 7 天增加 25 μ,直至达到完全替代剂量。新生儿 10 ~ 15 μg/kg/d,6 个月内儿童 6 ~ 8 μg/kg/d,6 ~ 12 个月儿童 6 μg/kg/d,1 ~ 5 岁儿童 5 μg/kg/d,6 ~ 12 岁儿童 4 μg/kg/d,>12 岁儿童 2 μg/kg/d。替代治疗后 4 ~ 8 周监测血清 TSH 及 FT4。治疗达标后,每 6 ~ 12 个月复查一次血清 TSH 及 FT4。

2. 黏液性昏迷:

(1)首选碘塞罗宁静脉注射,首次 40 ~ 120 μg,以后每 6 小时 5 ~ 15 μg,至患者清醒改为口服。或首次静脉注射 L – T4 200 ~ 400 μg,以后每日注射 1.6 μg/kg,待患者苏醒后改为口服。有心脏病者起始量为常规用量 20% ~ 25%。

(2)吸氧、保持体温,但不宜加热。必要时气管插管,机械通气。

(3)氢化可的松静滴 200 ~ 400 mg/d,患者清醒及血压稳定后减量。

(4)适当补液,同时监测心肺功能、水电解质酸碱平衡及出入量。

(5)控制感染、去除诱因、对症支持治疗。

3. 老年性甲减

老年人、心脏病患者宜小剂量起始 12.5 μg/d,每 1 ~ 2 周增加 12.5 μg,缓慢增加剂量。

妊娠期甲减有妊娠计划患者,妊娠前应达到 TSH < 2.5 mIU/L。妊娠后 L – T4 剂量通常增加 20% ~ 30%。妊娠期初诊的甲减患者首选 L – T4,尽快增至治疗剂量。TSH > 妊娠特异参考值上限,L – T4 起始剂量 50 μg/d;TSH > 8.0 mIU/L,L – T4 起始剂量 75 μg/d;TSH > 10.0 mIU/L,L – T4 起始剂量 100 μg/d。TSH 控制目标为妊娠期特异参考范围下 50% 或 < 2.5 mIU/L。产后及哺乳期甲减患者,继续 L – T4 治疗,治疗方案同普通人群。

4. 亚临床甲减

亚临床甲减可能会导致血脂异常,促进动脉粥样硬化的发生和发展,并有可能进一步发展为临床甲减。轻度亚临床甲减(TSH < 10.0 mIU/L)患者,如伴有甲减症状、TPO-Ab 阳性、血脂异常或动脉粥样硬化性疾病,应给予 L – T4 治疗。在治疗过程中,需要检测血清 TSH 水平,以避免过度治疗。重度亚临床甲减(TSH > 10.0 mIU/L)患者建议给予 L – T4 替代治疗,治疗方案与临床甲减一致。

5. 低 T3 综合征

非甲状腺疾病引起,常为机体对慢性消耗性疾病的适应性反应,主要表现为 FT3 水平降低、rT3 水平增高,血清 TSH 水平正常或轻度升高。低 T3 综合征患者不需要甲状腺激素替代治疗,当患者基础病治疗恢复后,甲状腺激素水平逐渐恢复正常。

【临床路径】

见表2-6。

表2-6 原发性甲状腺功能减退症临床路径表单

适用对象:第一诊断为原发性甲状腺功能减退症

患者姓名:＿＿＿＿＿ 性别:＿＿＿ 年龄:＿＿＿ 门诊号:＿＿＿＿ 住院号:＿＿＿＿

住院日期:＿＿年＿＿月＿＿日 出院日期:＿＿年＿＿月＿＿日 标准住院日:≤14天

日期	住院第1天	住院第2天
主要诊疗工作	□询问病史及体格检查 □完成病历书写 □完善辅助检查 □医师查房,初步确定诊断 □向患者及其家属告知病情及诊治方案,签署相关知情同意书 □完成首次病程记录等病历书写 □必要时上级医师查房,明确诊断,指导治疗 □完成医师查房记录 □必要时向患者及家属介绍病情变化及相关检查结果 □对症治疗	□上级医师查房 □完善入院检查项目 □继续对症治疗 □完成上级医师查房记录等病历书写 □进行必要的相关科室会诊
重点医嘱	长期医嘱: □内分泌科护理常规 □一／二级护理 □饮食 □视病情通知病重 □其他医嘱 临时医嘱: □血常规、尿常规、大便常规 □肝肾功能、血糖、血脂、心肌酶谱、电解质、血沉等检查项目 □心电图、心功能检查、X线检查、甲状腺核素扫描等 □甲状腺功能及抗体测定、甲状腺超声、甲状腺吸碘率等 □其他医嘱	长期医嘱: □内分泌科护理常规 □一／二级护理 □饮食 □用药依据病情下达 □患者既往基础用药 □其他医嘱 临时医嘱: □补充必要检查 □其他医嘱

续表

日期	住院第 1 天	住院第 2 天
主要护理工作	□介绍病房环境、设施和设备 □入院护理评估 □宣教(预防跌倒的宣教)	□宣教(内分泌病知识) □观察患者病情变化 □按时评估病情,相应护理到位
病情变异记录	□无 □有,原因: 1. 2.	□无 □有,原因: 1. 2.
护士签名		
医师签名		
日期	住院第 3 ~ 12 天	住院第 13 ~ 14 天(出院日)
主要诊疗工作	□三级医师查房 □复查血常规、肝肾功能 □根据体检、化验检查结果和既往资料,进行鉴别诊断和确定诊断 □疑有肿瘤或继发性甲状腺功能减退症者进行相应检查 □进行必要的相关科室会诊 □根据检查结果制定治疗方案 □注意观察治疗不良反应,并对症处理 □完成病程记录	□上级医师查房,进行评估,确定有无治疗不良反应,明确是否出院 □完成出院记录、病案首页、出院证明书等 □向患者交代出院后的注意事项,如:返院复诊的时间、地点,发生紧急情况时的处理等
重点医嘱	**长期医嘱:** □一/二级护理 □饮食 □根据不同病情选择治疗方案 □其他医嘱 **临时医嘱:** □补充完善有关检查 □对症支持 □其他医嘱	**出院医嘱:** □出院带药 □定期门诊随访

续表

日期	住院第 3~12 天	住院第 13~14 天(出院日)
主要护理工作	□观察患者病情变化 □心理与生活护理	□出院带药服用指导 □特殊护理指导 □交待常见的药物不良反应,嘱其定期门诊复诊
病情变异记录	□无 □有,原因: 1. 2.	□无 □有,原因: 1. 2.
护士签名		
医师签名		

第三章　甲状腺炎

甲状腺炎(thyroiditis)是由自身免疫异常、感染、药物和放射线等多种原因所致甲状腺组织损伤的一组异质性疾病。其主要是根据疾病起病缓急、病程长短及病因进行分类。可分为急性化脓性甲状腺炎(AST)、亚急性甲状腺炎、慢性淋巴细胞性甲状腺炎、无痛性甲状腺炎、药物诱发甲状腺炎。

(一)急性化脓性甲状腺炎

【概念】

急性化脓性甲状腺炎较少见,仅占所有甲状腺疾病的 0.1% ~ 0.7%。多因化脓性细菌经血行或邻近感染蔓延至甲状腺或因放射性治疗后造成的物理损伤所致。AST 可发生在任何年龄,其中位年龄在 40 岁左右,男女比相似。

【病因】

目前发病机制尚不清楚,感染多为混合型感染,如葡萄球菌与链球菌,以及革兰阴性杆菌及厌氧菌等;免疫功能低下或缺陷者可出现真菌、肺囊虫等感染;因甲状腺结节细针穿刺检查发生坏死引起的化脓性感染多发生于中老年人。

【临床表现】

最主要的临床表现为甲状腺疼痛及吞咽困难,在急性期,可出现不同程度畏寒、发热及全身中毒情况,疼痛常向咽喉部和耳部放射。可伴有甲状腺局部红斑,也可出现发热性疾病的全身症状及颈部淋巴结肿大。

【诊断标准】

1. 诊断标准:目前尚无统一的标准。临床表现、实验室检查和甲状腺超声是诊断 AST 的关键。

2. 辅助检查:

(1) 必须检查:

①炎症指标:本病为感染性疾病,白细胞计数、血沉与 C 反应蛋白均明显升高;

②甲状腺功能:甲状腺功能多正常,如甲状腺组织破坏严重时可出现轻微的一过性甲状腺毒血症。

③甲状腺细针穿刺:可抽取到含有大量中性粒细胞脓液、并培养出病原体。

(2) 可选择性检查:超声波、CT 可显示脓肿样的影像。

3. 诊断流程见图 2 - 3:

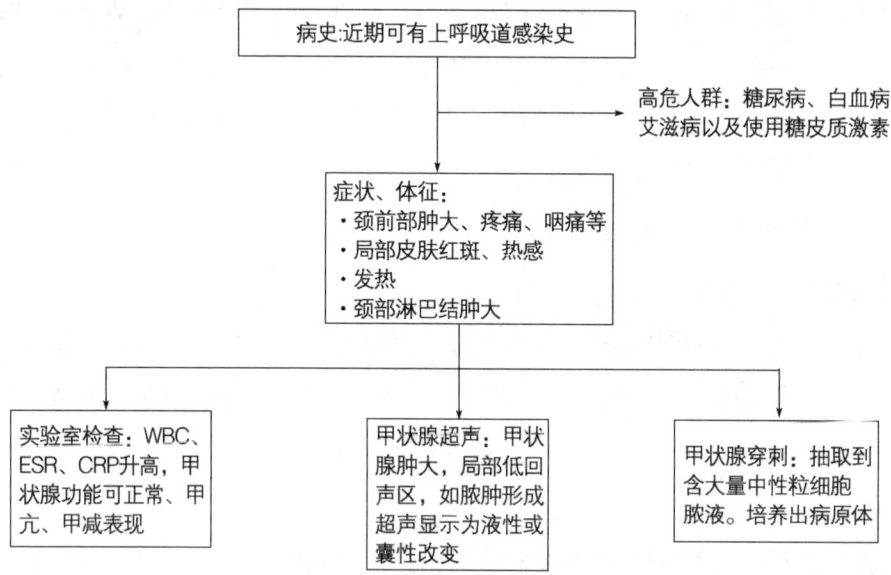

图 2 - 3　甲状腺炎诊断流程

【治疗】

本病为内分泌急症,严重者可危及生命,需要早期诊断和治疗。可用广谱的抗生素进行初步治疗,明确病原体后调整抗生素种类。有脓肿时应切开引流,必要时行甲状腺侧叶部分切除手术。一般较少出现气管梗阻、纵隔炎等严重并发症。但是梨状窝如不摘除有复发可能。

治疗流程见图 2 - 4:

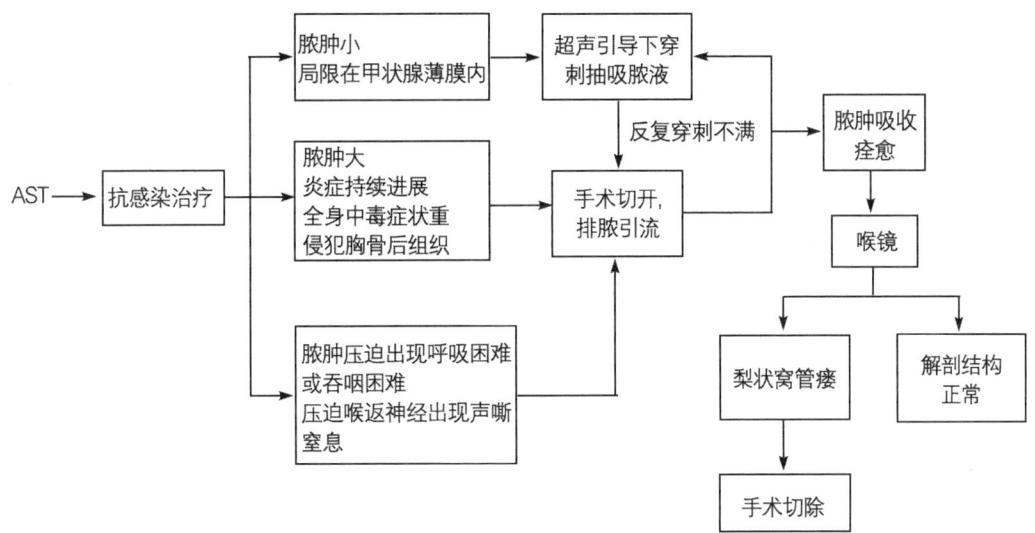

图 2 - 4 甲状腺痰治疗流程

【临床路径】

见表 2 - 7。

表 2 - 7 急性化脓性甲状腺炎临床路径

适用对象:第一诊断为急性化脓性甲状腺炎

患者姓名:_____ 性别:_____ 年龄:_____ 门诊号:_____ 住院号:_____

住院日期:_____年_____月_____日 出院日期:_____年_____月_____日 标准住院日:28 天

日期	住院第 1 天	住院第 2 天
主要诊疗工作	□询问病史及体格检查 □完成病历书写 □完善辅助检查 □医师查房,初步确定诊断 □向患者及其家属告知病情及诊治方案,签署相关知情同意书 □完成首次病程记录等病历书写 □必要时上级医师查房,明确诊断,指导治疗 □完成医师查房记录 □必要时向患者及家属介绍病情变化及相关检查结果 □对症治疗	□上级医师查房 □完善入院检查项目 □继续对症治疗 □完成上级医师查房记录等病历书写 □进行必要的相关科室会诊

续表

日期	住院第 1 天	住院第 2 天
重点医嘱	**长期医嘱：** □内科护理常规 □一/二级护理 □普通饮食 □视病情通知病重 □经验性应用广谱抗生素 **临时医嘱：** □血常规、尿常规、大便常规 □甲功、TRAb、TPOAb、TgAb、TG、肝肾功能、血糖、电解质、CRP、PCT、血沉等检查项目 □甲状腺超声或甲状腺 CT、胸片、心电图、腹部 B 超 □其他医嘱	**长期医嘱：** □内科护理常规 □一/二级护理 □普通饮食 □用药依据病情下达 □患者既往基础用药 □其他医嘱 **临时医嘱：** □补充必要检查,如甲状腺细针穿刺 □其他医嘱
主要护理工作	□介绍病房环境、设施和设备 □入院护理评估 □宣教(预防跌倒的宣教)	□宣教(内分泌病知识) □观察患者病情变化 □按时评估病情,相应护理到位
病情变异记录	□无　□有,原因: 1. 2.	□无　□有,原因: 1. 2.
护士签名		
医师签名		
日期	住院第 3~7 天	住院第 8 天(出院日)
主要诊疗工作	□三级医师查房 □复查血常规、血沉、CRP、PCT □根据体检、化验检查结果和既往资料,进行鉴别诊断和确定诊断 □明确病原体后据药敏结果选择相应抗生素 □注意观察治疗不良反应,并对症处理 □完成病程记录	□上级医师查房,进行评估,确定有无治疗不良反应,明确是否出院 □完成出院记录、病案首页、出院证明书等 □向患者交代出院后的注意事项,如:返院复诊的时间、地点,发生紧急情况时的处理等

续表

日期	住院第 3～7 天	住院第 8 天(出院日)
重点 医嘱	**长期医嘱:** □一/二级护理 □普通饮食 □根据不同病情选择治疗方案 □其他医嘱 **临时医嘱:** □补充完善有关检查 □对症支持 □其他医嘱	**出院医嘱:** □出院带药 □定期门诊随访
主要 护理 工作	□观察患者病情变化 □心理与生活护理	□出院带药服用指导 □特殊护理指导 □交待常见的药物不良反应,嘱其定期 门诊复诊
病情 变异 记录	□无　□有,原因: 1. 2.	□无　□有,原因: 1. 2.
护士 签名		
医师 签名		

(二)亚急性甲状腺炎

【概念】

亚急性甲状腺炎(SAT)又称为德奎尔(deQuervain)甲状腺炎、巨细胞性甲状腺炎,是疼痛性甲状腺疾病中发病率最高的疾病,是一种非化脓性甲状腺炎,目前病因尚未完全阐明,一般认为与病毒感染相关,此病好发于 30～50 岁阶段人群,男女性别比例为 1:3,可自行缓解,但易复发。

【病因】

甲状腺多肿大,质地硬,在甲状腺滤泡破坏的初期,甲状腺球蛋白(TG)和甲状腺激素释放入血,导致血循环中 T3、T4 升高而 TSH 受抑降低,由于滤泡破坏,甲状腺吸碘率明显降低,出现"分离现象"。数周后,甲状腺滤泡内激素释放完毕,进入甲状腺功能减退症期,表现为 FT4 和或 FT3 降低以及 TSH 升高,此时吸碘率可轻度升高,大部分患者甲状腺激素和 TSH 水平最终可恢复正常。

【临床表现】

典型 SAT 病程可分为甲状腺毒症期、中期甲减期以及恢复期。部分患者前数周可有上呼吸道感染症状,本病病程长短不一,可数周至半年以上,一般约 2 ~ 3 月。

1. 甲状腺毒症期

(1)症状:患者多有发热,可出现畏寒及全身乏力等感染全身症状;此外,因大量甲状腺激素释放入血,出现典型甲状腺毒症症状。

(2)体征:常有咽喉痛,吞咽时加重,甲状腺受累范围不一,可从一叶开始逐渐蔓延至另一叶,病变的腺体肿大、坚硬、伴有明显触痛,疼痛可向下颌或耳部放射。

2. 甲减期

甲状腺滤泡组织结构因破坏导致,其内甲状腺激素释放入血后出现耗竭,在甲状腺滤泡组织尚未修复前,血清甲状腺激素浓度降至甲状腺功能减退的水平,若此期仍未得到及时治疗,临床上也可转为甲减。

3. 恢复期

上述症状逐渐改善,甲状腺肿或结节可逐渐减小,85% 的患者甲状腺功能可恢复正常,约有 15% 的患者可持续存在甲减,仅 2% 的患者会复发亚急性甲状腺炎(见表 2 - 8)。

表 2 - 8　亚甲炎不同病期的甲功表现

	持续时间	T3	T4	TSH	摄碘率
甲亢期	2 ~ 6 周	↑	↑	↓	低(0 ~ 2%)
甲减期	2 ~ 4 月	↓	↓	↑	反跳↑
恢复期	-	正常	正常	正常	可轻度↑

【诊断标准】

1. 诊断标准:

(1)急性起病,出现发热等全身症状。

(2)甲状腺疼痛、肿大且质硬;ESR 出现增快。

(3)血清甲状腺激素浓度升高与甲状腺摄碘率降低双向分离。

(4)TRAb 或 TSAb 阴性。

2. 辅助检查:

(1)必须检查。

①甲状腺功能:在甲状腺毒血症期,T_3 和 T_4 水平升高,TSH 受抑而降低;甲减期 T_3 和

T_4水平则低于正常;恢复期时甲状腺功能基本恢复正常。

②血象及血沉:红细胞沉降率通常升高,外周血白细胞可升高。

③吸碘率:通常<5%,与甲状腺激素水平呈现"分离"现象。

④甲状腺自身抗体(TRAb、TPOAb、TgAb)通常阴性。

⑤甲状腺彩超:整体甲状腺腺体回声减少,甲状腺弥漫或不对称性轻至中度肿大。

(2)可选择性检查。

①甲状腺细针细胞学穿刺:滤泡破坏和炎症细胞浸润伴肉芽肿形成是本病的病理特征。

②甲状腺核素扫描:可见图像残缺或显影不均匀,一叶肿大者常见无功能结节或一叶残缺。

3. 诊断流程见图2-5:

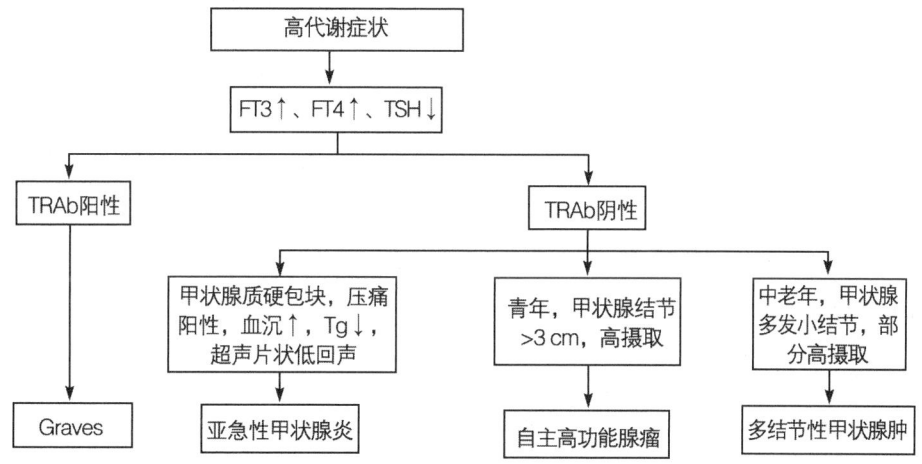

图2-5 亚急性甲状腺炎诊断流程

【治疗】

1. 注意休息、避免劳累,低碘饮食。

2. 止痛退热:甲状腺轻中度疼痛,伴或不伴发热,不需要进行对症治疗,或仅需予以非甾体类抗炎药治疗,如阿司匹林片0.5~1.0 g或吲哚美辛片25 mg,3~4次/日,疗程约2~4周。若患者高热、剧痛,非甾体类抗炎药不能缓解症状,则可予以糖皮质激素治疗,开始为泼尼松15~30 mg/d,症状缓解后逐步减量,一般用药1~2个月左右。

3. 早期有甲状腺功能亢进表现者,可用β受体阻滞剂,普萘洛尔(心得安)10 mg,3次/日,或美托洛尔(倍他洛克)25 mg,2次/日,以减轻症状,一般不用抗甲状腺药物。

4. 在减量过程中,如出现症状复发,应重新治疗并减慢激素减量速度,并通常应在甲状腺摄碘率恢复正常后再停药。

5. 可适当加用甲状腺激素,纠正后期出现的甲状腺功能低下。通常左旋甲状腺素片($L - T_4$)50~100 ug/d,症状好转且血清甲状腺激素水平恢复正常后逐渐减量或停用。

治疗流程见图2-6:

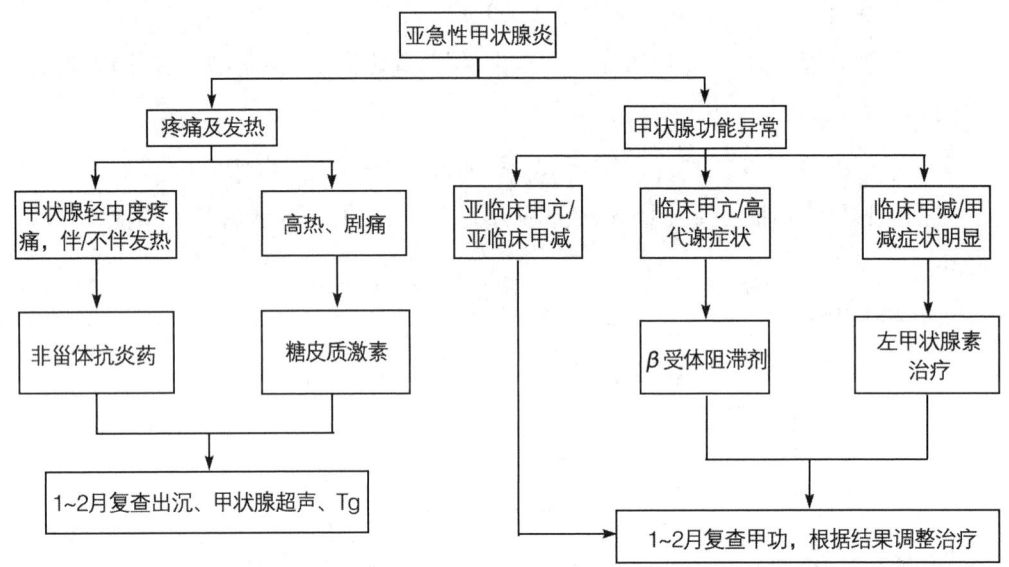

图2-6　恶急性甲状腺炎治疗流程

【临床路径】

见表2-9。

表2-9　亚急性甲状腺炎临床路径执行表单

适用对象:第一诊断为亚急性甲状腺炎

患者姓名:_____　性别:_____　年龄:_____　门诊号:_____　住院号:_____

住院日期:_____年_____月_____日　出院日期:_____年_____月_____日　标准住院日:≤8天

日期	住院第1天	住院第2天
主要诊疗工作	□询问病史及体格检查 □完成病历书写 □完善辅助检查 □医师查房,初步确定诊断 □向患者及其家属告知病情及诊治方案,签署相关知情同意书 □完成首次病程记录等病历书写 □必要时上级医师查房,明确诊断,指导治疗 □完成医师查房记录	□上级医师查房 □完善入院检查项目 □继续对症治疗 □完成上级医师查房记录等病历书写 □进行必要的相关科室会诊

续表

日期	住院第 1 天	住院第 2 天
主要诊疗工作	□必要时向患者及家属介绍病情变化及相关检查结果 □对症治疗	
重点医嘱	**长期医嘱：** □内科护理常规 □一/二级护理 □普通饮食 □视病情通知病重 □其他医嘱 **临时医嘱：** □血常规、尿常规、大便常规 □甲功、TRAb、TPOAb、TgAb、TG、肝肾功能、血糖、电解质、血沉等检查项目 □甲状腺超声、摄碘率、胸片、心电图、腹部 B 超 □其他医嘱	**长期医嘱：** □内科护理常规 □一/二级护理 □普通饮食 □用药依据病情下达 □患者既往基础用药 □其他医嘱 **临时医嘱：** □补充必要检查 □其他医嘱
主要护理工作	□介绍病房环境、设施和设备 □入院护理评估 □宣教(预防跌倒的宣教)	□宣教(内分泌病知识) □观察患者病情变化 □按时评估病情,相应护理到位
病情变异记录	□无　□有,原因: 1. 2.	□无　□有,原因: 1. 2.
护士签名		
医师签名		

续表

日期	住院第 3~7 天	住院第 8 天(出院日)
主要诊疗工作	□三级医师查房 □复查血常规、血沉 □根据体检、化验检查结果和既往资料,进行鉴别诊断和确定诊断 □注意观察治疗不良反应,并对症处理 □完成病程记录	□上级医师查房,进行评估,确定有无治疗不良反应,明确是否出院 □完成出院记录、病案首页、出院证明书等 □向患者交代出院后的注意事项,如:返院复诊的时间、地点,发生紧急情况时的处理等
重点医嘱	**长期医嘱:** □一/二级护理 □普通饮食 □根据不同病情选择治疗方案 □其他医嘱 **临时医嘱:** □补充完善有关检查 □对症支持 □其他医嘱	**出院医嘱:** □出院带药 □定期门诊随访
主要护理工作	□观察患者病情变化 □心理与生活护理	□出院带药服用指导 □特殊护理指导 □交待常见的药物不良反应,嘱其定期门诊复诊
病情变异记录	□无 □有,原因: 1. 2.	□无 □有,原因: 1. 2.
护士签名		
医师签名		

(三)慢性淋巴细胞性甲状腺炎(HT)

【概念】

又称为桥本甲状腺炎,是最常见的自身免疫性甲状腺疾病,也是造成甲减的主要原因之一。以甲状腺弥漫性肿大、质韧、TPOAb 及 TgAb 明显升高为主要特征,在 30～50 岁的女性患者中常见,发病率约为 1%～2%,男女比例可达 1:5～1:10。本病具有一定的家族聚集倾向,富碘区域发病高于低碘区域。

【病因】

目前发病机制尚不明确,可能是由于细胞和抗体介导引起的甲状腺组织破坏。抗体方面,一般认为由于甲状腺自身免疫攻击,引起甲状腺内大量淋巴细胞浸润,并产生各种抗甲状腺自身抗体包括抗甲状腺球蛋白抗体(TgAb)、抗甲状腺过氧化物酶抗体(TPO-Ab)以及促甲状腺激素受体抗体(TRAb)等。

【临床表现】

1. 症状:由于甲状腺滤泡破坏,初期甲状腺功能正常或伴有甲状腺功能亢进症候群,后期则表现为永久性甲状腺功能减退。此外,极少数患者可表现为桥本脑病,表现为肌阵挛和脑电图显示慢波活动,可进展为精神错乱,昏迷乃至死亡,皮质醇治疗有效,同时存在自身免疫甲状腺炎,但通常无甲减。

2. 体征:主要表现为甲状腺肿大,典型的 HT 甲状腺常呈对称性肿大、无疼痛、质地较坚韧,表面凹凸不平,肿大程度不一、从轻微到巨大至压迫气管等周围器官。患者可同时伴有其他自身免疫性疾病,如恶性贫血、结缔组织病等,或作为自身免疫性多内分泌腺病综合征 Ⅱ 型(包括 Addison 病;自身免疫性甲状腺病;1 型糖尿病;原发性性腺功能减退)表现之一。

【诊断标准】

1. 诊断标准

(1)凡患者具有典型的临床表现,只要其 TgAb 或 TPOAb 阳性,即可诊断。

(2)临床表现不典型者,TgAb 和 TPOAb 用放射免疫法测定时,连续 2 次结果 ≥60%。

(3)同时有甲亢表现者,上述高滴度抗体持续存在半年以上。

(4)如临床疑有本病,而检测血中抗体滴度不高或阴性者,应作组织病理学检查。

2. 辅助检查

(1)必须检查。

①甲状腺功能:处于亚临床甲减时,TSH 轻微升高而 T_3、T_4 则正常。显性甲减时 T_3、T_4 降低、TSH 明显升高。

②甲状腺彩超:甲状腺腺体内可见不均匀低回声,或结节样回声,边界不清晰,形成

不规则网格状表现,甲状腺一侧肿大且峡部明显增厚,部分患者可出现火海征。

③甲状腺自身免疫性抗体:90% TPOAb、20% ~ 50% TgAb 的血清滴度升高,但 TgAb 在诊断 HT 时准确率比 TPOAb 更高。

(2)可选择性检查。

①甲状腺核素扫描:核素分布不均匀,或呈"冷结节"改变,但缺乏特异性

②甲状腺吸碘率:早期可正常,甲状腺滤泡大量破坏后可降低,若同时伴发 Graves 病吸碘率可升高。

③甲状腺细针穿刺:可见滤泡上皮细胞间有大量淋巴细胞浸润,为本病的重要诊断依据。

【治疗】

治疗流程见图 2 - 7。

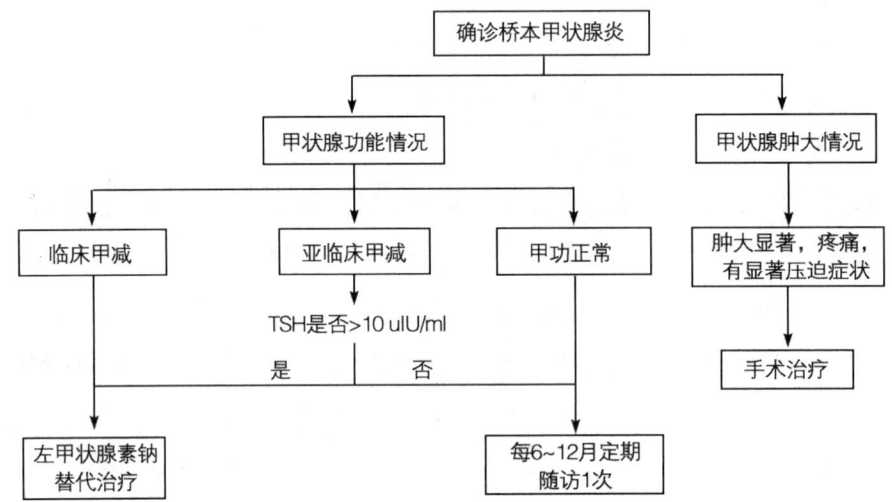

图 2 - 7　慢性淋巴细胞性甲状腺炎治疗流程

1. 低碘饮食。

2. 目前尚无针对病因的治疗方法,甲状腺功能正常者,仅需定期随访,一般每 6 ~ 12 月随访 1 次,主要检查甲状腺功能,必要时可行甲状腺超声检查。

3. 甲状腺肿大明显、伴有压迫症状或合并甲状腺功能减退(如血清 TSH 升高)者,应给予甲状腺制剂治疗,一般予左甲状腺素(L - T₄)25 ~ 100 μg/d 口服。

4. 有甲状腺功能亢进者可采用 β 受体阻滞剂,必要时可应用小剂量抗甲状腺药物,但需密切观察甲状腺功能改变,警惕发生甲状腺功能减退。

5. 甲状腺肿大显著、疼痛、有气管压迫者,经内科治疗无效者可以考虑甲状腺穿刺或手术切除。

【临床路径】

见表2-10。

表2-10　慢性淋巴细胞性甲状腺炎临床路径执行表单

适用对象:第一诊断为慢性淋巴细胞性甲状腺炎

患者姓名:_____　性别:_____　年龄:_____　门诊号:_____　住院号:_____

住院日期:_____年____月____日　出院日期:_____年____月____日　标准住院日:≤8天

日期	住院第1天	住院第2天
主要诊疗工作	□询问病史及体格检查 □完成病历书写 □完善辅助检查 □医师查房,初步确定诊断 □向患者及其家属告知病情及诊治方案,签署相关知情同意书 □完成首次病程记录等病历书写 □必要时上级医师查房,明确诊断,指导治疗 □完成医师查房记录 □必要时向患者及家属介绍病情变化及相关检查结果 □对症治疗	□上级医师查房 □完善入院检查项目 □继续对症治疗 □完成上级医师查房记录等病历书写 □进行必要的相关科室会诊
重点医嘱	长期医嘱: □内科护理常规 □一/二级护理 □低碘饮食 □视病情通知病重 □其他医嘱 临时医嘱: □血常规、尿常规、大便常规 □甲功、TRAb、TPOAb、TgAb、TG、肝肾功能、血糖、电解质等检查项目 □甲状腺超声、心电图、腹部B超 □其他医嘱	长期医嘱: □内科护理常规 □一/二级护理 □低碘饮食 □用药依据病情下达 □患者既往基础用药 □其他医嘱 临时医嘱: □补充必要检查 □其他医嘱
主要护理工作	□介绍病房环境、设施和设备 □入院护理评估 □宣教(预防跌倒的宣教)	□宣教(内分泌病知识) □观察患者病情变化 □按时评估病情,相应护理到位

续表

日期	住院第 1 天	住院第 2 天
病情 变异 记录	□无　□有,原因: 1. 2.	□无　□有,原因: 1. 2.
护士 签名		
医师 签名		
日期	住院第 3～7 天	住院第 8 天(出院日)
主要 诊疗 工作	□三级医师查房 □复查甲状腺功能 □根据体检、化验检查结果和既往资料,进行鉴别诊断和确定诊断 □注意观察治疗不良反应,并对症处理 □完成病程记录	□上级医师查房,进行评估,确定有无治疗不良反应,明确是否出院 □完成出院记录、病案首页、出院证明书等 □向患者交代出院后的注意事项,如:返院复诊的时间、地点,发生紧急情况时的处理等
重 点 医 嘱	长期医嘱: □一/二级护理 □低碘饮食 □根据不同病情选择治疗方案 □其他医嘱 临时医嘱: □补充完善有关检查 □对症支持 □其他医嘱	出院医嘱: □出院带药 □定期门诊随访
主要 护理 工作	□观察患者病情变化 □心理与生活护理	□出院带药服用指导 □特殊护理指导 □交待常见的药物不良反应,嘱其定期门诊复诊
病情 变异 记录	□无　□有,原因: 1. 2.	□无　□有,原因: 1. 2.

续表

日期	住院第 3 ~ 7 天	住院第 8 天(出院日)
护士 签名		
医师 签名		

(四)无痛性甲状腺炎

【概念】

又称为寂静性甲状腺炎(silent thyroiditis),除甲状腺轻微或根本无疼痛外,临床病程和亚甲炎相似,本病与妊娠分娩及流产关系密切,多见于孕早期或分娩后。目前发病机制尚不明确,一般认为本病是由于自身免疫异常加重,可引起短暂的甲状腺毒症。各年龄段都可发病,多发于 20 ~ 50 岁,男女比 1:2 ~ 1:7。

【病因】

腺体内局灶性淋巴细胞、浆细胞浸润,但无生发中心淋巴滤泡形成,也无纤维增生和细胞质嗜酸性变性(Hōürth、Asanazy 细胞),

【临床表现】

1. 症状:典型临床表现为持续 2 ~ 3 周的短期甲状腺毒血症,继以 4 ~ 12 周的甲减期。少数患者的甲减发生先于甲状腺毒症期,多数患者甲状腺功能自行恢复正常,约 20% 患者成为永久甲减。产后甲状腺炎一般发生在分娩后 1 ~ 6 个月,80% 患者在一年内甲状腺功能恢复正常,但是在以后的妊娠分娩后复发的概率是 70%。

2. 体征:大部分患者常伴有无痛性、弥漫性的轻度甲状腺肿大,质地较硬。

【治疗】

甲状腺功能正常无需药物治疗,甲状腺毒症期一般无需使用抗甲状腺药物,不主张使用激素治疗,如症状明显给予 β 受体阻断剂帮助控制严重的高代谢症状,甲减期给予左甲状腺素治疗,替代治疗时间一般认为持续 6 个月后逐步判断是否有永久性甲减。

治疗流程见图2-8:

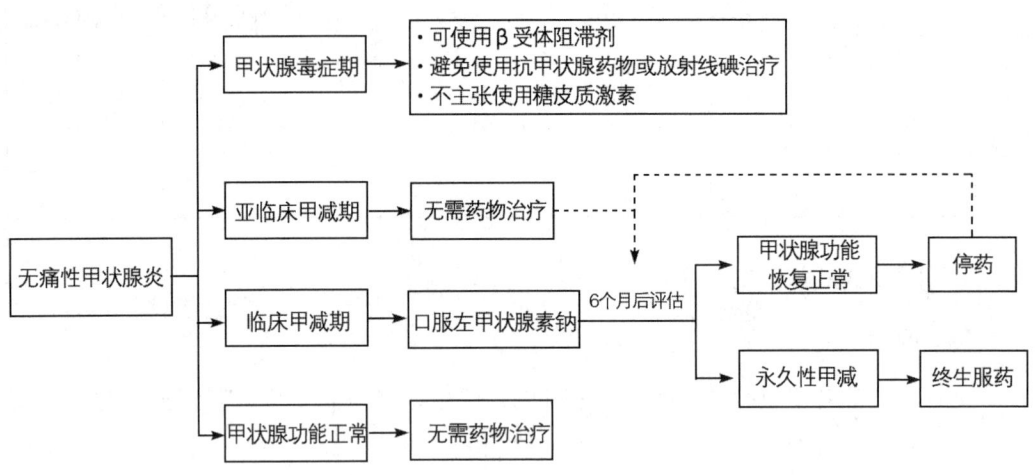

图2-8　无痛性甲状腺炎治疗流程

【临床路径】

见表2-11。

表2-11　无痛性甲状腺炎临床路径

适用对象:第一诊断为无痛性甲状腺炎

患者姓名:_____　性别:_____　年龄:_____　门诊号:_____　住院号:_____

住院日期:____年____月____日　出院日期:____年____月____日　标准住院日:≤8天

日期	住院第1天	住院第2天
主要诊疗工作	□询问病史及体格检查 □完成病历书写 □完善辅助检查 □医师查房,初步确定诊断 □向患者及其家属告知病情及诊治方案,签署相关知情同意书 □完成首次病程记录等病历书写 □必要时上级医师查房,明确诊断,指导治疗 □完成医师查房记录 □必要时向患者及家属介绍病情变化及相关检查结果 □对症治疗	□上级医师查房 □完善入院检查项目 □继续对症治疗 □完成上级医师查房记录等病历书写 □进行必要的相关科室会诊

续表

日期	住院第 1 天	住院第 2 天
重点医嘱	**长期医嘱:** □内科护理常规 □一/二级护理 □普通饮食 □视病情通知病重 □其他医嘱 **临时医嘱:** □血常规、尿常规、大便常规 □甲功、TRAb、TPOAb、TgAb、TG、肝肾功能、血糖、电解质、血沉等检查项目 □甲状腺超声、摄碘率、胸片、心电图、腹部 B 超 □其他医嘱	**长期医嘱:** □内科护理常规 □一/二级护理 □普通饮食 □用药依据病情下达 □患者既往基础用药 □其他医嘱 **临时医嘱:** □补充必要检查 □其他医嘱
主要护理工作	□介绍病房环境、设施和设备 □入院护理评估 □宣教(预防跌倒的宣教)	□宣教(内分泌病知识) □观察患者病情变化 □按时评估病情,相应护理到位
病情变异记录	□无　□有,原因: 1. 2.	□无　　□有,原因: 1. 2.
护士签名		
医师签名		
日期	住院第 3~7 天	住院第 8 天(出院日)
主要诊疗工作	□三级医师查房 □复查血常规、血沉 □根据体检、化验检查结果和既往资料,进行鉴别诊断和确定诊断 □注意观察治疗不良反应,并对症处理 □完成病程记录	□上级医师查房,进行评估,确定有无治疗不良反应,明确是否出院 □完成出院记录、病案首页、出院证明书等 □向患者交代出院后的注意事项,如:返院复诊的时间、地点、发生紧急情况时的处理等

续表

日期	住院第 3~7 天	住院第 8 天(出院日)
重点医嘱	**长期医嘱：** □一/二级护理 □普通饮食 □根据不同病情选择治疗方案 □其他医嘱 **临时医嘱：** □补充完善有关检查 □对症支持 □其他医嘱	**出院医嘱：** □出院带药 □定期门诊随访
主要护理工作	□观察患者病情变化 □心理与生活护理	□出院带药服用指导 □特殊护理指导 □交待常见的药物不良反应,嘱其定期门诊复诊
病情变异记录	□无 □有,原因： 1. 2.	□无 □有,原因： 1. 2.
护士签名		
医师签名		

第四章　甲状腺结节

【概念】

甲状腺内的单发或多发结节性病变,是甲状腺最常见的一种病症。可发生于任何年龄,女性多见。甲状腺结节的触诊检出率为3%～7%,借助高分辨率超声的检出率可高达20%～76%,其中5%～15%的甲状腺结节为恶性。

【病因】

尚不明确,可能与遗传因素、性别、放射线、TSH长期过度刺激、碘摄入过高或过低有关。

【临床表现】

大多数甲状腺结节患者没有临床症状,合并甲亢或甲减时,可出现相应的临床表现。部分患者由于结节压迫周围组织,癌结节侵犯神经、气管或食管等,可出现声音嘶哑、压气感、呼吸或吞咽困难等。

【诊断标准】

评估甲状腺结节最主要目的是鉴别其良恶性。

病史采集要点:

①童年期头颈部放射线照射或放射性尘埃接触史。

②全身放射治疗史。

③甲状腺癌或多发内分泌腺瘤病(MEN2型)既往史或家族史。

④性别(男性恶性风险更高)。

⑤结节增长速度。

⑥是否伴持续性声音嘶哑、发音困难(排除声带病变)、吞咽困难和呼吸困难等症状。

⑦结节形状是否规则,与周围组织是否粘连。

⑧颈部淋巴结情况。

血清学检查意义：

①促甲状腺激素（TSH）：必测项目。TSH 低于正常,行甲状腺核素显像,判断结节是否为功能性。

②甲状腺球蛋白（TG）：是分化型甲状腺癌全切术后和^{131}I 治疗后监测残留、复发和转移的指标,不能鉴别甲状腺结节的良恶性。

③降钙素：是甲状腺髓样癌特异标志物。

影像学检查：

①超声检查：诊断甲状腺结节的首选手段；考虑甲状腺恶性或可疑恶性肿瘤患者均应行颈部淋巴结超声检查。

②CT/MR 检查：用于评估结节和周围组织的关系。

穿刺活检：

①甲状腺细针抽吸活检（FNAB）：甲状腺结节术前首选病理诊断方法。甲状腺超声检查提示直径≥1 cm 结节及临床或超声提示恶性病变者,无论结节大小均为 FNAB 适应证。可开展 BRAF 等基因检测提高诊断准确率。

②粗针活检（CNB）：获得组织病理诊断,辅助诊断甲状腺病变（见图 2 - 9）。

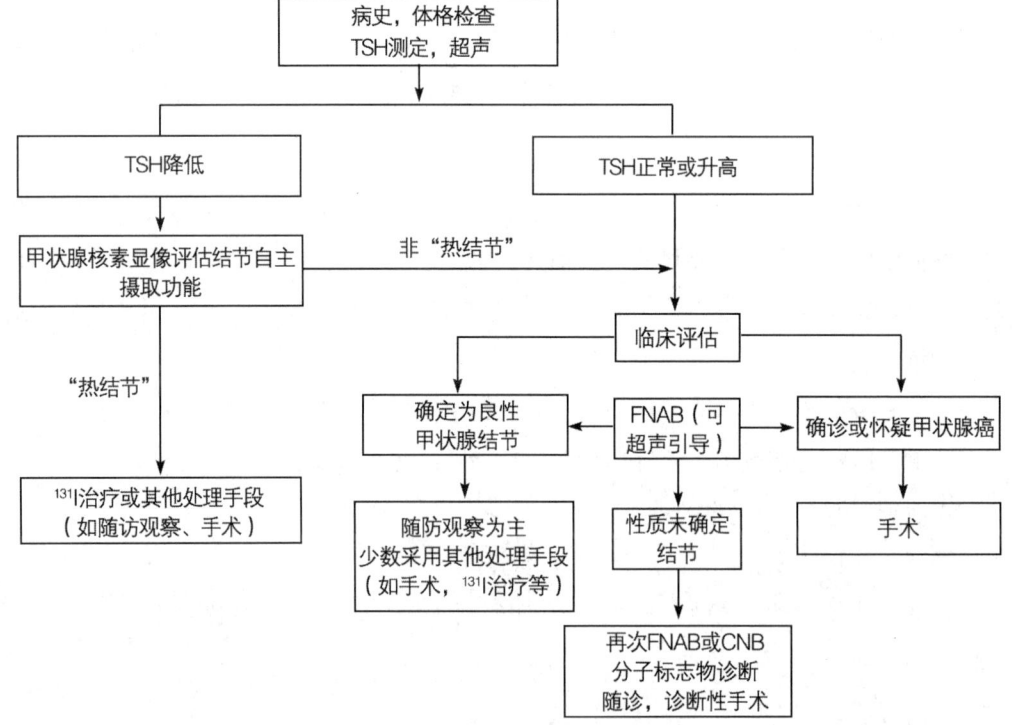

图 2 - 9　甲状腺结节诊断和处理流程

【治疗】

①^{131}I 治疗:用于治疗有自主摄取功能并伴有甲亢的良性甲状腺结节;

②手术治疗:甲状腺癌一经诊断或高度怀疑均应尽早手术治疗;良性结节手术适应征:出现与结节明显相关的局部压迫症状,结节进行性生长、临床考虑有恶变倾向,肿物位于胸骨后或纵隔内,合并甲亢内科治疗无效以及甲状腺自主性高功能腺瘤、毒性多结节性甲状腺肿;

③消融治疗:包括化学消融(无水酒精/聚桂醇注射)和热消融(微波消融/射频消融/激光消融),是甲状腺良性结节患者拒绝随访观察和外科手术的可选治疗方法。

【临床路径】

见表 2 - 12。

表 2 - 12　甲状腺结节临床路径表单

适用对象:第一诊断为甲状腺结节

患者姓名:_____　性别:_____　年龄:_____　门诊号:_____　住院号:_____

住院日期:_____年____月____日　　出院日期:_____年____月____日　　标准住院日:≤5~7 天

日期	住院第 1 天	住院第 2 天
主要诊疗工作	□询问病史及体格检查 □完成病历书写 □完善辅助检查 □医师查房,初步确定诊断 □向患者及其家属告知病情及诊治方案,签署相关知情同意书 □完成首次病程记录等病历书写 □必要时上级医师查房,明确诊断,指导治疗 □完成医师查房记录 □必要时向患者及家属介绍病情变化及相关检查结果 □对症治疗	□上级医师查房 □完善入院检查项目 □继续对症治疗 □完成上级医师查房记录等病历书写 □进行必要的相关科室会诊
重点医嘱	**长期医嘱:** □内科护理常规 □一/二级护理 □适碘/禁碘饮食 □视病情通知病重 □其他医嘱	**长期医嘱:** □内科护理常规 □一/二级护理 □适碘/禁碘饮食 □用药依据病情下达 □患者既往基础用药

续表

日期	住院第 1 天	住院第 2 天
重点医嘱	**临时医嘱：** □血常规、尿常规、大便常规 □甲功全套、TRAb、肝肾功能、血糖、电解质、血沉、凝血功能、乳酸脱氢酶、癌胚抗原、降钙素、甲状腺球蛋白、术前常规 □甲状腺超声、甲状腺 CT/MR（可选）、甲状腺核素显像（可选） □胸片、心电图、腹部 B 超 □其他医嘱	□其他医嘱 **临时医嘱：** □超声介入（超声定位引导穿刺）、甲状腺穿刺活检术、甲状腺抽液（视情况） □病理细胞、病理液基细胞（视情况） □利多卡因、小换药、局部浸润麻醉 □其他医嘱
主要护理工作	□介绍病房环境、设施和设备 □入院护理评估 □宣教（预防跌倒的宣教）	□宣教（内分泌病知识） □观察患者病情变化 □按时评估病情，相应护理到位
病情变异记录	□无　□有，原因： 1. 2.	□无　□有，原因： 1. 2.
护士签名		
医师签名		
日期	住院第 3~6 天	住院第 7 天（出院日）
主要诊疗工作	□三级医师查房 □根据体检、化验检查结果和既往资料，进行鉴别诊断和确定诊断 □良性结节患者随访观察/手术治疗（视情况选择微波消融治疗或外科手术治疗） □甲状腺微波消融治疗（术前谈话、术前讨论、术前风险评估及相关知情同意） □术后开具：心电监护 6 h、吸氧 6 h、暂禁食 6 h、局部冰敷、双氯芬酸钠/塞来昔布（视情况）、补液（注意血糖）、禁食 6 h 后改冷半流质、小换药 □高功能结节患者碘 131 治疗 □完成病程记录	□上级医师查房，进行评估，确定有无治疗不良反应，明确是否出院 □完成出院记录、病案首页、出院证明书等 □向患者交代出院后的注意事项，如：返院复诊的时间、地点，发生紧急情况时的处理等

续表

日期	住院第 3～6 天	住院第 7 天(出院日)
重点 医嘱	**长期医嘱：** □一/二级护理 □适碘/禁碘饮食 □根据不同病情选择治疗方案 □其他医嘱 **临时医嘱：** □补充完善有关检查 □对症支持 □其他医嘱	**出院医嘱：** □出院带药 □定期门诊随访
主要 护理 工作	□观察患者病情变化 □心理与生活护理	□出院带药服用指导 □特殊护理指导 □交待常见的药物不良反应,嘱其定期 门诊复诊
病情 变异 记录	□无　□有,原因: 1. 2.	□无　□有,原因: 1. 2.
护士 签名		
医师 签名		

第五章　甲状腺癌

【概念】

起源于甲状腺滤泡上皮或滤泡旁上皮细胞的恶性肿瘤。是内分泌系统最常见的肿瘤,占头颈部肿瘤的首位,占所有恶性肿瘤的 2.3% ,其发病率在世界范围内呈上升趋势。

甲状腺癌分为三大组织学类别:

1. 分化型甲状腺癌(DTC):包括乳头状癌、滤泡性和嗜酸细胞性甲状腺癌。其中甲状腺乳头状癌(PTC)最为常见,约占全部甲状腺癌的85%~90%。

2. 甲状腺髓样癌:有时以多发性内分泌肿瘤 2 型综合征中的一部分发病。

3. 未分化甲状腺癌:通常由分化型甲状腺癌转化并具有高死亡率。

【病因】

尚不清楚,危险因素包括电离辐射、缺碘与高碘、遗传和基因突变、性别与女性激素、其他因素等。

【临床表现】

常以颈部肿块或结节而就诊,不少甲状腺癌与甲状腺良性疾病的临床表现相似。

【诊断标准】

病史询问要点:

①肿块或结节发生的部位、时间、生长速度、是否短期内迅速增大。

②是否伴有吞咽困难、声音嘶哑或呼吸困难,是否伴有面容潮红、心动过速及顽固性腹泻等表现。

③是否因患其他疾病进行过头颈部、上纵隔放射治疗及有无^{131}I 治疗史等。

④有否暴露于核辐射污染的环境史,从事职业是否有重要放射源以及个人的防护情况等。

⑤髓样癌有家族遗传倾向性,家族中有类似患者,可提供诊断线索。

⑥有无肿瘤转移的系统症状(如头痛、视力模糊、咳嗽、咯血、胸痛、腹痛、黄疸、骨痛等)。

⑦既往是否有甲状腺疾病、垂体瘤、嗜铬细胞瘤等病史及非甲状腺肿瘤的 MEN 有关病史。

实验室检查：

①甲状腺功能测定：应测定血清 TT4、TT3、FT4、FT3 和 TSH，TSH 评价甲状腺结节功能，指导 DTC 术前及术后甲状腺激素用量。

②病因检查：主要依靠病理组织学检查，可通过细针（或粗针）穿刺或活检获取甲状腺病变组织标本做病理检查，基因学检测可协助进一步诊断。

③病情追踪、疗效监测和预后指标：

a. 血清甲状腺球蛋白（Tg）测定：主要用于分化良好的甲状腺癌复发判断；穿刺液洗脱 Tg：用于颈部淋巴结转移诊断。

b. 甲状腺球蛋白抗体（TgAb）测定：TgAb 可干扰 Tg 的测定从而影响 Tg 的结果判读，必须与 Tg 同时检测。

c. 血清降钙素（CT）测定：是甲状腺髓样癌的较特异标志物。

影像学检查：

①超声检查：分析肿块或结节的位置、大小和性质，帮助鉴别良恶性肿块，见图2－10。

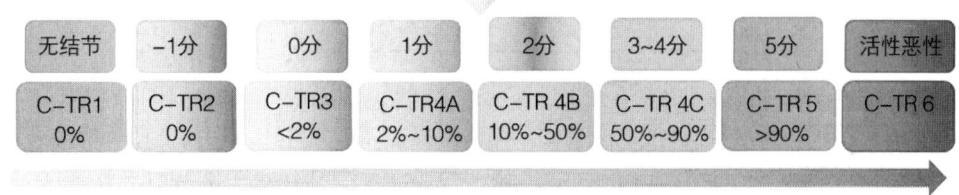

图 2－10　恶性风险递增

注：2020 甲状腺结节超声恶性危险分层中国指南：C－TIRADS。

②甲状腺核素扫描：可显示甲状腺肿块的大小、位置、形态、数目及功能状态，有助于甲状腺肿块的性质及异位甲状腺肿的鉴别与定位。甲状腺恶性病变型甲状腺全切后，可用诊断性[131]I 检查来判断是否有病灶复发。

③甲状腺 CT 和 MRI 检查：了解病变与毗邻组织的关系，联合超声对颈部淋巴结转移诊断更有优势。

④超声造影:有助于甲状腺结节良恶性鉴别,恶性结节多表现为不均匀弱增强,不适用于18岁以下的儿童及青少年。

病理诊断:

①手术前或复发性肿瘤/淋巴结超声引导下FNA:适用于首诊可疑恶性甲状腺结节,考虑复发、转移性甲状腺癌的确诊;

②粗针穿刺:用于细胞学诊断为BethesdaV类或VI类、考虑恶性淋巴瘤、转移性癌或者不能明确分类需免疫组织化学方法辅助诊断的病变;

③术中快速冰冻切片诊断:用于淋巴结转移的判定、甲状旁腺的判定;

④术后常规病理:包括大体检查、HE切片形态学观察;

⑤分子病理:协助甲状腺结节良恶性诊断;对于常规治疗无效且处于进展状态的晚期DTC患者,指导靶向药物选择。

分化型甲状腺癌诊断和处理流程,见图2-11:

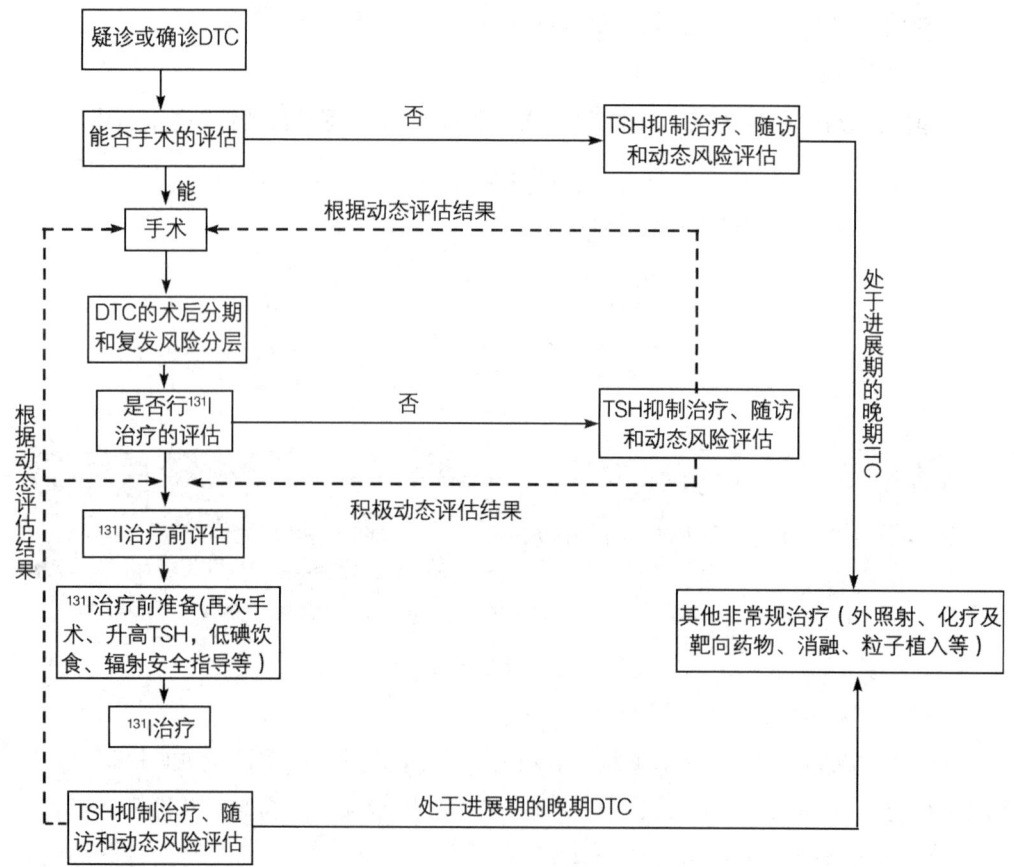

图2-11 分化型甲状腺癌临床处理流程

注:DTC:分化型甲状腺癌;TSH:促甲状腺激素

【治疗】

1. 分化型甲状腺癌的治疗:以最常见 DTC 类型的乳头状甲状腺癌(PTC)治疗方案如下:

(1)初始管理:风险评估后进行主动监测、微创干预和手术。某些患者中,使用放射性碘、甲状腺激素抑制治疗和全身治疗可能是合适的,见图 2 – 12。

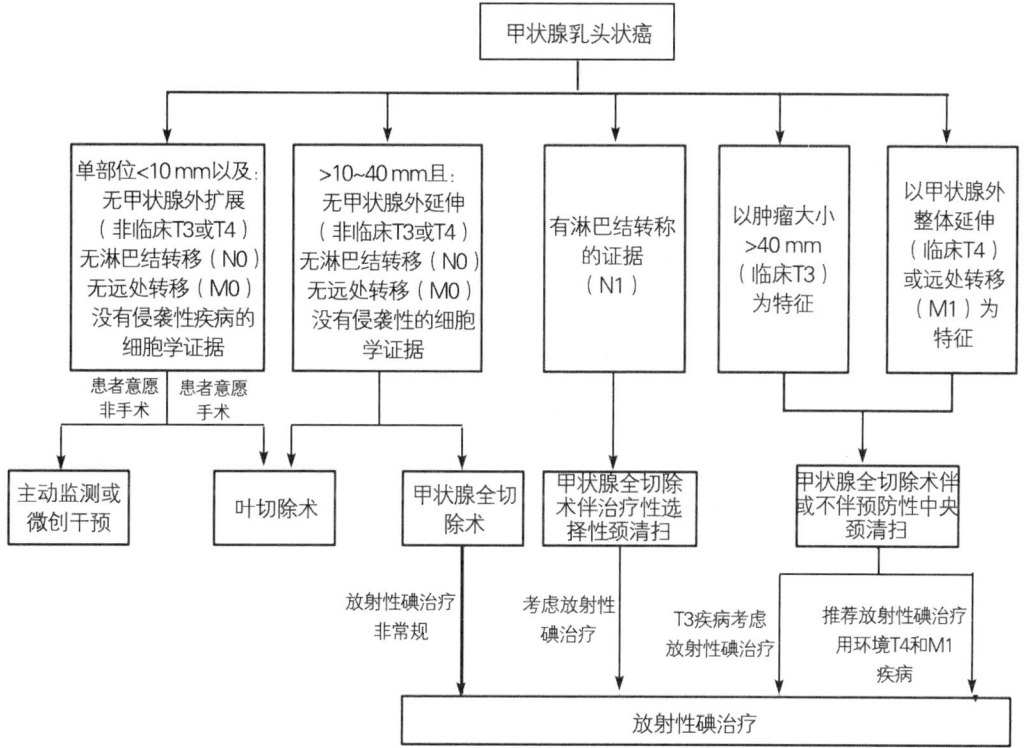

图 2 – 12　甲状腺乳头状癌初始管理

(2)术后处理:包括放射碘治疗和 TSH 抑制治疗。

①放射碘治疗可用于:

·残余消融:破坏正常的残余甲状腺组织。

·辅助治疗:破坏假定或推测存在的残余或转移性疾病。

·靶向治疗:破坏已知的残余或转移性疾病。

②TSH 抑制治疗:较高的促甲状腺激素水平可能会刺激甲状腺癌细胞增殖和甲状腺球蛋白的产生,但应权衡促甲状腺激素的风险和获益,见表 2 – 13。

表 2 – 13　DTC 的复发危险度

		初治期(术后 1 年)		随访期	
		高中危	低危	高中危	低危
TSH 抑制治疗的副作用风险	高中危	<0.1	0.5~1.0	0.1~0.5	1.0~2.0 (5~10 年)
	低危	<0.1	0.1~0.5	<0.1	0.5~2.0 (5~10 年)

(3)晚期分化型甲状腺癌的全身治疗:对于放射性碘难治性局部晚期或转移性分化型甲状腺癌患者,多靶点酪氨酸激酶抑制剂已被批准为一线治疗药物。

2. 甲状腺髓样癌:术前评估包括检测降钙素和癌胚抗原浓度、种系 RET 原癌基因突变的遗传检测以及断面成像。根据具体的 RET 突变,患者需要评估嗜铬细胞瘤和可能的甲旁亢。

手术是早期甲状腺髓样癌的初始治疗方法,对不能手术的进行性甲状腺髓样癌患者,化疗方法并不能有效控制,多靶点酪氨酸激酶抑制剂靶向药物治疗被批准应用。

3. 未分化甲状腺癌:初始治疗方法取决于原发肿瘤是否可切除、靶向治疗可用且能负担得起,以及肿瘤的 BRAF 的状态。鉴于大多数未分化甲状腺癌在诊断时已处于晚期,考虑对大多数患者进行全身治疗。

【临床路径】

见表 2 – 14。

表 2 – 14　分化型甲状腺癌临床路径表单

适用对象:第一诊断为分化型甲状腺癌

患者姓名:_____　性别:_____　年龄:_____　门诊号:_____　住院号:_____

住院日期:_____ 年____ 月___ 日　出院日期:_____ 年____ 月___ 日　标准住院日:10~12 天

	住院第 1 天	住院第 2 天
主要诊疗工作	□询问病史及体格检查 □完成病历书写 □完善辅助检查 □医师查房,初步确定诊断 □向患者及其家属告知病情及诊治方案,签署相关知情同意书 □完成首次病程记录等病历书写	□上级医师查房 □完善入院检查项目 □继续对症治疗 □完成上级医师查房记录等病历书写 □进行必要的相关科室会诊

续表

	住院第 1 天	住院第 2 天
主要 诊疗 工作	□必要时上级医师查房,明确诊断,指导治疗 □完成医师查房记录 □必要时向患者及家属介绍病情变化及相关检查结果 □对症治疗	
重点 医嘱	长期医嘱: □内科护理常规 □一/二级护理 □适碘/禁碘饮食 □视病情通知病重 □其他医嘱 临时医嘱: □血常规、尿常规、大便常规 □甲功全套、TRAb、肝肾功能、血糖、电解质、血沉、凝血功能、乳酸脱氢酶、癌胚抗原、降钙素、甲状腺球蛋白、术前常规 □甲状腺及颈部淋巴结超声、甲状腺 CT/MR、甲状腺核素显像 □胸片、心电图、腹部 B 超 □其他医嘱	长期医嘱: □内科护理常规 □一/二级护理 □适碘/禁碘饮食 □用药依据病情下达 □患者既往基础用药 □其他医嘱 临时医嘱: □超声介入(超声定位引导穿刺)、甲状腺穿刺活检术、颈部淋巴结穿刺活检术(视情况) □病理细胞、病理液基细胞、甲状腺细胞/组织基因检查(视情况) □利多卡因、小换药、局部浸润麻醉 □其他医嘱
主要 护理 工作	□介绍病房环境、设施和设备 □入院护理评估 □宣教(预防跌倒的宣教)	□宣教(内分泌病知识) □观察患者病情变化 □按时评估病情,相应护理到位
病情 变异 记录	□无 □有,原因: 1. 2.	□无 □有,原因: 1. 2.
护士 签名		
医师 签名		

续表

日期	住院第 3~10 天	住院第 11~12 天(出院日)
主要诊疗工作	□三级医师查房 □根据体检、化验检查结果和既往资料,进行鉴别诊断和确定诊断 □评估手术适应证及风险,适宜手术的患者接受手术治疗(视情况选择消融治疗或外科手术治疗) □术前谈话、术前讨论、术前风险评估及相关知情同意 □根据术后分期及复发风险分层进行碘131治疗评估及实施 □术后均应进行 TSH 抑制治疗 □非手术患者制定 TSH 抑制治疗方案 □难治性、转移、晚期患者可考虑靶向药物治疗 □完成病程记录	□上级医师查房,进行评估,确定有无治疗不良反应,明确是否出院 □完成出院记录、病案首页、出院证明书等 □向患者交代出院后的注意事项,如:返院复诊的时间、地点,发生紧急情况时的处理等
重点医嘱	长期医嘱: □一/二级护理 □适碘/禁碘饮食 □根据不同病情选择治疗方案 □其他医嘱 临时医嘱: □补充完善有关检查 □对症支持 □其他医嘱	出院医嘱: □出院带药 □定期门诊随访
主要护理工作	□观察患者病情变化 □心理与生活护理	□出院带药服用指导 □特殊护理指导 □交待常见的药物不良反应,嘱其定期门诊复诊
病情变异记录	□无 □有,原因: 1. 2.	□无 □有,原因: 1. 2.
护士签名		
医师签名		

第三部分
垂体、肾上腺疾病

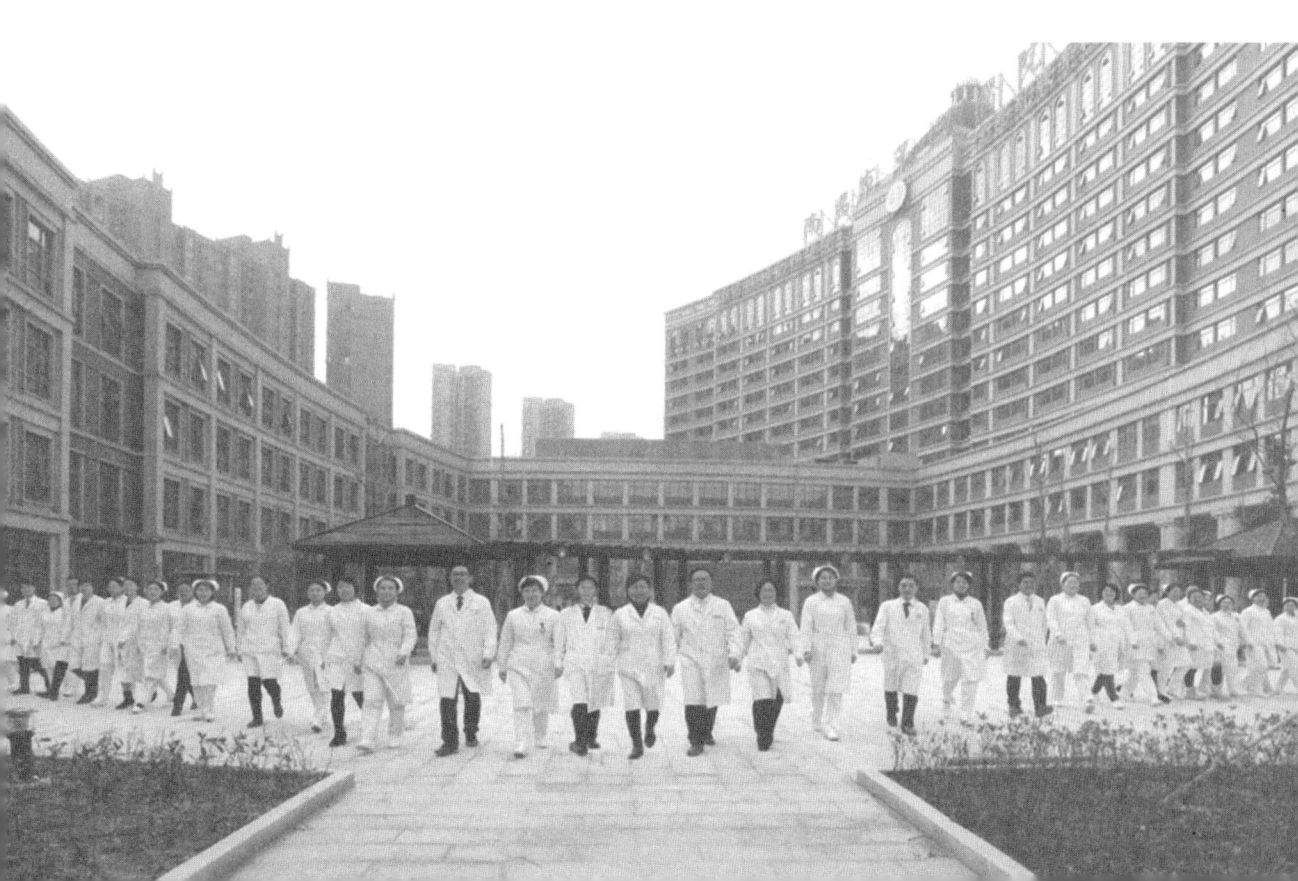

第一章　高泌乳素血症

【概念】

高泌乳素血症(hyperprolactinemia)是指非产褥期血清泌乳素(prolactin,PRL)水平异常增高,其病因可归纳为生理性、病理性、药物性等(见表3-1)。其中,泌乳素瘤是引起高泌乳素血症最常见的病因,泌乳素瘤是功能性垂体瘤中最常见的类型。

泌乳素由垂体前叶泌乳细胞合成与分泌,在调节生殖功能等方面起重要作用。血清PRL的分泌受到下丘脑泌乳素释放因子(PRF)与泌乳素释放抑制因子(PIF)的双重调节。在正常情况下以PIF的抑制性影响为主。下丘脑多巴胺作用于垂体泌乳素细胞表面的D2受体,可抑制泌乳素的合成与分泌;雌激素,促甲状腺素释放激素,表皮生长因子及多巴胺受体拮抗剂等可促进泌乳素合成、分泌。

【病因】

表3-1　高泌乳素血症的常见原因

1. 生理性 性生活、运动、哺乳、怀孕、睡眠、应激等
2. 病理性 (1)下丘脑-垂体柄受损 肉芽肿、浸润性病变、放疗、Rathke's囊肿、创伤(垂体柄受损)、鞍上手术,肿瘤(颅咽管瘤,生殖细胞瘤,下丘脑转移瘤,脑膜瘤,鞍上垂体肿瘤)等 (2)垂体疾病 肢端肥大症,特发性,淋巴细胞性垂体炎,其他大腺瘤(压迫性),巨泌乳素血症,多激素腺瘤,泌乳素瘤,手术,创伤等 (3)系统性疾病 胸部(胸壁创伤,手术,带状疱疹),慢性肾功能不全,肝硬化,头颅放疗,癫痫发作,多囊卵巢综合征,假孕等

续表

> 3. 药物性
>
> 　　麻醉药,抗惊厥药,抗抑郁药,抗组胺药,降压药,胆碱能激动剂,儿茶酚胺耗竭剂,多巴胺受体拮抗剂,多巴胺合成抑制剂,雌激素(口服避孕药,口服避孕药撤退),抗精神病药物,阿片类药物和阿片拮抗剂等

【临床表现】

1. 高泌乳素血症症状:性功能减退和溢乳:闭经泌乳综合征是女性该病特征性表现,表现为月经紊乱(闭经、月经稀发、性欲减退、不孕)。男性表现为性欲减退和/或勃起功能障碍,但不育、精子减少少见。

2. 肿瘤压迫症状(泌乳素大腺瘤或其他颅内肿瘤):微腺瘤一般无该症状,巨大腺瘤和侵袭性大腺瘤常常会引起头痛(压迫硬脑膜)、视野缺损(颞侧视野缺损最常见,系视交叉受压所致)、腺垂体功能减退。肿瘤侵犯蝶窦者出现颅神经麻痹。

3. 多激素混合亢进症状:如合并垂体其他激素分泌增多,如生长激素、促甲状腺激素、促肾上腺皮质激素等分泌增多,可出现巨人症、甲亢、库欣综合征等靶腺功能亢进表现,需区分是垂体混合腺瘤,还是多发性内分泌腺瘤病了。

4. 其他症状:部分患者可出现体重增加,四肢轻度水肿。部分患者可能会突然出现剧烈头痛,伴有恶心、呕吐,严重病例会出现急性视功能障碍、眼睑下垂和其他脑神经症状,甚至昏迷,这是急性垂体卒中的表现,需要急救处理。

【诊断标准】

诊断流程,见图 3 - 1:

(1)症状常是本症的线索,患者往往有典型的溢乳与性腺功能减退症状。

(2)检测血清 PRL 可以确诊有无高 PRL 血症。正常值女性为 1~30 ng/mL,男性1~20 ng/mL。

(3)病因诊断:在确诊高 PRL 血症时,需行相关检查化验进一步明确引起高 PRL 血症的病因。因垂体泌乳素瘤是引起高泌乳素血症的常见病因。因此有必要常规行垂体MRI 明确诊断。

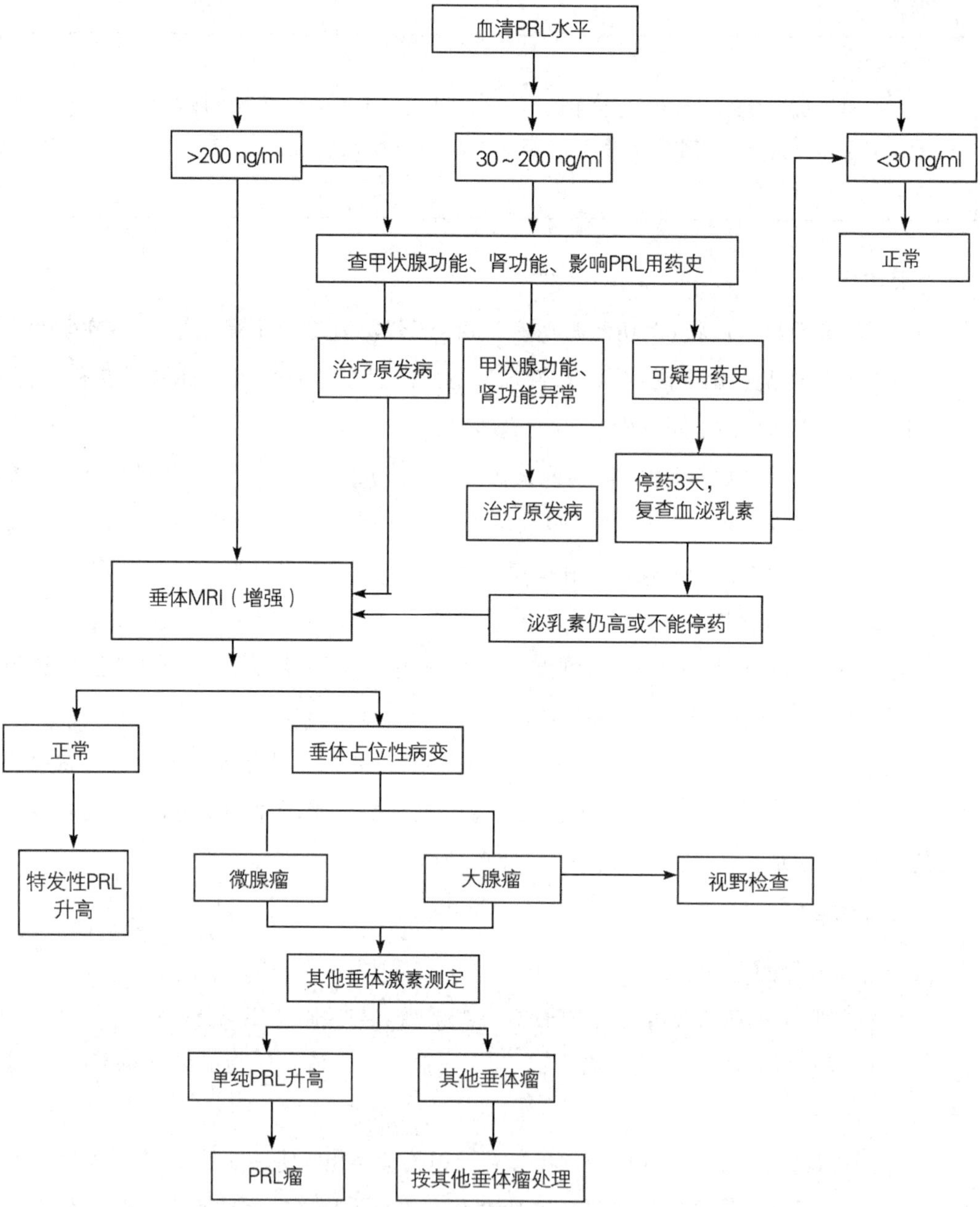

血清PRL水平

>200 ng/ml

30~200 ng/ml

<30 ng/ml

正常

查甲状腺功能、肾功能、影响PRL用药史

治疗原发病

甲状腺功能、肾功能异常

可疑用药史

治疗原发病

停药3天，复查血泌乳素

垂体MRI（增强）

泌乳素仍高或不能停药

正常

垂体占位性病变

特发性PRL升高

微腺瘤

大腺瘤

视野检查

其他垂体激素测定

单纯PRL升高

其他垂体瘤

PRL瘤

按其他垂体瘤处理

图 3-1 高泌乳素血症的诊断流程

【治疗】

1. 生理性高 PRL 血症

生理性高 PRL 血症仅需消除该因素后复查。血 PRL < 100 ng/mL(即 4.55 nmol/L)、泌乳量少、有规律排卵月经,无生育要求,可定期随诊观察。

2. 药物性高泌乳素血症

药物性高泌乳素血症者血 PRL 水平多在 25 ~ 100 μg/L 之间,但胃复安、利培酮、吩噻嗪等药物可使 PRL 水平增高超过 200 μg/L。怀疑药物性高泌乳素血症时,需停药 3 天再检测,精神科药物应咨询精神科医生后谨慎停药或换用不影响 PRL 的药物,不能停药者或者高泌乳素血症的发生与抗精神病药物的开始时间不符合,直接做垂体 MRI 除外泌乳素瘤或其他颅内病变。对于药物性高泌乳素血症,应停用相应药物或换用不影响 PRL 分泌药物。不能停药者,若无症状无需治疗,长期性功能减退或合并低骨量者加用雌激素或雄激素。如症状明显加用多巴胺受体激动剂前需谨慎,因可能加重精神病症状。

3. 泌乳素瘤的治疗

(1)对于大腺瘤及有症状微腺瘤患者,首选多巴胺受体激动剂治疗,可降低 PRL 水平,缩小肿瘤,改善性腺功能。

(2)最常用的多巴胺受体激动剂是溴隐亭。为减轻不良反应一般从小剂量开始,初始剂量为 0.625 mg/d,餐中服用;根据患者反应,每 3 ~ 7 天增加 1.25 mg/d;以后逐渐加大到 2.5 ~ 15 mg/d。达到最大疗效后,溴隐亭的剂量可逐渐减小,至最小有效剂量后可长期维持。

(3)与其他多巴胺受体激动剂相比,卡麦角林更能稳定泌乳素水平及缩小垂体肿瘤。如果患者对于溴隐亭耐药应当改用卡麦角林,对于不耐受口服卡麦角林的患者可能会对经阴道给药有反应。

(4)使用多巴胺受体激动剂至少 2 年的患者,如果泌乳素水平不再升高或者 MRI 上未见肿瘤,临床及生化随诊可以减少使用多巴胺受体激动剂,经过 2 年不间断的治疗,即使很小的剂量也能很好地控制 PRL 瘤患者血 PRL 水平和肿瘤的生长。

(5)大腺瘤患者多巴胺受体激动剂治疗无效或不耐受的患者,可考虑手术或 γ 刀治疗。

【临床路径】

见表 3 - 2。

表 3 - 2　高泌乳素血症临床路径表单

适用对象:第一诊断为高泌乳素血症(ICD - 10:E22. 201)

患者姓名:_____　性别:_____　年龄:_____　门诊号:_____　住院号:_____

住院日期:_____年____月____日　　出院日期:_____年____月____日　　标准住院日:10 ~ 14 天

日期	住院第 1 ~ 2 天	住院第 3 ~ 12 天
主要诊疗工作	□询问病史及体格检查 □完成病历书写 □完善辅助检查 □医师查房,初步确定诊断 □向患者及其家属告知病情及诊治方案,签署相关知情同意书 □完成首次病程记录等病历书写 □上级医师查房,明确诊断,指导治疗 □完成医师查房记录 □必要时向患者及家属介绍病情变化及相关检查结果 □对症治疗	□三级医师查房,注意病情变化 □住院医师完成病历书写 □进一步完善相关检查 □根据检查结果制订治疗方案 □观察服用药物后不良反应及泌乳素变化 □不能耐受药物治疗的患者转神经外科或放疗科 □必要时行 MEN 排查
重点医嘱	**长期医嘱:** □内分泌病护理常规 □一/二/三级护理 □饮食 □用药依据病情下达 **临时医嘱:** □血常规、尿常规、大便常规 □肝肾功能、血糖、血脂、电解质 □垂体前叶及后叶功能、皮质功能、甲状腺功能和性腺功能等检查 □X 线胸片、心电图、超声、垂体 MRI(平扫 + 增强) □视力视野检查 □其他	**长期医嘱:** □一/二/三级护理 □饮食 □用药依据病情下达 **临时医嘱:** □复查异常实验室检查 □依据病情需要下达

续表

日期	住院第 1～2 天	住院第 3～12 天
主要护理工作	□介绍病房环境、设施和设备 □入院护理评估,按时评估病情,相应护理到位 □宣教(内分泌知识)	□心理与生活护理,相应疾病的护理 □观察患者病情变化 □如患者拟手术治疗,进行术前宣教和转科准备 □了解检查方案尤其是垂体前叶功能检查,并掌握 24 h 尿样的正确留取方法,配合医师尽快完善这些特殊检查
病情变异记录	□无 □有,原因: 1. 2.	□无 □有,原因: 1. 2.
护士签名		
医师签名		

日期	住院第 13～14 天(出院日)	
主要诊疗工作	□上级医师查房,进行评估,确定有无并发症情况,明确是否出院 □完成出院记录、病案首页、出院证明书等 □向患者交代出院后的注意事项,如:返院 复诊的时间、地点,发生紧急情况时的处理等	
重点医嘱	**出院医嘱:** □出院带药 □定期门诊随访 □监测血常规、肝肾功能、泌乳素、其他垂体前叶激素监测、鞍区 MRI	
主要护理工作	□出院带药服用指导 □特殊护理指导 □交待常见的药物不良反应,嘱其定期门诊复诊	
病情变异记录	□无 □有,原因: 1. 2.	

续表

日期	住院第 13～14 天(出院日)	
护士 签名		
医师 签名		

第二章 库欣综合征

【概念】

库欣综合征(Cushing's syndrome, CS)又称皮质醇增多症,过去曾译为柯兴综合征,是由于多种病因引起肾上腺皮质长期分泌过量皮质醇所产生的临床上以向心性肥胖、满月脸、多血质面容、皮肤紫纹、痤疮、高血压、低血钾、糖尿病、骨质疏松等表现为特征的一组症候群,也称为内源性库欣综合征。

【病因及分类】

内源性库欣综合征分为 ACTH 依赖性和 ACTH 非依赖性两大类:

1. ACTH 依赖性库欣综合征:

(1)最常见的病因为垂体分泌过量 ACTH 引起的库欣病(Cushing disease),占皮质醇增多症的65%~75%。其中大部分存在垂体腺瘤,另有小部分为垂体 ACTH 分泌细胞增生,可能与下丘脑 CRH 分泌过多有关。

(2)异位 ACTH 综合征(ectopic ACTH syndrome,或称伴瘤综合征),是垂体以外的肿瘤组织分泌过量的有生物活性的 ACTH 或 ACTH 类似物所导致的一系列症状。最常见的为肺燕麦细胞癌,其余为胸腺瘤、胰岛细胞瘤、类癌(肺、肠、胰腺和卵巢等)、甲状腺髓样癌、嗜铬细胞瘤、恶性黑色素结肠癌、肝癌和卵巢无性母细胞瘤、甲状旁腺癌、肾母细胞癌及鼻咽癌等。

2. ACTH 非依赖性库欣综合征:是指肾上腺皮质肿瘤或增生导致自主分泌过量皮质醇,主要为肾上腺皮质的腺瘤和腺癌。此外,还有 ACTH 非依赖性大结节性肾上腺皮质增生(ACTH – independent macronodular adrenal hyperplasia, AIMAH)和原发性色素性结节性肾上腺病(primary pigmented nodular adrenal disease, PPNAD),临床少见。

【临床表现】

1. 由于脂肪的重新分布,形成特征性的向心性肥胖。患者面、颈、躯干部皮下及腹腔内网膜组织脂肪过多沉淀,出现满月脸、水牛背、锁骨上窝脂肪垫、悬垂腹等典型症状。

2. 皮肤菲薄,易损伤发生淤斑,腹部、臀部、腹股沟、腘窝、腋下甚至四肢皮肤宽大紫纹,毛细血管扩张,多血质面容。

3. 全身肌肉萎缩,尤以四肢为著,肌无力。

4. 代谢性疾病:高血糖、高血压、血脂异常。

5. 心脑血管疾病:颈动脉内膜中层增厚、心脏舒张功能受损,心脑血管事件发生率显著升高。

6. 骨代谢异常:骨量减少及骨质疏松的发生率高,椎体骨折风险明显增加。

7. 神经精神系统异常:如认知功能障碍、睡眠障碍、情绪下降和抑郁。

库欣综合征主要是由于皮质醇分泌过多引起的蛋白质、脂肪、糖、电解质代谢的严重紊乱及干扰了多种其它激素的分泌。其主要表现有肥胖、高血压、继发性糖尿病、向心性肥胖、肌肉萎缩、多毛、月经失调、性功能障碍、紫纹、满月脸、骨质疏松、痤疮和色素沉着、水肿、头痛、伤口不愈等。

【诊断标准】

1. 筛查:推荐对以下人群进行库欣综合征的筛查。

(1)年轻患者出现骨质疏松、高血压等与年龄不相称的临床表现。

(2)具有库欣综合征的临床表现,且进行性加重,特别是高血压伴有典型症状,如向心性肥胖、肌病、多血质、紫纹、瘀斑和皮肤变薄的患者。

(3)体重增加而身高的百分位下降,生长停滞的肥胖儿童。

(4)肾上腺意外瘤患者。

2. 诊断流程

分为定性诊断(见图3-2)和病因诊断(见图3-3)。

(1)典型临床表现:高血压、向心性肥胖、满月脸、多血质、皮肤菲薄、紫纹、痤疮、多毛、女性月经紊乱、男性阳萎。

(2)实验室检测有高皮质醇水平是本症确诊的依据。

①血皮质醇增高与皮质醇昼夜节律消失。

②24 h尿游离皮质醇测定(UFC):可以避免血皮质醇的瞬时变化,对库欣综合征的诊断有较大的价值,其诊断符合率约为98%。

(3)小剂量地塞米松抑制试验不被抑制,是确定是否为库欣综合征的必需试验,包括1 mg过夜地塞米松抑制试验或经典小剂量地塞米抑制试验。服药后清晨8:00的血清皮质醇水平<1.8 μg/dl为正常反应,切点值定为1.8 μg/dl(50nmol/L),大于1.8 μg/dl为可疑库欣综合征,大于5 μg/dl为库欣综合征。

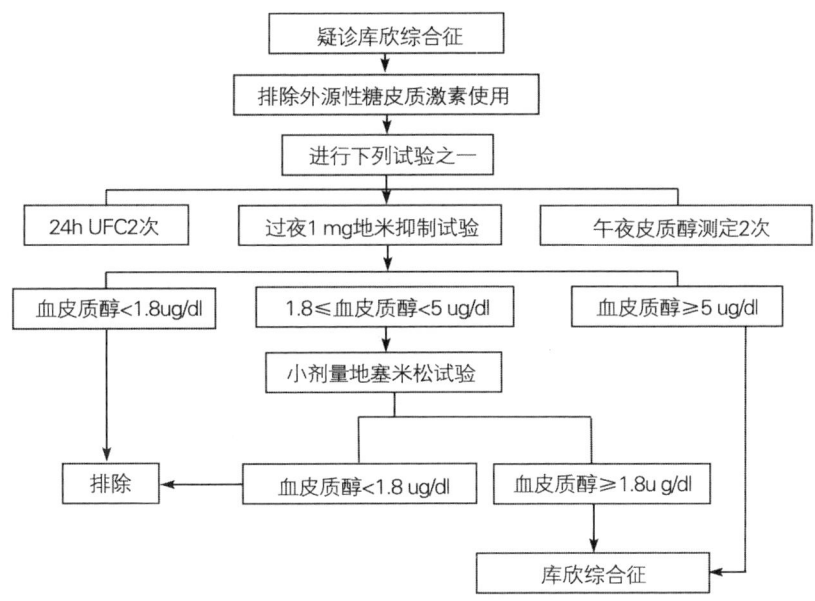

图 3 - 2 库欣综合征定性诊断流程

注:UFC(尿游离皮质醇),DST(地塞米松抑制试验)。

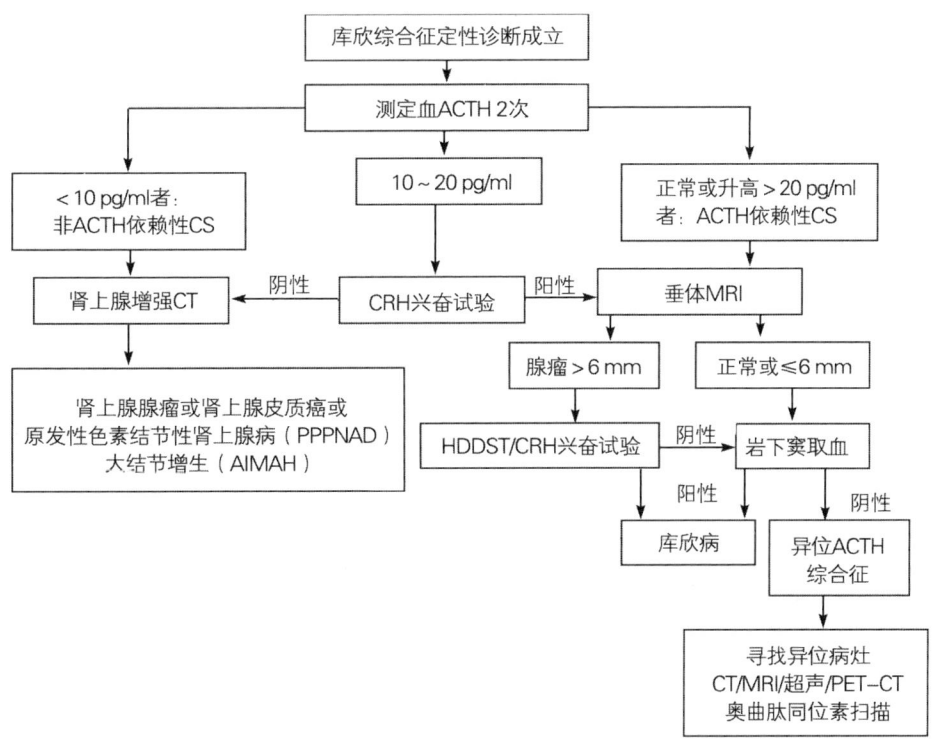

图 3 - 3 库欣综合征病因诊断

注:CS:库欣综合征;HDDST:大剂量地米抑制。

（4）病因诊断

①血 ACTH 测定：鉴别 ACTH 依赖性库欣和非 ACTH 依赖性库欣。ACTH < 10 pg/mL（2 pmol/L）则提示为 ACTH 非依赖性库欣综合征；如 ACTH > 20 pg/mL（4 pmol/L）则提示为 ACTH 依赖性库欣综合征。ACTH 10 − 20pg/mL（2 ~ 4 pmol/L）时，行促肾上腺皮质激素释放激素（CRH）兴奋试验测定 ACTH。

②大剂量地塞米松抑制试验，如抑制超过 50%（被抑制），即诊断 Cushing 病（特异性 100%，敏感性 92%）。如抑制不超过 50%（不被抑制），一般为肾上腺腺瘤或腺癌，异位 ACTH 综合征患者大多不被抑制。

③双侧岩下窦插管取血：岩下窦与外周血 ACTH 比值≥2 可以确认为库欣病，或 CRH 兴奋后比值≥3 作为确认库欣病的标准。相反为异位 ACTH 综合征（见表 3 − 3）。

表 3 − 3　可能有皮质醇增多的相关情况

可能有部分临床表现	无任何临床特征
妊娠	生理应激
抑郁和其它精神状态	营养不良、神经性厌食
酒精依赖	慢性激烈运动
糖皮质激素抵抗	下丘脑闭经
肥胖	皮质醇结合球蛋白过剩

（5）定位诊断

目前，确定肾上腺是否有肿瘤，首选肾上腺 CT。CT 的灵敏度很高，只要用薄层扫描，直径 1 cm 以上的肿瘤一般不会漏诊，而肾上腺腺瘤直径多数在 2 cm 以上；而由于垂体 ACTH 瘤的 80% ~ 90% 为微腺瘤，因而 MRI 应为垂体瘤检查的首选；如疑为异位 ACTH 分泌瘤，应进一步行胸部 CT，或可行全身 PET − CT 等。

【治疗】

1. 库欣病

多由单个 ACTH 分泌瘤引起，弥漫性增生很少见，首选治疗方法是行选择性经蝶或经颅垂体腺瘤摘除术。注意术后可能出现激素撤退症状，需补充生理剂量的肾上腺糖质激素直到下丘脑 − 垂体 − 肾上腺（HPA）轴恢复正常。对于症状严重者，可短期静脉内使用超生理剂量的肾上腺糖皮质激素治疗。

2. 肾上腺皮质腺瘤

首选手术切除肿瘤，术后因下丘脑垂体轴的长期抑制，出现明显的肾上腺皮质功能减退症状,因此术后需用肾上腺糖皮质激素短期替代补充治疗,但应逐渐减量,最多服药半年,以利于 HPS 轴功能恢复。

3. 肾上腺皮质腺癌

应根据肿瘤分期进行不同治疗。

4. ACTH 非依赖性大结节增生

目前推荐先切除一侧肾上腺并获得病理确诊后,在随诊过程中决定是否择期切除另一侧肾上腺,如果病变组织表面存在异常肾上腺受体则可用药物治疗代替肾上腺切除术。

5. 原发性色素结节性肾上腺病

手术切除双侧肾上腺是 PPNAD 治疗的主要选择,次全切除或单侧肾上腺切除可使显性库欣的症状明显缓解,但最终仍需要肾上腺全切除。酮康唑可明显抑制 PPNAD 患者皮质醇分泌。

6. 异位 ACTH 综合征

治疗取决于肿瘤的类型、定位和分类。如肿瘤定位明确,首选手术治疗,如肿瘤已转移或难以定位、症状严重或首次手术失败的患者则可行双侧肾上腺切除术或以药物阻断皮质醇合成,并同时对症治疗及纠正低钾血症等生化紊乱。

7. Nelson 综合征

因双侧肾上腺切除后垂体肿瘤生长所致,增大的肿瘤压迫垂体致垂体功能减退及 ACTH 分泌增多而出现皮肤色素沉着等症状,Nelson 综合征的发生率为 8% ~ 29%。双侧肾上腺切除术后 1 年内血浆 ACTH 水平 >1000 pg/mL 则可能预示 ACTH 瘤发展。故双侧肾上腺切除术后,应行垂体放射治疗,如影像学发现垂体肿瘤则应手术切除,同时应补充肾上腺皮质激素治疗。

8. 手术后未缓解患者的处理

(1)外科治疗:术后如影像学检查发现有残存肿瘤则应再次手术。

(2)放射治疗:分次体外照射治疗或立体定向放射治疗后 3 ~ 5 年内可使约 50% ~ 60% 患者的高皮质醇血症得到控制。

(3)双侧肾上腺切除术:双侧肾上腺切除术是快速控制高皮质醇血症的有效方法,采用腹腔镜微创肾上腺切除术可减少患者的手术创伤,但手术会造成永久性肾上腺皮质功能减退而终身需用肾上腺糖皮质激素及盐皮质激素替代治疗。

【临床路径】

见表3-4。

表3-4 库欣综合征临床路径表单

适用对象:第一诊断为库欣综合征(ICD-10:E24)拟明确定性、定位诊断

患者姓名:_____ 性别:_____ 年龄:_____ 门诊号:_____ 住院号:_____

住院日期:_____年_____月_____日 出院日期:_____年_____月_____日 标准住院日:≤20天

日期	住院第1天	住院第2~19天
主要诊疗工作	询问病史及体格检查 完成病历书写 完善辅助检查 完成首次病程记录等病历书写 上级医师查房	上级医师查房 完成定性、功能、病因及定位诊断的各项检查 完成相关并发症的检查 根据检查结果分析,确定诊断 若病因仍不明确 行双侧岩下窦静脉取血测定ACTH、生长抑素受体显像、PET/CT扫描(必要时) 行除外MEN的检查:PTH、降钙素、胃泌素、儿茶酚胺类激素及垂体其他相关激素等的检查(必要时) 完成相关科室会诊 完成病程记录、上级医师查房记录等病历书写
重点医嘱	长期医嘱: 内分泌病护理常规 二级护理 饮食 临时医嘱: 血常规、尿常规、大便常规 肝肾功能、电解质、糖耐量检查及胰岛素释放试验、血脂、凝血功能、肿瘤标志物 X线胸片、心电图、腹部超声、超声心动图 血气分析、肺功能(视情况而定)	长期医嘱: 患者既往基础用药 并根据患者的个体情况予以降压、控制血糖、补钾、治疗骨质疏松、控制感染、营养支持等治疗 临时医嘱: 血皮质醇节律测定、24 h尿游离皮质醇测定等(视情况而定)、小剂量地塞米松抑制试验 血ACTH测定、大剂量地塞米松抑制试验 鞍区动态增强MRI、双肾上腺CT、胸部或其他部位CT(必要时) 相关并发症的检查:如骨密度、糖耐量试验、泌尿系超声等 若病因仍不明确则行双侧岩下窦静脉取血、生长抑素受体显像、PET扫描等相关检查

续表

日期	住院第 1 天	住院第 2～19 天
重点医嘱		除外 MEN 的相关检查,如 PTH、胃泌素、降钙素、胰高血糖素、儿茶酚胺、垂体激素(性腺激素、PRL、甲状腺功能、GH 和 IGF1) 甲状腺超声 如有 MEN 提示:进一步行胰腺灌注 CT、MIBI 扫描等
主要护理工作	介绍病房环境、设施和设备 入院护理评估	宣教、指导患者控制饮食、预防跌倒、感染等意外
病情变异记录	□无　□有,原因: 1. 2.	□无　□有,原因: 1. 2.
护士签名		
医师签名		
日期	住院第 20 天	
主要诊疗工作	准备转科行手术 向患者及家属交代病情 (1)根据疾病性质及病灶部位决定转科 (2)若病因仍不明确考虑转泌尿外科手术切除肾上腺缓解病情,为患者争取时间继续寻找病灶 术后复查垂体 - 肾上腺轴激素水平 若有肾上腺皮质功能减低予糖皮质激素替代治疗 出院后嘱患者定期复查	

续表

日期	住院第 20 天	
重点医嘱	**长期医嘱:** 继续患者的基础用药 **临时医嘱:** 等待转科手术 若患者情况不能耐受手术或本人不愿接受手术,进行放疗或者药物治疗 安排患者出院,并嘱患者定期内分泌复查	
主要护理工作	观察患者病情变化	
病情变异记录	□无　□有,原因: 1. 2.	
护士签名		
医师签名		

第三章　嗜铬细胞瘤和副神经节瘤

【概念】

嗜铬细胞瘤和副神经节瘤(pheochromocytoma – PCC and paraganglioma – PGL,PPGL)是分别起源于肾上腺髓质或肾上腺外交感神经链并具有激素分泌功能的神经内分泌肿瘤,主要合成、分泌和释放大量儿茶酚胺(catecholamine,CA),如去甲肾上腺素(norepinephrine,NE)、肾上腺素(epinephrine,E)和多巴胺(dopamine,DA),引起患者血压升高和代谢性改变等一系列临床症候群,并造成心、脑、肾、血管等严重并发症甚至成为患者死亡的主要原因,肿瘤位于肾上腺称为 PCC,肿瘤位于胸、腹部和盆腔的脊椎旁交感神经链称为 PGL。PPGL 在各年龄段均可发病,但发病高峰为 30～50 岁,男性和女性发病率基本相同。PPGL 在普通高血压门诊中患病率为 0.2%～0.6%,在肾上腺意外瘤中占 5%。

【病因】

嗜铬细胞瘤位于肾上腺者占 80%～90%,且多为一侧性;肾上腺外的瘤主要位于腹膜外、腹主动脉旁(占 10%～15%),少数位于肾门、肝门、膀胱、直肠后等特殊部位。多良性,恶性者占 10%。大多数 PPGL 都为散发性,散发型嗜铬细胞瘤的病因仍不清楚,但约有 40% 属于家族型,与基因遗传有关,包括 VHL、SDHx(SDHA、SDHB、SDHC、SDHD、SDHAF2)、HIF2A、FH、PHD1、PHD2、HRAS、MDH2、KIF1Bβ、NF1、RET、MAX 和 TMEM127 等基因。

【临床表现】

本病的临床表现主要为 CA 分泌增多所致 的高血压及心、脑、肾血管并发症和代谢性改变,由于肿瘤发生在不同部位及持续性或阵发性分泌释放不同比例的 E 和 NE,并与不同亚型的肾上腺素能受体结合起作用,故临床表现存在个体差异,其常见症状和体征表现如下:

1.高血压的改变

高血压是 PPGL 患者的主要临床表现,可表现为阵发性、持续性和在持续性高血压的基础上阵发性加重,亦可合并体位性低血压,大部分患者表现为难治性高血压,另有少数患者血压可正常,有时可自发性出现高血压危象。

2. 经典"三联征"

PPGL 高血压患者发作时最典型的"三联征"为阵发性头痛、心悸、多汗,对诊断具有重要意义,如同时合并有高血压、体位性低血压,则诊断 PPGL 的特异度高达 95%。

3. 其他系统的特征性临床表现

1)心血管系统

嗜铬细胞瘤偶尔可因儿茶酚胺过量引起心肌病,可能表现为肺水肿,而且应用 β-肾上腺素受体阻滞剂可能会使病情恶化。手术或药物治疗嗜铬细胞瘤后,整体或节段性室壁运动异常可能改善。有的患者发生心绞痛、急性冠状动脉缺血综合征甚至心肌梗死、低血压休克等。

2)消化系统

可有恶心、呕吐、腹痛、便秘、肠梗阻、胆石症等。

3)泌尿系统:如 PGL 生长在膀胱,则排尿时有高血压发作及 CA 增多的表现。

4)神经精神系统:过多的 CA 可增强中枢交感神经活性及升高血压,患者表现为头痛、失眠、烦躁、紧张焦虑,严重时可发生脑血管意外、意识障碍等。

5)血液系统:大量肾上腺素作用下血细胞发生重新分布,可有发热、白细胞增多等。

6)内分泌代谢系统:随着儿茶酚胺产生增加,可有糖、脂代谢紊乱,糖耐量受损或糖尿病,常有多汗、体重下降、代谢率增高等表现。

7)腹部肿物:当肿瘤足够大时,腹部查体时可触及到肿瘤并因压迫肿瘤而致血压升高。

4. 其他特异性表现

不同基因类型的突变,其表现亦不相同,SDH 基因不同亚型胚系突变患者除 PPGL 肿瘤外,还可伴发其他实体瘤如胃肠道间质瘤、肾细胞癌和垂体腺瘤,而称为家族性 PGL 遗传综合征,为常染色体显性遗传性疾病,MEN 基因突变可表现为多内分泌腺瘤病(MEN)2A 型:包括甲状腺髓样癌、原发性甲状旁腺功能亢进症、皮肤淀粉样变性苔藓,MEN 2B 型:包括甲状腺髓样癌、皮肤黏膜多发神经瘤、骨骼畸形、关节松弛、类马凡体型、角膜神经髓鞘化、肠神经节瘤(先天性巨结肠病)。表现为希佩尔-林道综合征(von Hippel - Lindau VHL 综合征):VHL 抑癌基因突变,除嗜铬细胞瘤外患者可有多器官肿瘤,包括中枢神经系统血管母细胞瘤(小脑、脊髓、脑干)、视网膜血管母细胞瘤、肾透明细胞癌/肾囊肿、胰腺神经内分泌肿瘤和浆液性囊腺瘤,内耳淋巴囊腺瘤、附睾和子宫阔韧带的乳头状囊腺瘤等。神经纤维瘤病 1 型(NF1):因 NF1 基因致病变异,全身多发神经纤维瘤、多发牛奶咖啡斑、腋窝和腹股沟斑点、虹膜错构瘤、骨异常、中枢神经系统神经胶质瘤、巨头畸形、认知障碍等。

【诊断标准】

疑诊 PPGL 患者：

（1）有 PPGL 的症状和体征，特别是有阵发性高血压伴头痛、心悸、多汗三联征、体位性低血压的患者（见图 3-4）。

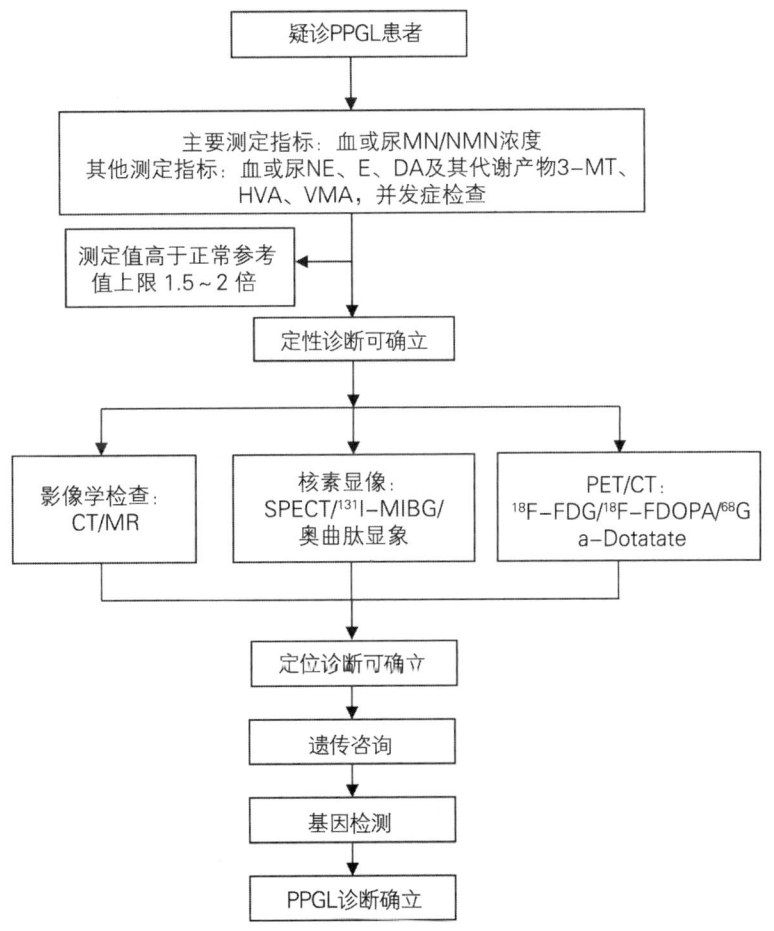

图 3-4　疑诊 PPGL 患者诊断流程

注：PPGL:嗜铬细胞瘤和副神经节瘤,MN:甲氧基肾上腺素,NMN:甲氧基去甲肾上腺素,E:肾上腺素,NE:去甲肾上腺素,DA:多巴胺,3-MT:3-甲氧基酪胺,VMA:香草扁桃酸,HVA:高香草酸,CT:计算机断层扫描,MRI:磁共振成像,SPECT:单光子发射计算机断层成像,^{131}I-MIBG:^{131}碘-间碘苄基胍,PET/CT:正电子发射计算机断层扫描,^{18}F-FDG:^{18}氟-氟脱氧葡萄糖,^{68}Ga-Dotatate:68镓-1,4,7,10-四氮杂环十二烷-1,4,7,10-四羧酸-D苯丙氨酸I-酪氨酸3-苏氨酸8-奥曲肽。

（2）服用 DA 受体拮抗剂、拟交感神经类、阿片类、NE 或 5-羟色胺再摄取抑制剂、单胺氧化酶抑制剂等药物而诱发 PPGL 症状发作。

（3）肾上腺意外瘤。

（4）有 PPGL 或 PPGL 相关上述遗传综合征家族史。

（5）有 PPGL 既往史。

【治疗】

PPGL 是一种罕见的神经内分泌肿瘤，涉及到多个学科，一般由内分泌科或高血压科初始诊治，然后开展多学科会诊，制定一系列综合的治疗方式，进行分阶段的协同诊治，手术治疗是其主要的治疗方式。

1. 手术治疗

所有有手术条件的 PPGL 一经定性、定位诊断，都应尽早手术，相比于开腹手术，腹腔镜手术有术后并发症发生率低、住院时长短和费用更低的优势，有条件的话，建议由经验丰富的内分泌外科医生实施手术（具体手术方式及切除范围依据具体情况而定）。α-受体阻滞剂是控制血压的首选药物，酚苄明可作为一线治疗药物，如血压控制不理想，可加用钙通道阻滞剂（CCB）等其他降压药物。术前达到的条件包括：持续性血压≤140/90 mmhg，阵发性高血压发作频率减少、幅度降低；恢复血容量，表现为红细胞压积降低，体重增加，肢端温暖，无明显体位性低血压；高代谢症群及糖代谢异常得到明显改善；用药时间一般为 2~4 周，有严重并发症时，需要的准备时间更长。注意事项：只有在已达到充分的 α 受体阻滞后，才能开始进行 β 受体阻滞，并低剂量起始给药；患者术前应高钠饮食和补充足够的液体量，预防肿瘤切除后可能出现的低血压。

2. 常用治疗药物

（1）α-受体阻滞剂：①酚妥拉明是一种短效、非选择性 α-受体阻滞剂，可反复多次静脉注射或持续静脉滴，主要用于高血压诊断试验（Regitine 试验）、高血压危象、手中控制血压；②酚苄明是非选择性 α-受体阻滞剂，常用于手术前药物准备，起始剂量为 5~10 mg，每日 2 次，依据血压监测结果可逐渐加量，每 2~3 d 增加 10~20 mg，常用剂量 40~80 mg/d，术前至少服药 2 周以上，不良反应有心动过速、体位性低血压、鼻黏膜充血致鼻；③哌唑嗪、特拉唑嗪、多沙唑嗪：为选择性突触后 α1-受体阻滞剂，易发生体位性低血压，因此患者服药后需卧床休息避免摔倒，依据血压监测结果逐渐调整剂量，如多沙唑嗪初始剂量 2 mg/d，最大剂量 32 mg/d；④乌拉地尔是非选择性 α-受体阻滞剂，可阻断突触后 α1-受体及外周 α2 受体，降压时不太影响心率，可用于 PPGL 高血压危象。

（2）β-受体阻滞剂：α-受体阻滞后，β-受体相对增强，导致心动过速、心肌收缩力增强、心肌耗氧量增加，因此必须使用β-受体阻滞剂来调节，但使用剂量应偏小，常用药物有普萘洛尔，一种非选择性β-受体阻滞剂，初始剂量为10 mg/次，2～3次/d，可依据血压和心率调整剂量；阿替洛尔，一种选择性β1-受体阻滞剂，初始剂量25 mg/次，1次/d，最大剂量50 mg/d；美托洛尔，一种选择性β1-受体阻滞剂，初始剂量12.5 mg/次，2次/d，最大剂量25 mg，2次/d；艾司洛尔，一种短效的选择性β1-受体阻滞剂，可静脉使用，作用迅速。

3. 其他治疗方式

（1）^{131}I-MIBG治疗：主要用于无法手术、化疗和治疗后进展的转移性PPGL患者，并且其^{131}I-MIBG核素显像检查阳性，常用200 mCi/次，2～3次/年，累计治疗剂量800～1000 mCi，其治疗完全有效率3%～5%，部分有效率和病情稳定率达73%～79%，患者5年生存率达45%～68%。

（2）肽类受体介导的放射性核素治疗（peptide radioreceptor therapy，PRRT）：主要用于部分高度表达生长抑素受体的转移性PPGL，特别是^{68}Ga-Dotatate标记的生长抑素受体显像阳性的肿瘤。

（3）化疗：主要用于转移性PPGL的治疗

1）CVD方案为环磷酰胺（cyclophosphamide）、长春新碱（vincristine）和达卡巴嗪（dacarbazine）。

2）替莫唑胺和沙立度胺联合应用。

3）EP方案，即依托泊苷（etoposide）和顺铂（cisplatin）方案。

（4）靶向治疗：主要是一些作用于抗血管生成的生长因子靶向酪氨酸激酶抑制剂，大部分还在临床试验阶段。

（5）细胞程序性死亡蛋白受体1（PD-1）抗体：主要用于通过激活PD-1而逃避免疫系统攻击的转移性PPGL治疗。

（6）生长抑素（奥曲肽或兰瑞肽）：用于治疗生长抑素受体显像阳性、肿瘤未能切除、有远处转移的PPGL患者。

（7）局部放疗、伽马刀、射频消融和栓塞治疗等。

【临床路径】

见表 3-5。

表 3-5 嗜铬细胞瘤和副神经节瘤临床路径表单

适用对象:第一诊断为嗜铬细胞瘤和副神经节瘤

患者姓名:_____ 性别:_____ 年龄:_____ 门诊号:_____ 住院号:_____

住院日期:_____年_____月_____日 出院日期:_____年_____月_____日 标准住院日:≤28 天

日期	住院第 1 天	住院第 2~7 天	住院第 2~4 周
主要诊疗活动	□病史采集与体格检查 □上级医师查房与病情评估 □完成病历书写 □完善检查 □初步确定治疗方案	□上级医师查房 □完成第一天所开检查及评价检查结果	□手术前药物准备及评价药物准备效果 □外科及相关科室会诊,制定肿瘤处理方案,明确转科时间 □完善术前检查 □转科
重点医嘱	长期医嘱: □内科常规护理 □一/二级护理 □低钠饮食 □24 h 动态血压监测 □嗜铬细胞瘤/副神经节瘤常规治疗 临时医嘱: □血常规、尿常规、大便常规+潜血、感染指标、凝血功能 □肝肾功能、血脂、血糖、电解质、HbA1c、甲状腺功能及肿瘤标记物 □血、尿儿茶酚胺及其代谢物测定 □心电图、心脏超声、动态血压监测、胸部 CT、全腹盆 CT 或 MRI □可选择的项目:SPECT、^{131}I-MIBG、奥曲肽显象、^{18}F-FDG、^{18}F-FDOPA、^{68Ga}-Dota-tate □进行并发症的相关检查 □进行遗传综合症的相关检查	长期医嘱: □内科常规护理 □一/二级护理 □普通饮食 □嗜铬细胞瘤/副神经节瘤常规治疗	出院医嘱: □内分泌常规护理 □一级护理/二级护理 □普通饮食 □嗜铬细胞瘤/副神经节瘤常规治疗 临时医嘱: □药物准备 2 周及 4 周时检查 □体重 □血糖(谱) □24 h 尿 MNs □血压监测 □超声心动(必要时) □血常规 □尿常规 □肝肾功能

续表

日期	住院第 1 天	住院第 2~7 天	住院第 2~4 周
主要护理工作	□询问病史及体格检查 □完成病历书写 □安排各项检查时间 □初步确定治疗方案	□上级医师查房 □完成第一天所开检查及评价检查结果	□手术前药物准备几评价药物准备效果 □外科及相关科室会诊,制定肿瘤处理方案,明确转科时间 □完善术前准备 □转科
病情变异记录	□无 □有,原因: 1. 2.	□无 □有,原因: 1. 2.	□无 □有,原因: 1. 2.
护士签名			
医师签名			

第四章 原发性醛固酮增多症

【概念】

原发性醛固酮增多症（简称原醛症）是肾上腺皮质自主分泌醛固酮，导致体内潴钠排钾，血容量增多，肾素－血管紧张素系统活性受抑制，临床主要表现为高血压和低血钾等。最近研究显示原醛症在新诊断高血压中的发生率超过 4.0%，过多的醛固酮是导致心肌肥厚、心力衰竭和肾功能受损的重要危险因素之一，与原发性高血压患者相比，原醛症患者心脏、肾脏等高血压靶器官损害更为严重，因此早期诊断与早期治疗就显得至关重要。

【病因】

原醛症的病因可分为 6 种类型：醛固酮瘤、特发性醛固酮增多症（，简称特醛症）、原发性肾上腺皮质增生（又称单侧肾上腺增生，PAH/UAH）、家族性醛固酮增多症（FH）、分泌醛固酮的肾上腺皮质癌及异位醛固酮分泌瘤，其中以特醛症和醛固酮瘤发病率最高。

【临床表现】

1. 高血压

为原醛症最常见和最早出现的症状，多数表现为中度高血压，少数为恶性、急进性高血压，亦有少数患者表现为血压正常，但与患者之前血压相比亦有不同程度的升高，常用的降压治疗效果欠佳。持续、长期的高醛固酮血症可致心、脑、肾等靶器官的持续性损害，目前认为是心脑血管系统疾病的独立危险因素。

2. 低血钾

是原醛症的另一个重要症状。低血钾与严重的钾丢失是该疾病活动的后期表现，以前因该病症诊断的时间较晚，所以诊断时低血钾的发生率较高，但随着该疾病的诊断时间提前，原醛症在诊断时出现低血钾的发生率不足50%，出现低血钾时的临床症状可仅表现为疲乏无力，亦可表现为典型的低钾性周期性麻痹，先累及双下肢为主，出现肌无力或肌麻痹,严重时可累及四肢和呼吸肌,长期的低钾可累及心脏,出现心电图上明显的 U 波、ST－T 变化、Q－T 间期延长、心律失常等表现。还可能影响肾功能,表现为多尿、夜尿增多、口干、尿比重低等。

3. 其他

原醛症患者可出现胰岛素的分泌抑制和胰岛素抵抗,表现为糖耐量减退,甚至糖尿病。出现脂代谢紊乱,表现为高脂血症及腹型肥胖。由于长期的低钾,儿童患者可有生长、发育迟缓。

【诊断标准】

疑诊原醛症:①持续性高血压(>150/100 mmHg,1 mmHg = 0.133 kPs)者使用 3 种常规降压药(包括利尿剂)无法控制血压(>140/90 mmHg)的患者,使用≥4 种降压药才能控制血压(<140/90 mmHg)的患者及新诊断的高血压患者;②高血压合并自发性或利尿剂所致的低钾血症的患者;③高血压合并肾上腺意外瘤的患者;④早发性高血压家族史或早发(<40 岁)脑血管意外家族史的高血压患者;⑤原醛症患者中存在高血压的一级亲属;⑥高血压合并阻塞性呼吸睡眠暂停的患者(见图 3－5)。

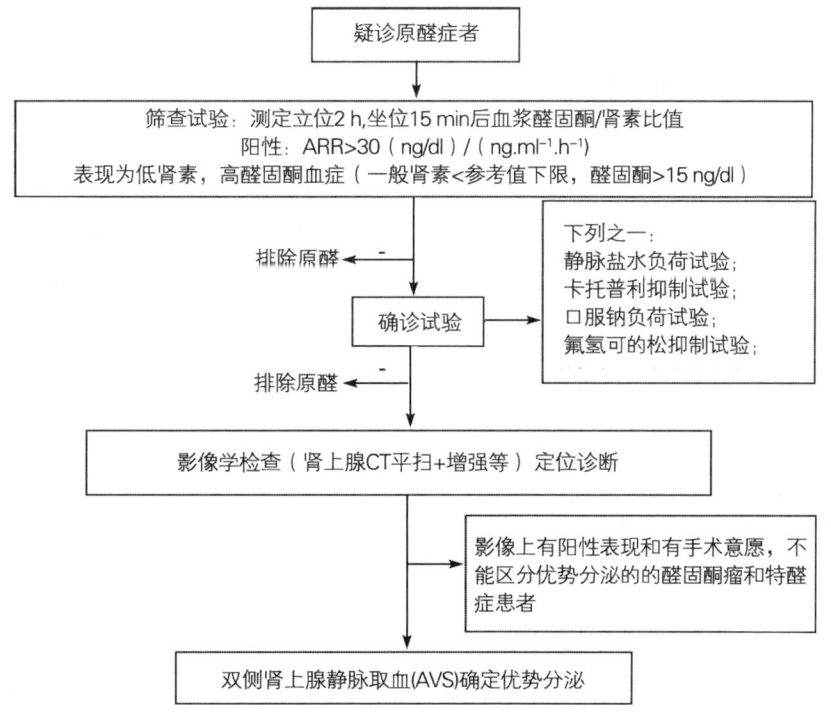

图 3－5　疑诊原醛症者诊断流程

【治疗】

原则:治疗方案的决定因素是病因和患者对药物的反应。主要有 2 种方式:手术和药物治疗。醛固酮瘤和原发性肾上腺皮质增生首选手术治疗,如患者不愿手术或不能手术,可给予药物治疗。而特醛症及糖皮质激素可抑制性醛固酮增多症首选药物治疗,分泌醛固酮的肾上腺皮质癌发展迅速,转移较早,应尽早切除原发肿瘤。

1. 手术治疗

1)手术方式:腹腔镜下单侧肾上腺切除是醛固酮瘤和原发性肾上腺皮质增生的首选手术方式,其优点是手术时间短、创伤小、术后恢复时间快、手术并发症少等。术式包括肾上腺肿瘤切除术、肾上腺肿瘤切除 + 肾上腺部分切除术等。

2)术前准备:一般于术前 2 ~ 4 周开始准备,包括调整好血压和血钾,常用药物包括醛固酮受体拮抗剂(螺内酯等)、钾补充剂及其他降压药物等。

3)术后处理:术后第一天停用醛固酮受体拮抗剂,有使用其他降压药物的应减少其剂量或种类,如患者血钾 < 3.0 mmol/L,可短期给予静脉补钾治疗。术后几周可给予高钠饮食,如监测血醛固酮明显降低,可适当给予氟氢可的松行替代短期替代治疗,帮助患者度过围手术期的激素缺乏。

2. 药物治疗

适用于术前准备及各种原因不能手术者。

1)醛固酮拮抗剂:①螺内酯起始治疗剂量为 20 mg/d,如病情需要,可逐渐增加至最大剂量 100 mg/d,开始服药后每周需监测血钾,根据血钾水平调整剂量。为避免高钾血症的发生,肾功能不全慢性肾脏病(CKD)3 期[肾小球滤过率(GFR) < 60 mL/min/1.73m^2]患者慎用,肾功能不全 4 期及 4 期以上禁止服用。常见的副作用有上腹部不适、阳痿、男性乳腺发育和月经紊乱等。②依普利酮是一种选择性醛固酮受体拮抗剂,不拮抗雄激素和孕激素受体,不导致严重的内分泌紊乱。起始剂量 25 mg/d,由于其半衰期短,建议 1 日给药 2 次,注意事项:肾功能不全 CKD3 期(GFR) < 60 mL/min/1.73m^2]患者慎用,肾功能不全 4 期及 4 期以上禁止服用。

2)糖皮质激素:建议服用长效或中效糖皮质激素,如地塞米松起始剂量为 0.125 ~ 0.25 mg/d,泼尼松起始剂量为 2.5 ~ 5 mg/d,两种药物均在睡前服用,因为过量糖皮质激素治疗会导致医源性库欣综合征,影响儿童生长发育,因此以小剂量起始,最低有效剂量维持,目标是维持血压或血钾在正常范围,如血压控制不佳,可联合使用醛固酮受体拮抗剂。

3)其他可用降压药物:对上皮细胞钠通道有阻断作用的药物,如阿米洛利、氨苯蝶啶等对原醛症都有一定治疗效果。ACEI、ARB 可能对部分血管紧张素 II 敏感的特醛症有一定治疗效果。而 CCB 主要用于降低血压,对醛固酮分泌并无明显抑制作用。

【临床路径】

见表 3 – 6。

表 3 – 6　原发性醛固酮增多症临床路径表单

适用对象:第一诊断为肾上腺肿物、低钾血症或高血压

患者姓名:＿＿＿＿＿　性别:＿＿＿＿　年龄:＿＿＿＿　门诊号:＿＿＿＿＿＿　住院号:＿＿＿＿＿＿

住院日期:＿＿＿＿年＿＿＿月＿＿＿日　出院日期:＿＿＿＿年＿＿＿月＿＿＿日　标准住院日:21 天

日期	住院第 1 天	住院第 2 ~ 10 天	住院第 11 ~ 19 天	出院或转科日
主要诊疗工作	□病史采集与体格检查 □完成病历书写 □完善检查 □上级医师查房与病情评估 □初步确定是否存在严重疾病等不能进行功能评估的状态 □监测血压	□上级医师查房 □复查相关异常检查 □确定评估方案 □观察并记录病情变化	□上级医师查房 □复查相关异常检查,完善评估方案 □初步确定治疗方案 □根据检验、检查结果考虑是否进入其他路径 □评估是否具有出院或转科治疗指征	□完成出院总结等病历记录 □告知患者及家属转科或出院 □向患者及家属交代病情 □预约门诊复诊
重点医嘱	**长期医嘱:** □内科护理常规 □一/二级护理 □普通饮食 □合并症治疗 □监护 **临时医嘱:** □血常规、尿、便常规＋潜血 □肝肾功能、电解质、血脂、心肌酶、糖化血红蛋白、相关免疫指标 □血气分析、甲状腺功能 □卧、立位血醛固酮、肾素、血管紧张素Ⅱ □24 h 尿电解质、醛固酮	**长期医嘱:** □同前 **临时医嘱:** □24 h 尿甲氧基去甲肾上腺素(NMN)＋甲氧基肾上腺素,血间羟肾上腺素类似物,或血儿茶酚胺水平 □血皮质醇和节律 □性激素水平 □大小剂量地塞米松抑制试验测定血皮质醇、24 h 尿游离皮质醇水平变化(必要时)	**长期医嘱:** □同前 **临时医嘱:** □并发症的相关处理 □根据病情补充必要治疗	□出院或转科医嘱: □继续患者的基础用药 □转科手术 □安排患者出院,并嘱咐患者定期复查

续表

日期	住院第 1 天	住院第 2~10 天	住院第 11~19 天	出院或转科日
重点医嘱	□心电图、胸片、超声 □肾上腺(平扫+增强) □相关合并症的检查			
主要护理工作	□入院宣教 □入院护理评估 □观察病情变化	□病情观察	□病情观察	□协助完成出院或转科事宜
病情变异记录	□无　□有,原因: 1. 2.	□无　□有,原因: 1. 2.	□无　□有,原因: 1. 2.	□无　□有,原因: 1. 2.
护士签名				
医师签名				

第五章　肢端肥大症

【概念】

肢端肥大症是体内生长激素(growth hormone，GH)过多，引起全身软组织、骨和软骨过度增生，常伴随内分泌及代谢紊乱的疾病。该病可引起恶性肿瘤发生率增高，故可伴结肠癌、结肠息肉等。95%以上的肢端肥大症是分泌 GH 的垂体腺瘤所致。

【病因】

见表 3 - 7。

表 3 - 7　肢端肥大症的常见原因

垂体性	垂体外性
垂体瘤、垂体癌	分泌 GHRH 的肿瘤:下丘脑肿瘤、支气管类癌、胰岛细胞癌、嗜铬细胞瘤、副神经节瘤
	分泌 GH 的肿瘤:胰岛细胞癌、肾上腺腺瘤、淋巴瘤
	医源性 GII 过多

【临床表现】

1. 生长激素分泌增多的表现:主要为全身软组织、骨和软骨的过度增生及伴随的内分泌代谢紊乱。患者后期出现特征性外貌，面容丑陋、鼻大唇厚、手足增大、皮肤增厚、多汗和皮脂腺分泌过多, 头皮多皱褶，头形变长、眉弓突出、前额斜长、下颚前突、有齿疏和反咬合、枕骨粗隆增大后突,桶状胸和驼背等改变。此外,还可有一系列内分泌代谢紊乱表现,包括胰岛素抵抗、糖耐量减低或糖尿病、血脂异常、高血压、左心室肥厚、睡眠呼吸暂停综合征、电解质紊乱、高尿钙、$1,25(OH)_2D_3$升高、甲状旁腺功能亢进等。

2. 肿瘤压迫、侵犯周围组织:垂体瘤可导致头痛、视野缺损、眼外肌麻痹、复视、颅内压增高、脑神经麻痹;压迫正常垂体组织可引起垂体功能减退;压迫垂体柄及垂体门脉系统可导致 PRL 抑制素不能到达腺垂体,导致腺垂体分泌 PRL 增多,引起女性出现闭经、泌乳、不育,男性性功能障碍;肿瘤增大影响下丘脑可引起食欲亢进、肥胖、睡眠障碍、体温调节异常等。

【诊断标准】

定性诊断:

1. 典型面貌、肢端肥大、内分泌代谢紊乱证据和影像学检查异常。

2. IGF-1升高,葡萄糖GH抑制试验不被抑制。

空腹或随机GH水平不作为诊断指标,当随机GH < 1.0 ug/L且IGF-1水平在正常范围内可除外活动性肢端肥大症。血清IGF-1用于存在典型肢大临床表现的患者,以及因睡眠呼吸暂停、糖尿病、高血压或垂体占位等疑诊患者的筛查。OGTT-GH抑制试验诊断肢端肥大症。

定性诊断明确后,需完成病因诊断及定位诊断(见图3-6)。

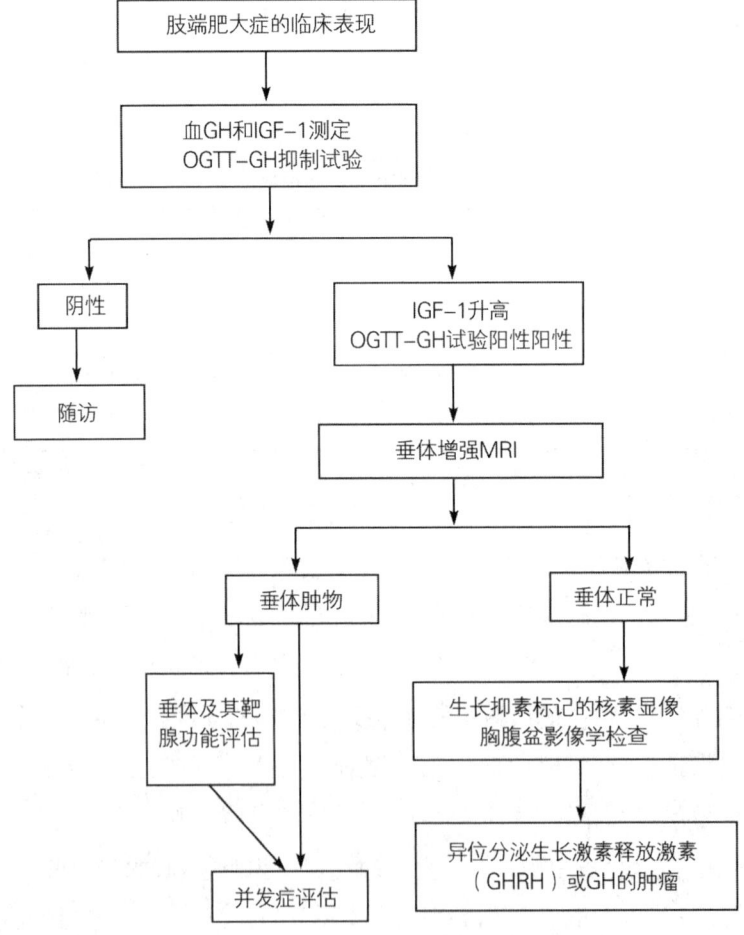

图3-6 肢端肥大症的诊断流程

【治疗】

1. 治疗目标:包括生化缓解和临床控制两个方面

(1)生化缓解:血清 GH 水平下降至空腹或随机 GH < 1.0 ug/L(如 GH≥1.0 ug/L,需行 OGTT - GH 抑制试验),OGTT - GH 谷值 < 1.0 ug/L。血清 IGF - 1 水平下降至与年龄和性别匹配的正常范围内。

(2)临床控制:腺瘤消除或者缩小,并防止其复发;肢大的临床表现和特别是心血管、呼吸系统和代谢并发症得到改善;尽量保留腺垂体功能,已有腺垂体功能减退的患者应给予相应靶腺激素的替代治疗。

2. 治疗方法

(1)手术治疗

手术切除是大部分垂体 GH 瘤的首选治疗方法。急性垂体压迫患者是急诊手术的指征。

(2)药物治疗

主要用于术前或术后及放疗的补充治疗及不能或不愿手术或放疗者。常用药物如下:

①生长抑素类似物(奥曲肽、奥曲肽长效缓释剂):作为药物治疗的首选,通过模拟生长抑素的生理作用、抑制 GH 过度分泌。奥曲肽长效缓释剂每 28 天肌肉注射 1 次(20 ~ 30 mg)。

②多巴胺受体激动剂:可使部分 GH 水平轻中度升高的患者血清 GH 水平降低。目前国内仅有第一代多巴胺受体激动剂——溴隐亭,其剂量是治疗泌乳素瘤的 2 ~ 3 倍。

(3)放疗

主要用于 GH 瘤不能或不愿手术者,或作为手术后的一种补充治疗。

【临床路径】

见表 3 - 8。

表 3 - 8　肢端肥大症临床路径表单

适用对象:第一诊断为肢端肥大症(ICD - ICD - 10:E22.003)

患者姓名:_____　　性别:_____　　年龄:_____　　门诊号:_____　　住院号:_____

住院日期:____年____月____日　出院日期:____年____月____日　标准住院日:≤10 大

日期	住院第 1 天	住院第 2 ~ 8 天
主要诊疗工作	询问病史及体格检查 完成病历书写 完善辅助检查 上级医师查房	上级医师查房 完成定性、功能、病因及定位诊断的各项检查 完成相关科室会诊 根据检查和会诊结果,确定诊断 根据病情,相关药物治疗

续表

日期	住院第 1 天	住院第 2～8 天
重点医嘱	**长期医嘱：** 内科护理常规 二级护理 饮食 **临时医嘱：** 血常规、尿常规、大便常规＋隐血 肝肾功能、血糖、血脂、电解质 X 线胸片、心电图、腹部超声 GH 测定 内分泌腺体激素检查：甲状腺激素、肾上腺激素、 性腺激素、PRL 预约垂体 CT	**长期医嘱：** 同前 多巴胺受体激动剂（必要时） 靶腺激素替代治疗（必要时） 药物控制血糖（必要时） **临时医嘱：** OGTFGH 抑制试验 TRH 兴奋试验（必要时） IGF－1 测定（必要时） 血糖异常或糖尿病者：血糖监测、糖化 血红蛋白、尿酮体以及糖尿病相关并发 症检查（必要时） 钙磷代谢异常：尿钙、骨密度、甲状旁腺 激素等（必要时） 心脏超声、睡眠呼吸监测 垂体 MRI（必要时）
主要护理工作	介绍病房环境、设施和设备 入院护理评估	观察病情变化、预防跌倒、感染等意外
病情变异记录	□无 □有，原因	□无 □有，原因
护士签名		
医师签名		

日期	住院第 7～10 天（出院日）	
主要诊疗工作	上级医师查房，明确是否转科或出院 向患者及家属交代病情，根据疾病不同发病原因， 可以准备转科或出院 完成出院记录、病案首页、出院证明书等，向患者 交代转科或出院后的注意事项	

续表

日期	住院第 7～10 天（出院日）	
重点医嘱	**出院医嘱：** 出院带药 嘱患者门诊复诊及复诊时间	
主要护理工作	指导患者办理出院手续	
病情变异记录	□无 □有，原因 1. 2.	
护士签名		
医师签名		

第四部分

骨质疏松症

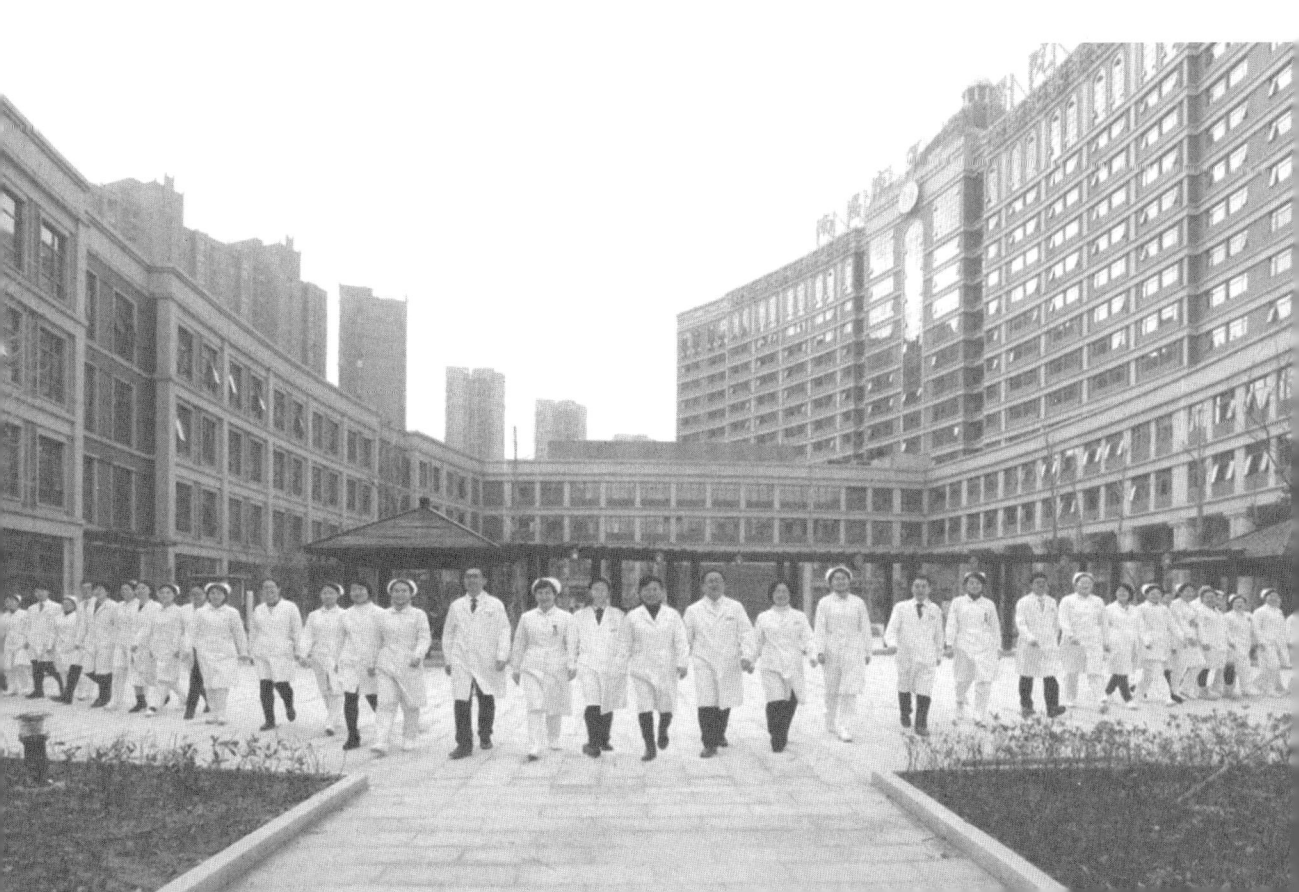

【概念】

骨质疏松症(osteoporosis,OP)是一种以骨量低下,骨组织微结构损坏,导致骨脆性增加,易发生骨折为特征的代谢性骨病。2001年美国国立卫生研究院(NIH)将其定义为以骨强度下降和骨折风险增加为特征的骨骼疾病。根据病因,骨质疏松分为原发性和继发性两大类。原发性骨质疏松症包括绝经后骨质疏松症(Ⅰ型)、老年性骨质疏松症(Ⅱ型)和特发性骨质疏松症。绝经后骨质疏松症一般发生在女性绝经后5~10年内,是最常见的临床类型;老年性骨质疏松症一般指70岁以后发生的骨质疏松;特发性骨质疏松症指绝经前女性或年轻男性发生的低骨量(osteopenia)或骨质疏松,目前病因不明。继发性骨质疏松症指由任何影响骨代谢的疾病和(或)药物导致的骨质疏松。本章主要介绍原发性骨质疏松症。

【病因】

1. 遗传因素

人类个体间骨量的差异约50%~80%由遗传因素决定。遗传因素主要影响骨骼大小、骨量、骨微结构和力学特性等。通过全基因组关联分析(genome-wide association study,GWAS)发现的具有已知功能的易感基因,主要分布在四条骨代谢生物学通路上:WNT信号通路(LRP5、SOST、WNT10B、WNT16、SFRP1、FOXC2、LRP4、GPR177和CTNNB1))、RANK信号通路(RANKL,RANK和OPG)、维生素D信号通路(VDR和DBP)和雌激素信号通路(ESR1、ESR2和CYP19A1)。

2. 骨吸收因素

雌激素是促进骨骼形成的重要因素,雌激素水平降低会减弱对破骨细胞的抑制作用,使破骨细胞的数量增加、凋亡减少导致骨吸收功能增强。另外增龄造成骨吸收/骨形成比值升高,导致进行性骨丢失。

3. 骨形成因素

(1)不良生活习惯(如体力活动少、过度防晒、吸烟、过量饮酒、钙和/或维生素D缺乏、过量饮用咖啡、营养失衡、蛋白质摄入过多或不足、高钠饮食、体重过低等)。

(2)影响骨代谢的药物(如糖皮质激素、质子泵抑制剂、抗癫痫药物、噻唑烷二酮类药物和过量甲状腺激素等)。

(3)影响骨代谢的疾病(如性腺功能减退症、糖尿病、甲状腺功能亢进症、甲状旁腺功能亢进症、皮质醇增多症、风湿免疫性疾病、胃肠道疾病等)。

【临床表现】

多数骨质疏松患者在早期无明显临床症状,随着病程进展,疼痛、脊柱变形及发生脆性骨折是骨质疏松症最典型的临床表现。

1. 疼痛

可表现为腰背痛或周身骨骼疼痛,负重时加重,严重时翻身、起坐及行走受限。肌肉疼痛多见于肌肉萎缩、肌无力患者。

2. 脊柱变形

骨质疏松严重者,因椎体压缩性骨折,可出现身高变矮及驼背畸形。如发生胸椎压缩性骨折会导致胸廓畸形,影响心肺功能,同时可能会改变腹部解剖结构,导致便秘,腹痛,腹胀,食欲减低和过早饱胀感等。

3. 骨折

骨质疏松性骨折属于脆性骨折,通常是指受到轻微外力,如从站高或小于站高跌倒或因其他日常活动而发生的骨折。发生脆性骨折的常见部位为胸、腰椎,髋部(股骨近端),前臂远端和肱骨近端。发生一次脆性骨折后,再次发生骨折的风险明显增加。

4. 对患者情绪及生活质量的影响

患者可出现焦虑、抑郁、恐惧、自信心丧失及自主生活能力下降等。

【诊断标准】

凡是存在骨质疏松家族史、脆性骨折史、消瘦、闭经、绝经、慢性疾病、内源性或外源性皮质激素增多、长期营养不良、长期卧床或长期服用致骨丢失药物者均要想到本症可能。在临床上,详细的病史采集和查体是诊断的基本依据。骨质疏松症的诊断标准是基于两个方面即 DXA 骨密度和/或脆性骨折。

1. 基于 DXA 测定骨密度的分类标准:对于绝经后女性、50 岁及以上男性,建议参照世界卫生组织(WHO)推荐的诊断标准(见表 4 - 2)。

表 4 - 2 基于 DXA 测定骨密度的分类标准

诊断	T - 值
正常	T - 值 ≥ - 1.0
骨量减少	- 2.5 < T - 值 < - 1.0
骨质疏松	T - 值 ≤ - 2.5
严重骨质疏松	T - 值 ≤ - 2.5 + 脆性骨折

注:对于绝经后女性、50 岁及以上男性,采用 T 值用于诊断,对于儿童、绝经前女性和 50 岁以下男性,采用 Z 值用于诊断,将 Z - 值 ≤ - 2.0 视为"低于同年龄段预期范围"或低骨量。

2. 基于脆性骨折

髋部或椎体脆性骨折,不依赖于骨密度测定,临床上即可诊断骨质疏松症;肱骨近端、骨盆或前臂远端的脆性骨折,且骨密度测定显示骨量减少($-2.5 <$ T $-$ 值 < -1.0),就可诊断骨质疏松症。骨质疏松症诊断标准见表4－3。

表4－3　骨质疏松症诊断标准

骨质疏松症诊断标准(符合以下三条中之一者)
髋部或椎体脆性骨折
DXA 测定中轴骨骨密度或桡骨远端1/3 骨密度 T－值 ≤ -2.5
骨密度测量符合骨量减少($-2.5 <$ T－值 < -1.0)＋肱骨近端、骨盆或前臂远端脆性骨折

3. 诊断流程见图4－1：

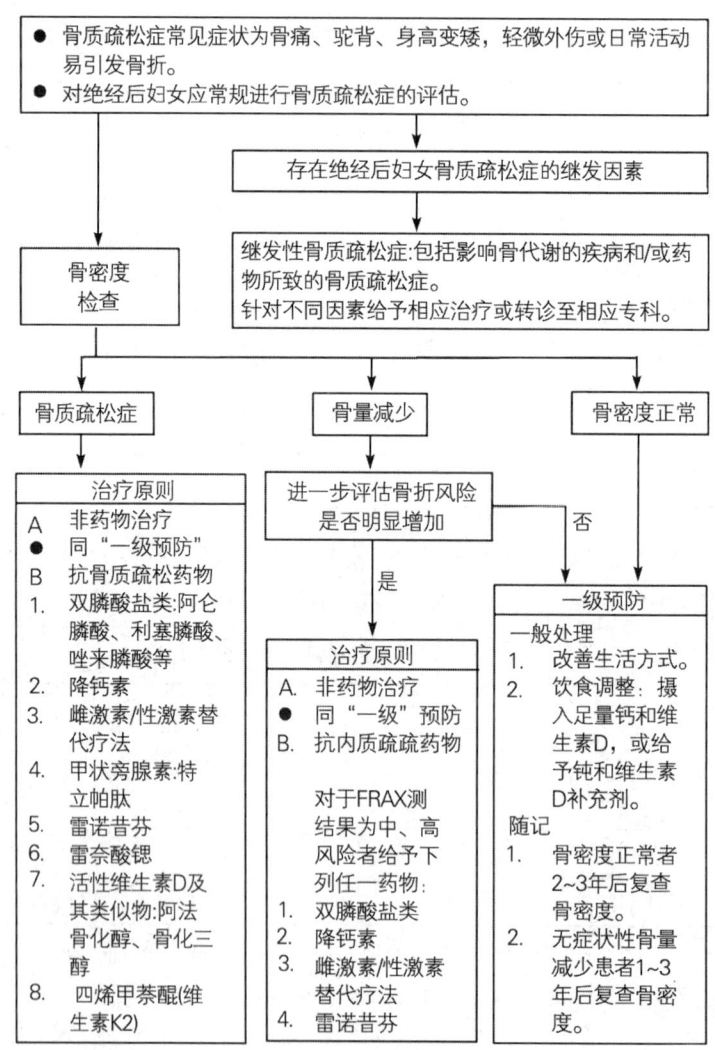

图4－1a　女性绝经后骨质疏松症诊断流程

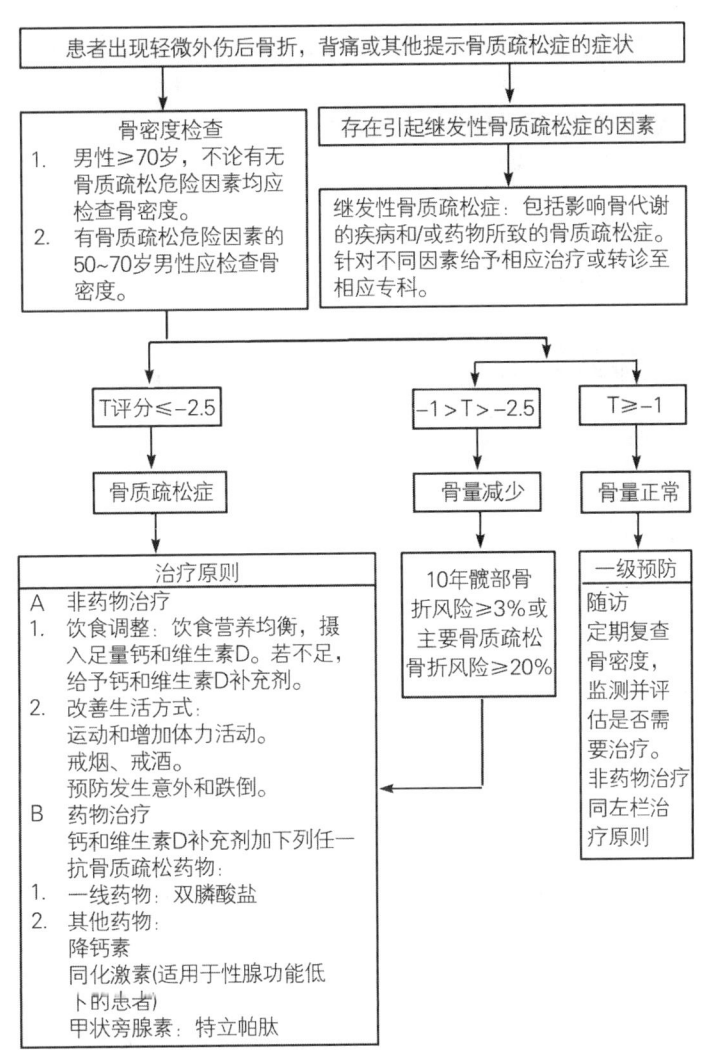

图4-1a　男性骨质疏松症诊断流程

【治疗】

1. 基础治疗

(1)调整生活方式:戒烟、限酒、避免过量饮用咖啡及碳酸饮料;适当户外运动;饮食上富钙、低盐,增加蛋白质摄入;避免使用影响骨代谢药物;预防跌倒。

(2)骨健康基本用药:

①钙剂:每日钙摄入量包括膳食和钙补充剂中的元素钙总量,每日需摄入钙800～1000 mg,50岁以上中老年、妊娠中晚期及哺乳期人群推荐每日摄入量为1000～1200 mg,是必须的辅助治疗,增加钙摄入会增加峰值骨量,改善骨矿化,但无充分证据表明单纯补钙可以替代其他抗骨质疏松症药物治疗。所以,钙剂应与其他抗骨吸收和(或)促骨形

成药物联合使用。

②维生素D:充足的维生素D可以增加肠钙吸收,促进骨矿化,维生素D的相对或绝对不足在骨质疏松症的发病过程中起重要作用。大部分患者存在不同程度的维生素D缺乏,成骨细胞上有活性维生素D$[1,25-(OH)_2D_3]$受体,$1,25-(OH)_2D_3$可使成骨细胞的活性增加,补充VitD 400 1U/d可轻度增加血$1,25-(OH)_2D_3$的水平,降低PTH的分泌,防止股骨颈的骨丢失,无任何副作用。对于维生素D缺乏或不足者,应给予维生素D补充剂,监测血清25OHD和PTH水平以指导维生素D补充量。为维持骨健康,建议血清25OHD水平保持在50 nmol/L以上。对于骨质疏松症患者,尤其在骨质疏松症药物治疗期间,血清25OHD水平如能长期维持在75 nmol/L以上,则更为理想,但需定期监测血和尿钙,谨防高血、尿钙症。

2. 抗骨质疏松症药物

抗骨质疏松症药物按作用机制分为骨吸收抑制剂、骨形成促进剂、双重作用药物、其他机制类药物及中成药(表4-4)。抗骨吸收剂主要作用于破骨细胞,抑制骨形成和骨重建;促骨形成剂主要作用于成骨细胞,直接刺激新骨形成;将骨重建分离,促进骨形成,抑制骨吸收。抗骨质疏松药物的疗效判断应当包括是否能提高骨密度和骨质量,最终降低骨折风险。

表4-4 抗骨质疏松药物

骨吸收抑制剂	骨形成促进剂	双重作用药物	其他机制类药物	中成药
双膦酸盐类 RANKL单克隆抗体(地舒单抗) 降钙素 雌激素 SERMs	甲状旁腺素类似物	硬骨抑素单克隆抗体(罗莫佐单抗)	活性维生素D及其类似物(阿法骨化醇、骨化三醇、艾地骨化醇) 维生素K2	骨碎补总黄酮制剂 淫羊藿总黄酮制剂 人工虎骨粉制剂 中药复方制剂等

RANKL:核因子-κB活化体受体配体;SERMs:选择性雌激素受体调节剂类药物。

(1)双膦酸盐类(Bisphosphonates)

是目前临床上应用最为广泛的抗骨质疏松症药物,是焦磷酸盐的稳定类似物,其特征为含有P-C-P基团,与骨骼羟基磷灰石具有高亲和力,能够特异性结合到骨重建活跃部位,抑制破骨细胞功能,从而抑制骨吸收。不同双膦酸盐抑制骨吸收的效力存在明显差别,因此临床上不同双膦酸盐药物的使用剂量及用法也有所差异。目前用于防治骨质疏松症的双膦酸盐类药物主要包括:阿仑膦酸钠(alendronate sodium)(表4-5)、唑来膦酸(zoledronic acid)(表4-6)、利塞膦酸钠(risedronate sodium)(表4-7)、伊班膦酸钠(ibandronate sodium)(表4-8)和米诺膦酸(minodronic acid)(表4-9)。

表4-5 阿仑膦酸钠

适应证	NMPA批准治疗绝经后骨质疏松症和男性骨质疏松症;FDA还批准治疗糖皮质激素诱发的骨质疏松症(glucocorticoid induced osteoporosis,GIOP)
疗效	增加骨质疏松症患者腰椎和髋部骨密度,降低椎体、非椎体和髋部骨折风险
用法	阿仑膦酸钠素片或肠溶片,70 mg/片,每次口服1片,每周1次;10 mg/片,每次口服1片,每日1次 阿仑膦酸钠D3片:阿仑膦酸钠70 mg + 维生素D3 2800IU或5600 IU的复合片剂每次口服1片,每周1次
服用方法	清晨空腹服用,200~300 mL白水送服,服药后30 min内应保持上半身直立(站立或坐位),避免平卧;30 min后再摄入食物或其他药品
注意	胃及十二指肠溃疡、反流性食道炎、食道憩室者慎用
禁忌证	导致排空延迟的食管疾病,例如食管狭窄或迟缓不能;不能站立或端坐30 min者;对本品任何成分过敏者;肌酐清除率小于35 mL/min者

NMPA:国家药品监督管理局;FDA:美国食品药品监督管理局。

表4-6 唑来膦酸注射液

适应证	NMPA批准治疗绝经后骨质疏松症和男性骨质疏松症;FDA还批准治疗GIOP
疗效	增加骨质疏松症患者腰椎和髋部骨密度,降低椎体、非椎体和髋部骨折风险
用法	唑来膦酸静脉注射剂,5 mg,静脉滴注,每年1次
使用方法	静脉滴注至少15 min以上(建议0.5~1 h),药物使用前应充分水化。每年只用一次
注意事项	低钙血症者慎用;严重维生素D缺乏者需注意补充足量的维生素D;患者在首次输注药物后可能出现一过性发热、肌肉 关节疼痛等流感样症状,多数在1~3 d内缓解,可予非甾体类解热镇痛药对症处理
禁忌证	对本品或其他双膦酸盐类药物过敏者;肌酐清除率小于35 mL/min者;孕妇及哺乳期妇女

NMPA:国家药品监督管理局;FDA:美国食品药品监督管理局;GIOP:糖皮质激素诱发的骨质疏松症。

表 4-7 利噻膦酸钠

适应证	NMPA 批准预防和治疗绝经后骨质疏松症;FDA 还批准治疗男性骨质疏松症和 GIOP
疗效	增加骨质疏松症患者腰椎和髋部骨密度,降低椎体、非椎体和髋部骨折风险
用法	利塞膦酸钠片剂,35 mg/片,每次口服 1 片,每周 1 次;5 mg/片,每次口服 1 片,每日 1 次
使用方法	同口服阿仑膦酸钠
注意事项	胃及十二指肠溃疡、返流性食道炎者慎用
禁忌证	同阿仑膦酸钠

NMPA:国家药品监督管理局;FDA:美国食品药品监督管理局;GIOP:糖皮质激素诱发的骨质疏松症。

表 4-8 伊班膦酸钠

适应证	NMPA 批准治疗绝经后骨质疏松症
疗效	增加骨质疏松症患者腰椎和髋部骨密度,降低椎体及非椎体骨折风险
用法	伊班膦酸钠静脉注射剂,1mg/安瓿,2 mg 加入 250 mL 生理盐水静脉滴注 2 h 以上,每 3 个月 1 次;伊班膦酸钠片剂,150 mg/片,每次口服 1 片,每月 1 次
使用方法	静脉滴注药物前注意充分水化;口服片剂服用方法同阿仑膦酸钠
注意事项	静脉注射剂同唑来膦酸;口服剂同阿仑膦酸钠;肾脏肌酐清除率 <35 mL/min 的患者不用
禁忌证	静脉注射剂同唑来膦酸;口服剂同阿仑膦酸钠

NMPA:国家药品监督管理局。

表 4-9 米诺膦酸

适应证	NMPA 批准治疗绝经后骨质疏松症
疗效	增加骨质疏松症患者腰椎和髋部骨密度,降低椎体及非椎体骨折风险
用法	米诺膦酸片剂,1 mg/片,每次口服 1 片,每日 1 次
使用方法	同阿仑膦酸钠
注意事项	同阿仑膦酸钠
禁忌证	食管狭窄或迟缓不能;不能站立或端坐至少 30 min 者;对本品任何成分或其他双膦酸盐类药物过敏者

NMPA:国家药品监督管理局。

（2）地舒单抗（Denosumab）

地舒单抗是一种 RANKL 抑制剂,是一种人源化的单克隆抗体类生物制剂,能够抑制 RANKL 与其受体 RANK 结合,减少破骨细胞形成、功能和存活,从而降低骨吸收、增加骨密度、改善皮质骨和松质骨的强度,降低骨折发生风险(表 4 - 10)。

表 4 - 10　地舒单抗

适应证	NMPA 批准用于治疗高骨折风险的绝经后骨质疏松症;FDA 还批准治疗男性骨质疏松症和 GIOP
疗效	增加腰椎和髋部骨密度,降低椎体、非椎体和髋部骨折风险
用法	地舒单抗注射剂,每支 60 mg(1 mL),每半年皮下注射 1 次,每次 60 mg
注意事项	治疗前、后需补充充足的钙剂和维生素 D;主要不良反应包括低钙血症、齿龈肿痛、牙周感染、深部感染(肺炎、蜂窝组织炎等)、皮疹、皮肤瘙痒、肌肉或骨痛等
禁忌证	低钙血症

NMPA:国家药品监督管理局;FDA:美国食品药品监督管理局;GIOP:糖皮质激素诱发的骨质疏松症。

(3)降钙素类(Calcitonin)

降钙素是一种钙调节激素,能抑制破骨细胞的生物活性和减少破骨细胞的数量,从而阻止骨量丢失并增加骨量。降钙素类药物的另一突出特点是能明显缓解骨痛,对骨质疏松性骨折或骨骼变形所致的慢性疼痛以及骨肿瘤等疾病引起的骨痛均有效,因而更适合有疼痛症状的骨质疏松症患者。目前国内已被批准应用于治疗绝经后骨质疏松症的降钙素类制剂有 2 种:鲑鱼降钙素(表 4 - 11)和鳗鱼降钙素类似物(依降钙素)(表 4 - 12)。

表 4 - 11　鲑鱼降钙素

适应证	NMPA 批准用于预防因制动引起的急性骨丢失及创伤后痛性骨质疏松症
疗效	临床研究证明增加骨质疏松症患者腰椎和髋部骨密度、随机双盲对照临床试验研究证据显示每日 200 U 合成鲑鱼降钙素鼻喷剂降低发生椎体及非椎体骨折的风险,能明显缓解骨痛
用法	鲑鱼降钙素制剂有鼻喷剂和注射剂二种。鲑鱼降钙素鼻喷剂应用剂量为 200 IU/d;鲑鱼降钙素注射剂一般应用剂量为 50 IU/次,皮下或肌肉注射,根据病情每周 2 ~ 7 次
注意	少数患者可有面部潮红、恶心等不良反应,偶有过敏现象,可按照药品说明书的要求确定是否做过敏试验

NMPA:国家药品监督管理局。

表 4 - 12　鳗鱼降钙素(依降钙素)

适应证	NMPA 批准治疗骨质疏松症及骨质疏松引起的疼痛
疗效	临床研究证明增加骨质疏松症患者腰椎和髋部骨密度、能明显缓解骨痛

续表

用法	注射制剂,用量 20 U/周,肌肉注射
注意	少数患者可有面部潮红、恶心等不良反应,偶有过敏现象,过敏体质者慎用。可按照药品说明书的要求确定是否做过敏试验

NMPA:国家药品监督管理局。

(4)雌激素类(Estrogen)

雌激素类药物能抑制骨转换,阻止骨丢失。临床研究已证明激素疗法(HT),包括雌激素补充疗法(ET)和雌、孕激素补充疗法(EPr)能阻止骨丢失,降低骨质疏松性椎体、非椎体骨折的发生风险,是防治绝经后骨质疏松的有效措施。在各国指南中均被明确列入预防和治疗绝经妇女骨质疏松药物(表4-13)。

表4-13 绝经激素治疗(雌激素、雌+孕激素、替勃龙)

适应证	围绝经期和绝经后女性,特别是有绝经相关症状(如潮热、出汗等)、泌尿生殖道萎缩症状,以及希望预防绝经后骨质疏松的妇女
疗效	增加骨质疏松患者腰椎和髋部骨密度,降低椎体、髋部及非椎体骨折的风险,并明显缓解更年期症状
用法	有口服、经皮和阴道用药等多种制剂;激素治疗的方案、剂量、制剂选择及治疗期限,应根据患者个体情况而定
使用方法	严格掌握实施激素治疗的适应证和禁忌证,绝经早期开始使用(60岁以前或绝经不到10年)受益更大;建议使用最低有效剂量,定期进行(每年)安全性评估,特别是乳腺和子宫
禁忌证	雌激素依赖性肿瘤(乳腺癌、子宫内膜癌)、血栓性疾病、不明原因阴道出血及活动性肝病和结缔组织病为绝对禁忌证;子宫肌瘤、子宫内膜异位症、有乳腺癌家族史、胆囊疾病和垂体泌乳素瘤者酌情慎用

(5)选择性雌激素受体调节剂类(SERMs)

SERMs不是雌激素,其特点是选择性地作用于雌激素的靶器官,与不同形式的雌激素受体结合后,发生不同的生物效应。如已在国内外上市的SERMs雷洛昔芬(表4-14)在骨骼上与雌激素受体结合,表现出类雌激素的活性,抑制骨吸收,而在乳腺和子宫上则表现为抗雌激素的活性,因而不刺激乳腺和子宫。

表 4 – 14　雷洛昔芬

适应证	国内已被 NMPA 批准的适应证为治疗绝经后骨质疏松症
疗效	临床试验表明雷洛昔芬(Raloxifene)可降低骨转换至女性绝经前水平,阻止骨丢失,增加骨密度,降低发生椎体骨折的风险。降低雌激素受体阳性浸润性乳癌的发生率
用法	口服、每日一片雷洛昔芬(Raloxifene,60 mg)
注意	少数患者服药期间会出现潮热和下肢痉挛症状,潮热症状严重的围绝经期妇女暂时不宜用

NMPA:国家药品监督管理局。

(6)甲状旁腺激素类似物

甲状旁腺激素类似物是促骨形成药物,国内已上市的特立帕肽(teriparatide)(表 4 – 15)是重组人甲状旁腺激素氨基端 1 – 34 片段(recombinant human parathyroid hormone 1 – 34,rhPTH1 – 34),是当前促进骨形成药物的代表性药物。间断使用小剂量甲状旁腺激素类似物能刺激成骨细胞活性,促进骨形成、增加骨密度、改善骨质量、降低椎体和非椎体骨折风险。

表 4 – 15　特立帕肽

适应证	NMPA 批准用于治疗骨折高风险的绝经后骨质疏松症;国外还批准用于治疗骨折高风险的男性骨质疏松症以及 GIOP
疗效	有效提高骨密度,降低椎体和非椎体骨折的危险
用法	特立帕肽注射制剂,20 μg/次,皮下注射,每日 1 次
注意事项	少数患者注射特立帕肽后血钙水平一过性轻度升高,多在 16 ~ 24 h 内回到基线水平;用药期间应监测血钙水平,防止高钙血症的发生;疗程不超过 24 个月
禁忌证	畸形性骨炎、骨骼疾病放射治疗史、肿瘤骨转移及合并高钙血症;肌酐清除率小于 35 mL/min;18 岁以下的青少年和骨骺未闭合的青少年;对本品过敏者

NMPA:国家药品监督管理局;GIOP:糖皮质激素诱发的骨质疏松症。

(7)硬骨抑素单克隆抗体(罗莫佐单抗)

罗莫佐单抗是硬骨抑素单克隆抗体,通过抑制硬骨抑素(sclerostin)的活性,拮抗其对骨代谢的负向调节作用,在促进骨形成的同时抑制骨吸收(表 4 – 16)。

表 4 – 16　罗莫佐单抗

适应证	美国 FDA 和 EMA 批准的适应证为存在骨折高风险的绝经后女性
疗效	增加骨质疏松症患者骨密度,降低椎体及髋部骨折风险

续表

用法	罗莫佐单抗注射剂,规格每支 105 mg(1.17 mL),每月使用 210 mg,皮下注射,总疗程为 12 个月
注意事项	**FDA 黑框警告**:该药可能会增加心肌梗死(心脏病发作)、中风和心血管疾病死亡的风险;该药不应使用于过去一年内有心脏病发作或中风的患者;对其他具有心血管风险因素的患者,应权衡治疗利弊;如果患者在治疗过程中心脏病发作或中风,应立即停止使用罗莫佐单抗
禁忌证	对药物活性成分过敏;低钙血症;有心肌梗死或中风史

FDA:美国食品药品监督管理局;EMA:欧洲药品管理局。

(8)活性维生素 D3 及其类似物

包括 1,25 双羟维生素 D3(骨化三醇)(表 4 - 17)、1α 羟基维生素 D3(α - 骨化醇)(表 4 - 18)和艾地骨化醇(表 4 - 19)。前者因不再需要经过肝脏和肾脏羟化酶羟化就有活性效应,故得名为活性维生素 D。而 1α 羟基维生素 D3 则需要在肝脏经 25 羟化酶羟化为 1,25 双羟维生素 D3 后才具活性效应。艾地骨化醇为新型活性维生素 D 衍生物,在 1,25(OH)2D 化学结构 2β 位引入 3 羟基丙氧基。所以,活性维生素 D 及其类似物更适用于老年人、肾功能不健全以及 1α 羟化酶缺乏的患者。

表 4 - 17　1,25 双羟维生素 D3(骨化三醇)

适应证	NMPA 批准的适应证为绝经后及老年性骨质疏松症等
疗效	适当剂量的活性维生素 D 能促进骨形成和矿化,并抑制骨吸收。有研究表明,活性维生素 D 对增加骨密度有益,能增加老年人肌肉力量和平衡能力,降低跌倒的危险,进而降低骨折风险
用法	口服,0.25 ~ 0.5 μg/d
注意	长期使用应注意监测血钙和尿钙水平

NMPA:国家药品监督管理局。

表 4 - 18　1α 羟基维生素 D3(α - 骨化醇)

适应证	NMPA 批准的适应证为骨质疏松症等
疗效	适当剂量的 α - 骨化醇能促进骨形成和矿化,并抑制骨吸收。有研究表明,活性维生素 D 及其类似物对增加骨密度有益,能增加老年人肌肉力量和平衡能力,降低跌倒的危险,进而降低骨折风险
用法	口服,0.5 ~ 1.0 μg/d
注意	肝功能不全者可能会影响疗效,不建议使用

NMPA:国家药品监督管理局。

表 4 – 19　艾地骨化醇

适应证	NMPA 批准的适应证为治疗绝经后骨质疏松症
疗效	增加患者骨密度,降低椎体和非椎体骨折风险
用法	艾地骨化醇胶囊,0.50 μg/粒或 0.75 μg/粒,口服每次 1 粒,每日 1 次
注意事项	治疗期间注意监测血钙和尿钙水平;肾结石患者慎用
禁忌证	高钙血症;孕妇及哺乳期患者

NMPA:国家药品监督管理局。

（9）维生素 K2（四烯甲萘醌）

四烯甲萘醌是维生素 K2 的一种同型物,是 γ – 羧化酶的辅酶,在 γ – 羧基谷氨酸的形成过程中起着重要的作用。γ – 羧基谷氨酸是骨钙素发挥正常生理功能所必须的。动物试验和临床试验显示四烯甲萘醌可以促进骨形成,并有一定抑制骨吸收的作用（表 4 – 20）。

表 4 – 20　四烯甲萘醌

适应证	NMPA 批准的适应证为提高骨质疏松症患者的骨量
疗效	能够促进骨形成,并有一定抑制骨吸收作用,能够轻度增加骨质疏松症患者的骨量
用法	四烯甲萘醌胶囊,15 mg/粒,每次口服 15 mg,每日 3 次
注意事项	主要不良反应包括胃部不适、腹痛、皮肤瘙痒、水肿和转氨酶轻度升高
禁忌证	服用华法林患者

NMPA:国家药品监督管理局。

（10）中药

国内已有数种经 NMPA 批准的治疗骨质疏松的中成药。多数有缓解症状、减轻骨痛的疗效。中药关于改善骨密度、降低骨折风险的大型临床研究尚缺乏,长期疗效和安全性需进一步研究（表 4 – 21）。

表 4 – 21　治疗骨质疏松症的中成药

药品名	适应证	功效	不良反应	注意事项
骨碎补总黄酮制剂	NMPA 批准治疗原发性骨质疏松症、骨量减少	补肾、强骨、止痛	偶见口干,便秘	忌辛辣、生冷、油腻食物;感冒发热患者不宜服用;医师指导下服用

续表

药品名	适应证	功效	不良反应	注意事项
淫羊藿总黄酮制剂	NMPA 批准治疗骨质疏松症	滋补肝肾、活血通络、强筋壮骨	尚不明确	忌食生冷、油腻食物;感冒时不宜服用;医师指导下服用;孕妇禁用
人工虎骨粉制剂	NMPA 批准用于骨质疏松症患者症状的改善	健骨	偶见服药后口干	服药期间多饮水
仙灵骨葆胶囊	NMPA 批准用于骨质疏松症和骨折等	滋补肝肾、接骨续筋、强身健骨	皮疹、瘙痒等;胃肠道反应;肝功能异常;乏力、外周水肿等	有肝病史或肝功异常者禁用;对本品过敏者禁用,过敏体质者慎用;重症感冒期间不宜服用;避免与有肝毒性的药物联合用药,且用药期间应定期监测肝功能
芪骨胶囊	NMPA 批准用于女性绝经后骨质疏松症	滋养肝肾、强筋健骨	少见腹痛、腹泻、便秘等胃肠道反应;少见多汗、口干、皮肤瘙痒、口腔溃疡等;偶见肝肾功能异常	肝肾功能不全者禁用;对本品过敏者禁用,阴虚火旺慎用;用药期间应定期监测肝、肾功能
骨疏康胶囊	NMPA 批准用于原发性骨质疏松症	补肾益气、活血壮骨	个别患者上腹部不适忌食辛辣、生冷、油腻食物;发热患者	暂停使用;对本品过敏者禁用,过敏体质者慎用
左归丸	NMPA 批准用于真阴不足,腰膝酸软、盗汗、神疲、口燥	滋肾补阴	偶见轻度皮肤瘙痒	孕妇忌服,儿童禁用;忌油腻食物;对本品过敏者禁用,过敏体质者慎用

NMPA:国家药品监督管理局。

3. 抗骨质疏松药物选择原则

根据骨折风险分层选择治疗药物,可参考以下情况对骨质疏松症患者进行骨折风险分层,以选择治疗骨质疏松症的药物(表 4 – 22)。

表 4 - 22 骨折风险分层

骨折风险分层	风险因素	药物选择
高危	所有符合骨质疏松症诊断的患者	初始药物可选择阿仑膦酸钠、利塞膦酸钠等;若口服药物不耐受,可选择唑来膦酸或地舒单抗等
极高危	(1)近期发生脆性骨折(特别是 24 个月内发生的脆性骨折);(2)接受抗骨质疏松症药物治疗期间仍发生骨折;(3)多发性脆性骨折(包括椎体、髋部、肱骨近端或桡骨远端等);(4)正在使用可导致骨骼损害的药物如高剂量糖皮质激素(≥7.5 mg/d 泼尼松龙超过 3 个月)等;(5)DXA 测量骨密度 T - 值 < - 3.0;(6)高跌倒风险或伴有慢性疾病导致跌倒史;(7)FRAX 计算未来 10 年主要骨质疏松骨折风险 >30% 或髋部骨折风险 >4.5%	初始药物可选择特立帕肽、唑来膦酸、地舒单抗、罗莫佐单抗,对于髋部骨折极高风险患者,建议优先选择唑来膦酸或地舒单抗

4. 抗骨质疏松药物的联合治疗和序贯治疗

(1)联合治疗方案:不建议相同作用机制的抗骨质疏松症药物联合使用;如果使用降钙素以缓解疼痛,可短期与其他抗骨质疏松症药物联合使用。具体联合方案见表 4 - 23。

表 4 - 23 抗骨质疏松症药物联合治疗方案

药物联合	推荐
阿仑膦酸钠 + 特立帕肽	否
唑来膦酸 + 特立帕肽	是(酌情)
地舒单抗 + 特立帕肽	是(酌情)

(3)序贯治疗:骨质疏松症的长期药物序贯治疗不仅有助于有效增加骨密度,持续降低骨折风险,而且有显著的药物经济学价值。特别是如下情况要考虑药物序贯治疗:①某些骨吸收抑制剂治疗失效、疗程过长或存在不良反应时;②骨形成促进剂(PTH 类似物等)的推荐疗程已到,但患者骨折风险仍高,需后续继续治疗者;③特立帕肽或地舒单抗等短效作用药物停药之后,须维持治疗效果者。分为不同作用机制药物的序贯治疗(表 4 - 24)和相同作用机制药物的序贯治疗(表 4 - 25)。

表4-24　不同作用机制抗骨质疏松症药物的序贯治疗

不同机制药物序贯	推荐
特立帕肽→唑来膦酸	是
特立帕肽→地舒单抗	是
罗莫佐单抗→唑来膦酸	是
罗莫佐单抗→地舒单抗	是

表4-25　相同作用机制抗骨质疏松症药物的序贯治疗

相同机制药物序贯	推荐
阿仑膦酸钠→唑来膦酸	是
阿仑膦酸钠→地舒单抗	是
地舒单抗→唑来膦酸	是

【临床路径】

见表4-26。

表4-26　原发性骨质疏松症临床路径表单

适用对象:第一诊断为原发性骨质疏松症(ICD-M80.5/M81.5)

患者姓名:_____　性别:_____　年龄:_____　门诊号:_____　住院号:_____

住院日期:____年____月____日　出院日期:____年____月____日　标准住院日:10~14天

时间	住院第1天
主要 诊疗 工作	□询问病史及体格检查,完成病历书写 □初步评估病情 □评估骨质疏松症和骨折的危险因素 □上级医师首次查房
重点 医嘱	**长期医嘱:** □内科护理常规 □一/二/三护理(根据病情) □视病情通知病重 □富钙饮食 □防跌倒 □防坠床 □专人陪护(无费用)

续表

时间	住院第 1 天
重点 医嘱	**临时医嘱:** 检测急查(酌情选用): □血常规 □血糖 □尿常规 □肾功能 □电解质 □心肌酶(CK,CKMB,Mb,cTnI,LDH,BNP) □凝血功能 □D 二聚体 □红细胞沉降率(必要时) □血气分析(必要时) **检查项目(酌情选用):** □ECG □X 线胸片,胸、腰椎、骨盆及可疑骨折骨骼 X 线检查 □彩超(腹部、泌尿系、妇科、心脏,甲状腺,甲状旁腺、颈部/双下肢血管) □骨密度测量(DEX) □全身骨扫描 □CT 或 MR 甲状旁腺平扫加增强 □CT 肾上腺平扫加增强 □甲状旁腺显像(SPECT) □CT 或 MR 腰椎,胸椎,骨盆增强(必要时) □CT 甲状腺增强,CT 肺部增强: □MR 垂体平扫 + 增强(必要时) □全身 PET – CT(必要时)
主要 护理 工作	□协助办理入院手续 □交代住院注意事项 □介绍病房环境、设施和设备 □入院护理评估 □宣教(预防跌倒的宣教)
病情 变异 记录	□无　□有,原因:

续表

时间	住院第 1 天
护士 签名	
医师 签名	

时间	住院第 2~3 天
主要 诊疗 工作	□上级医师查房 □核查辅助检查的结果是否有异常 □病情评估,进行必要的相关科室会诊 □向患者及其家属告知病情及诊治方案,签署相关知情同意书 □住院医师书写病程记录
重点 医嘱	**长期医嘱:** □内科护理常规 □一/二/三护理(根据病情) □根据病情调整病情通知(病危/病重/普通) □富钙饮食 □防跌倒 □防坠床 □专人陪护(无费用) □根据病情下达用药 □患者既往基础用药 **临时医嘱:** 检测项目(酌情选用) □大便常规 + OB □尿沉渣 □肝功能,包括 r – CGT,ALP □血脂 □糖化血红蛋白 □甲功三项(FT3,FT4,TSH) □TPO – Ab,TG – Ab,TR – Ab(必要时) □OGTT BS(0',120')(取葡萄糖粉 82.5g) □OGTT C 肽/胰岛素(0',120') □血清碱性磷酸酶 □25 羟维生素 D

续表

时间	住院第 2～3 天
重点 医嘱	□骨标三项 □PTH0 分钟,20 分钟 □性激素全套 □皮质醇节律(8AM,4PM,12PM) □ACTH 节律(8AM,4PM,12PM) □24 h 尿游离皮质醇 □24 h 尿电解质 □24 h 尿肌酐 □本周氏蛋白(血,尿)定量 □类风湿二项 □抗 CCP □ANA 抗体十二项 □ANA 光谱 □免疫球蛋白及补体 □血清蛋白电泳
主要 护理 工作	□骨质疏松护理常规 □饮食及预防跌倒、骨折宣教 □药物使用方法宣教 □病情观察
病情 变异 记录	□无　□有,原因:
护士 签名	
医师 签名	
时间	住院第 4～7 天
主要 诊疗 工作	□上级医师查房 □评估治疗效果 □完成上级医师查房记录

续表

时间	住院第 4～7 天
重点医嘱	**长期医嘱:** □内科护理常规 □一/二/三护理(根据病情) □根据病情调整病情通知(病危/病重/普通) □富钙饮食 □防跌倒 □防坠床 □专人陪护(无费用) □根据病情下达用药 □患者既往基础用药 **临时医嘱:** □根据需要补充完善有关检查(如骨穿) □对异常检查结果的复查 □对症支持
主要护理工作	□骨质疏松护理常规 □饮食及预防跌倒、骨折宣教 □药物使用方法宣教 □病情观察(关注各种抗骨松药物的不良反应) □密切关注骨折、静脉血栓、脑出血、脑梗死、心肌梗死、心衰、肺部感染等症状,及时预警及处理
病情变异记录	□无　□有,原因:
护士签名	
医师签名	

时间	住院第 8～14 天(出院日)
主要诊疗工作	□完成出院小结 □开具疾病证明书 □完成病案首页及所有病程记录 □向患者交代出院后注意事项及复诊日期 □如患者不能出院,在病程记录中说明原因和继续治疗

续表

时间	住院第 8～14 天(出院日)
重点 医嘱	□开出院医嘱 □出院带药 □定期门诊复诊
主要 护理 工作	□协助患者办理出院手续等事项 □出院带药服用指导 □交待常见的药物不良反应,嘱其定期门诊复诊
病情 变异 记录	□无　□有,原因:
护士 签名	
医师 签名	

第五部分

肌少症

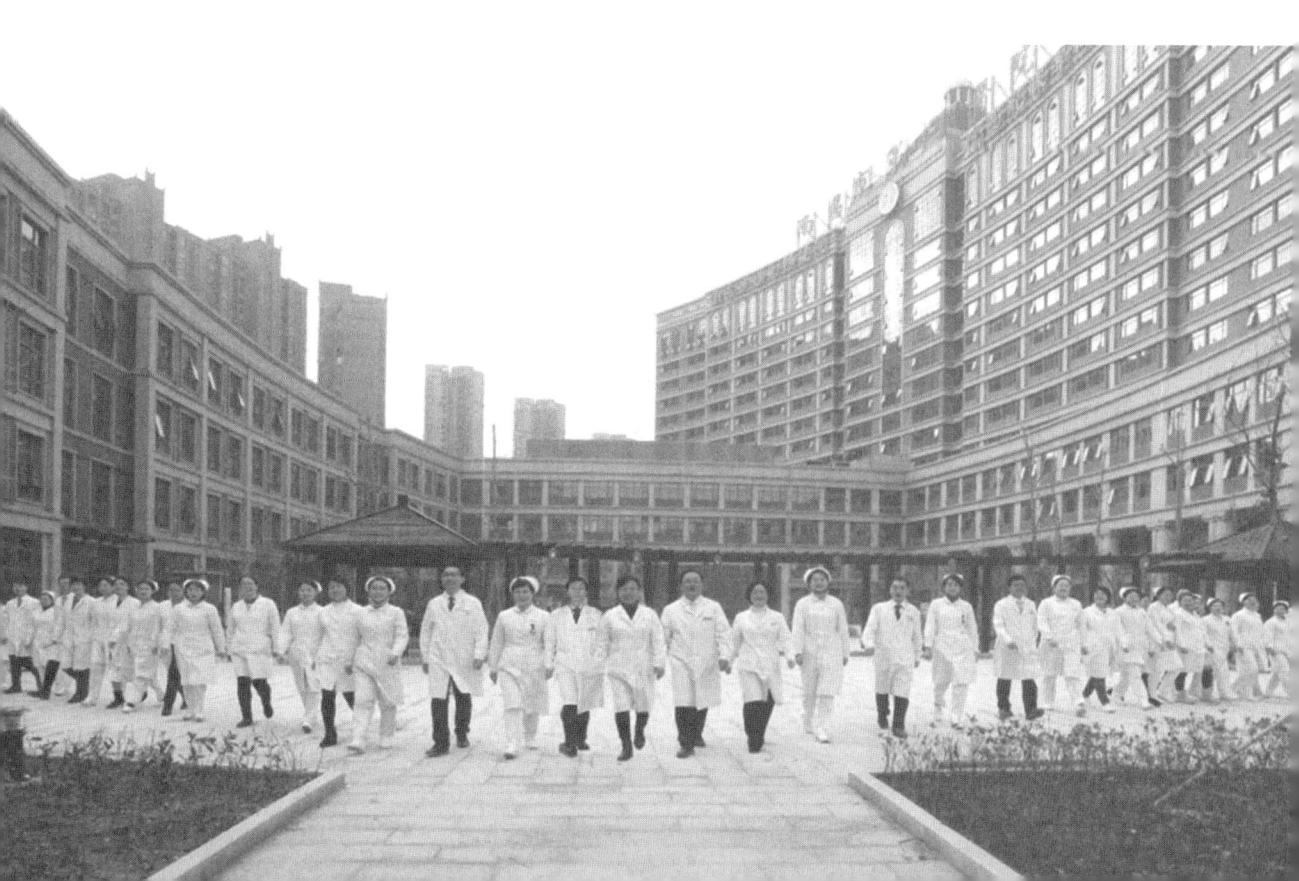

【概念】

肌少症是指与增龄相关的骨骼肌质量和肌肉力量或躯体功能下降,多见于老年人,又称少肌症、肌肉衰减综合征、肌肉减少症。

【病因】

肌少症是一种多因素疾病,可发生在任何年龄段。无明确病因仅有衰老时,为原发性肌少症;当存在除增龄以外的病因时,则为继发性肌少症。继发性肌少症与活动、疾病、营养等相关。因此,长期卧床、久坐、长期酗酒吸烟、膳食摄入能量蛋白质及维生素不足、原有的慢性疾病、手术、恶性肿瘤、内分泌疾病、多器官衰竭、某些药物治疗等因素均可导致肌少症的发生。

【临床表现】

肌少症最显著的表现是肌肉力量减弱或肌肉无力、虚弱、疲劳、行走困难和疼痛。

临床特点:

(1)平衡能力下降、易跌倒,并因此受伤。

(2)疲劳,难以集中精力。

(3)肌肉疼痛,呈持续性,影响身体多个部位,患者描述为"僵硬和持续疼痛"。

(4)其他的健康影响和共病状态,如体重减轻、关节炎、骨折、心血管疾病、腕管综合征和红斑狼疮。

(5)对情感和心理产生负面影响。

【诊断标准】

(1)肌少症的评估方法

①初筛:a. 小腿最大周长测量法;b. SARC－F 问卷评分量表(肌少症五项评分问卷,详见表 5－1);c. SARC－CalF 评分量表(肌少症五项评分联合小腿围问卷,详见表5－2)。

②肌肉力量测试:a. 握力测试(用握力计测上肢握力,测量时左右手分别测量 3 次,取最大值);b. 椅子站立测试(受试者在不使用手臂的情况下,一般在胸前交叉双臂,从一个坐着的位置站起来 5 次所需的时间)。

③肌肉质量测试:a. DXA(双能 X 线吸收法);b. BIA(生物电阻抗分析)。

④躯体功能测试:a. 步速测试(测试被检者走完 6m 距离,并记录所需时间,计算被检者步行速度);b. SPPB(简易体能测试量表,详见表 5－3)。

表 5 - 1　SARC - F 问卷评分量表

序号	测试项目	询问方式及内容	评分标准	计分
1	肌肉力量(S)	搬运 4 kg 物品是否困难	0 min = 无困难,1 min = 偶有困难, 2 min = 难度较大,无法独立完成	
2	辅助行走(A)	走出房间是否困难	同上	
3	站起能力(R)	从床上或椅子上站起是否困难	同上	
4	爬楼梯能力(C)	爬 10 个楼梯台阶是否困难	同上	
5	跌倒次数(F)	过去 1 年跌倒次数	0 min = 0 次,1 min = 1 ~ 3 次, 2 min = 4 次以上	

注:分数合计总分≥4 min 为筛查阳性。

表 5 - 2　SARC - CalF 评分量表

序号	测试项目	询问方式及内容	评分标准	计分
1	肌肉力量(S)	搬运 4 kg 物品是否困难	0 min = 无困难,1 min = 偶有困难, 2 min = 难度较大,无法独立完成	
2	辅助行走(A)	走出房间是否困难	同上	
3	站起能力(R)	从床上或椅子上站起是否困难	同上	
4	爬楼梯能力(C)	爬 10 个楼梯台阶是否困难	同上	
5	跌倒次数(F)	过去 1 年跌倒次数	0 min = 0 次,1 min = 1 ~ 3 次, 2 min = 4 次以上	
6	小腿最大周长		0 min = 男 >34 cm,女 >33 cm 10 min = 男≤34 cm,女≤33 cm	

注:分数合计总分≥11 min 为筛查阳性。

表 5 - 3　SPPB 简易体能测试评分量表

序号	测试项目	测试方式及内容	评分标准	计分
1	平衡测试	双腿并拢站立	1 min = 坚持 10 s,0 min = 未坚持 10 s, 0 min = 未进行该动作	
		半前后脚站立(一足跟 对准另一足部大脚趾侧面)	同上	
		前后脚站立(脚跟对脚尖)	2 min = 坚持 10 s,1 min = 坚持 3 ~ 9.99 s, 0 min = 坚持 <3 s,0 min - 未进行该动作	

续表

序号	测试项目	测试方式及内容	评分标准	计分
2	步态速度测试(4 m 步行或者 3 m 步行,选 1 个测试)	4 m 步行	1 min = 时间超过 8.7 s,2 min = 时间在 6.21~8.7 s 之间,3 min = 时间在 4.82~6.2 s 之间,4 min = 时间少于 4.82 s	
		3 m 步行	1 min = 时间超过 6.52 s,2 min = 时间在 4.66~6.52 s 之间,3 min = 时间在 3.62~4.65 s 之间,4 min = 时间少于 3.62 s	
3	椅子站立测试	受试者在胸前交叉双臂并尝试从椅子上站起,尽可能快的重复 5 次起坐,记录所需时间	0 min = 不能完成 5 次站立或完成站立时间大于 60 s,1 min = 时间大于等于 16.7 s,2 min = 时间在 13.7~16.69 s 之间,3 min = 时间在 11.2~13.69 s 之间,4 min = 时间小于等于 11.19 s	

注:分数合计总分≤9 min 为筛查阳性。

(2)肌少症的诊断标准:

①可疑肌少症诊断标准:小腿最大周长测量法阳性,或 SARC－F 问卷评分量表阳性(或 SARC－CalF 评分量表阳性),伴有握力测试阳性(或伴有或不伴有任意一项躯体功能测试阳性),即可诊断为可疑肌少症。

②肌少症诊断标准:任意一项肌肉质量测试(DXA 或 BIA)阳性,伴有任意一项肌肉力量测试阳性(或伴有任意一项躯体功能测试阳性),即可诊断为肌少症。

③严重肌少症诊断标准:肌肉质量测试(任意一项)、肌肉力量测试(任意一项)和躯体功能测试(任意一项)均为阳性,即可诊断为严重肌少症。

④肌少症评估及诊断标准阈值表(见表 5－4)

表 5－4　肌少症评估及诊断标准阈值表

项目	名称	男性阈值(阳性)	女性阈值(阳性)
初筛	SARC－F	≥4 min	≥4 min
	SARC－CalF	≥11 min	≥11 min
	小腿周长	<34 cm	<33 cm
肌肉力量测试	握力测试	男性 <28 kg	女性 <18 kg
	椅子站立测试	≥12 s	≥12 s

续表

项目	名称	男性阈值(阳性)	女性阈值(阳性)
肌肉质量测试	DXA	<7.0 kg/m²	<5.4 kg/m²
	BIA	<7.0 kg/m²	<5.7 kg/m²
躯体功能测试	步速测试	≤1 m/s	≤1 m/s
	SPPB	≤9 min	≤9 min

(3)肌少症的诊断流程(见图5-1):

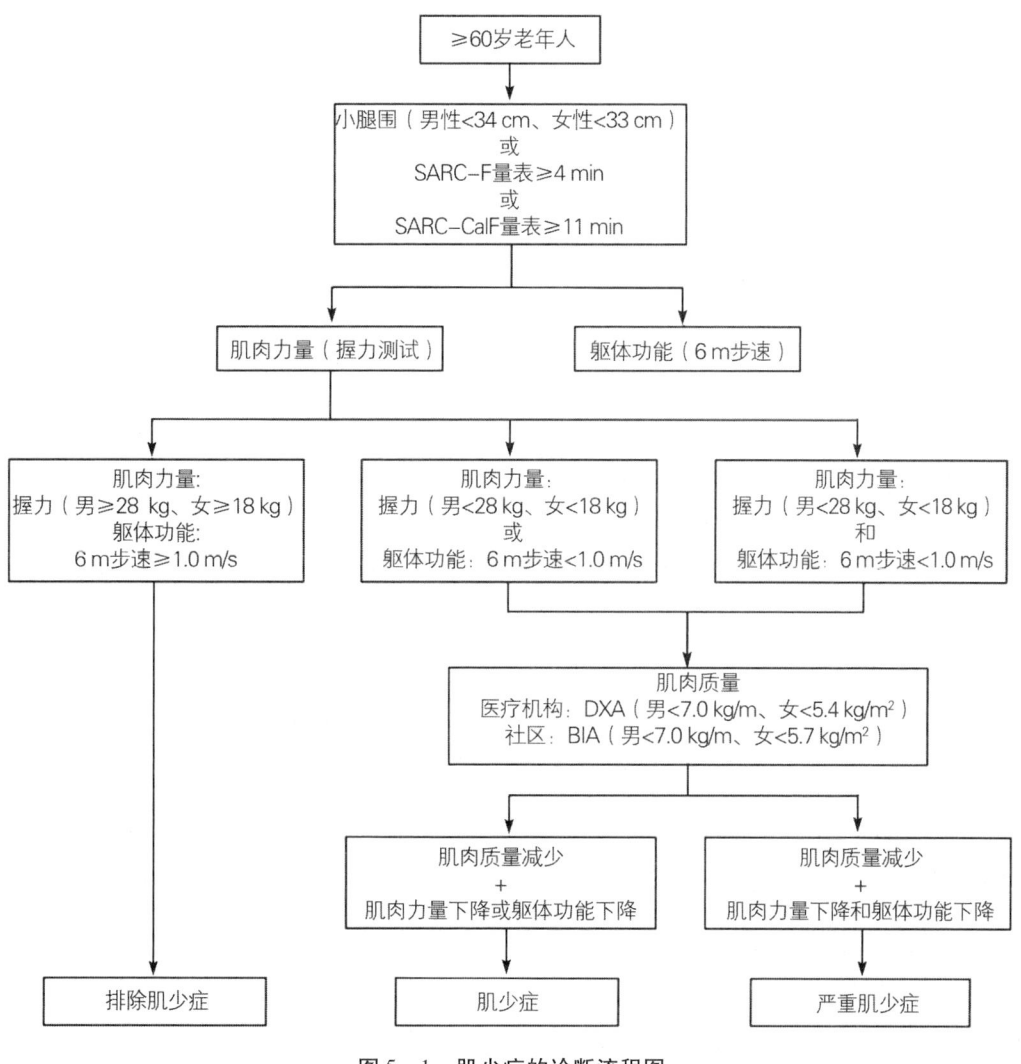

图5-1 肌少症的诊断流程图

【治疗】

（1）生活方式干预

改变久坐不动、喜卧床、吸烟、饮酒等不良生活方式，积极治疗与肌少症相关的基础疾病。

（2）运动疗法

运动干预的类型荐抗阻运动、有氧运动、平衡训练。抗阻运动是运动干预的基础和核心部分，以渐进式增加运动强度为特点，使肌肉产生的力量能够移动或抵抗所施加的阻力。目前推荐以抗阻力训练为基础的运动干预作为肌少症的一线治疗方案，推荐干预的频率为 2 ~ 3 次/周，干预时间为 30 min/次及以上，至少持续 8 ~ 12 周。运动训练应选择适宜的场地、相应器材和必备的生命监测仪器。运动过程中监测并记录血压、心率、SpO2 以及疲劳情况，逐步调整以达到最佳的运动频率和强度。

（3）营养支持

营养不良及其导致的肌蛋白合成降低是肌少症发生和进展的重要原因，也是其干预的重要措施之一。推荐所有肌少症和可能肌少症的患者进行营养风险的筛查，并给予积极的营养补充，尤其是补充充足的蛋白质/必需氨基酸。肌少症患者每日蛋白质摄入量应达到 $1.2 \sim 1.5 \, g \cdot kg^{-1} \cdot d^{-1}$，其中动物蛋白等优质蛋白质比例需达到 50% 以上，而对于合并严重营养不良的肌少症者每日蛋白质则需要补充到 $1.5 \, g \cdot kg^{-1} \cdot d^{-1}$ 以上，蛋白质摄入需均衡分配到一日三餐中。对存在营养不良或营养风险的肌少症患者在自由进食的同时，建议口服富含氨基酸的营养补充剂，并根据病情个体化选择适宜的肠内营养剂（见表 5 - 5）。老年肌少症患者中不推荐常规补充维生素 D，当血清 25(OH)D < 50 nmol/L 时可予以补充。

表 5 - 5　不同配方肠内营养制剂的能量、蛋白质含量（每 100 mL）及适宜人群

肠内营养剂	能量（kcal）	蛋白质含量（g）	适宜人群
肠内营养混悬液（TPF）	150	6	高能量需求、高分解代谢的肌少症患者
肠内营养混悬液（TPF - DM）	75	3.2	合并糖尿病的患者
整蛋白型肠内营养剂（粉剂）	100	4	有不同浓度需求的 ONS 患者
肠内营养混悬液（SP）	100	4	胃肠功能受损的患者
肠内营养混悬液（TP - MCT）	100	5	需要蛋白含量高，或伴脂代谢障碍的患者

注：TPF：整蛋白含纤维型，TPF - DM：整蛋白含纤维 - 糖尿病型，SP：短肽型，TP - MCT：整蛋白 - 中链脂肪酸型，ONS：口服营养补充。

（4）西医治疗

迄今为止药物治疗肌少症的临床证据不足,尚无推荐的肌少症一线临床用药。睾酮、雌孕激素替代治疗、选择性雄激素受体调节剂(SERMS)均在研究中被证实可增加人体的肌肉含量。对于因性激素缺乏导致的严重肌少症患者,可在排除高危因素的前提下,试验性补充少剂量激素。肌生成抑制素和激活素Ⅱ型受体通路拮抗剂类在研究中被证明可改善躯体功能,但也缺乏临床证据。

（5）中医治疗

肌少症属中医学"痿症"的范畴,病在筋脉肌肉。中医理论而言,脾主肌肉,认为肌少症的病因病机多为脾虚导致消化不良,营养摄取不足所造成肌肉运动乏源。现代中医临床对本病的治疗主要集中于补益脾胃。多个调理脾胃为主的方剂(八珍汤、补中益气汤、四君子汤等)联合理疗(经穴推拿、穴位贴敷、雷火灸等)、营养支持、运动锻炼治疗肌少症,证实可显著改善患者的肌肉质量、力量、功能及日常生活能力。中国传统体育运动项目包括太极拳、五禽戏、八段锦等(见表5－6)。

表5－6　中国传统体育运动项目

项目	太极拳	五禽戏	八段锦
功效	长期坚持可改善老年人膝关节、踝关节屈伸的肌肉力量以及下肢的本体感觉和灵敏度,还可以增加姿势控制能力、心肺功能以及下肢肌肉耐力,从而降低老年人的跌倒风险	有效改善老年肌少症患者平衡能力、下肢、肌肉力量、步态、心肺功能和生活质量	可改善老年人的平衡能力、降低体脂肪比例及血脂水平,对老年人骨骼、韧带、脊椎、关节及心肺功能起到系统锻炼的作用
训练频率	24式简化太极拳一共有24个动作,熟练后完成一遍动作需要58 min。建议每次重复练习2~3遍,每遍之间休息3~5 min,每周训练3~5次,坚持12周以上	建议先进行1周的学习期,熟练掌握后每周训练3~5次,每次持续时间30~60 min,可将完整动作练习2~3遍,组间休息3~5 min,建议坚持12周以上	新编健身气功八段锦有8个动作,需要先进行1周的学习期,推荐每周训练3~5次,每次30~60 min,每次可将完整动作练习2~3遍

（5）物理治疗

由于年龄、健康、创伤等相关因素,老年肌少症患者常因心脏限制、平衡能力弱或缺乏足够的动力或兴趣而难以完成推荐的抗阻运动,重症监护室环境中的老年患者很少能够达到推荐的蛋白质摄入量,也很难进行负重运动,神经肌肉电刺激结合物理治疗和早期活动策略可能对ICU环境中的老年患者有益。可采用全身振动(WBV)和全身肌肉电刺激(WB – NMES)等治疗方式,其他物理因子治疗也有一定的防治作用。WBV 训练模式可采用间歇全身振动(IWBV)或连续全身振动(CWBV),IWBV 可以更有效地改善肌肉力量,若以合适的振动幅度、振动频率、休息间隔和干预时间则可以增加肌肉质量、提高骨密度、降低体脂率。

【临床路径】

见表5 – 7。

表5 – 7　肌少症临床路径表单

适用对象:第一诊断为肌少症(ICD – 10:M62.500x001)

患者姓名:_____　性别:_____　年龄:_____　门诊号:_____　住院号:_____

住院日期:_____年_____月_____日　出院日期:_____年_____月_____日　标准住院日:8 ~ 10 天

日期	住院第 1 天	住院第 2 天
主要诊疗工作	□询问病史及体格检查 □完成病历书写 □完善辅助检查 □医师查房,初步确定诊断 □向患者及其家属告知病情及诊治方案,签署相关知情同意书 □完成首次病程记录等病历书写 □必要时上级医师查房,明确诊断,指导治疗 □必要时向患者及家属介绍病情变化及相关检查结果 □对症治疗	□上级医师查房 □完善入院检查项目 □继续对症治疗 □完成上级医师查房记录等病历书写 □进行必要的相关科室会诊
重点医嘱	长期医嘱: □内科护理常规 □一/二级护理 □饮食 □视病情通知病重 □其他医嘱 临时医嘱: □血常规、尿常规、大便常规、肝肾功能、血糖血脂、电解质、心肌酶、甲状腺功能、PTH、肿瘤标记物、维生素六项、骨生化、性激素等	长期医嘱: □内科护理常规 □一/二级护理 □饮食 □用药依据病情下达 □患者既往基础用药 □其他医嘱

续表

日期	住院第 1 天	住院第 2 天
重点医嘱	□心电图、心脏彩超、腹部彩超、胸部 CT 等 □肌电图、骨密度等 □肌肉力量测试、肌肉质量测试、躯体功能测试 □营养不良风险评估、认知功能评估、抑郁症状评估等 □其他医嘱	临时医嘱： □补充必要检查 □其他医嘱
主要护理工作	□介绍病房环境、设施和设备 □入院护理评估 □宣教（预防跌倒的宣教）	□宣教（内分泌病知识） □观察患者病情变化 □按时评估病情，相应护理到位
病情变异记录	□无　□有，原因： 1. 2.	□无　□有，原因： 1. 2.
护士签名		
医师签名		
日期	住院第 3 ~ 7 天	住院第 8 ~ 10 天（出院日）
主要诊疗工作	□三级医师查房 □根据体检、化验检查结果和既往资料，进行鉴别诊断和确定诊断 □必要时复查异常项目 □进行必要的相关科室会诊 □根据检查结果制定治疗方案 □注意观察治疗不良反应，并对症处理 □完成病程记录	□上级医师查房，进行评估，确定有无治疗不良反应，明确是否出院 □完成出院记录、病案首页、出院证明书等 □向患者交代出院后的注意事项，如：返院复诊的时间、地点、发生紧急情况时的处理等
重点医嘱	**长期医嘱：** □一/二级护理 □饮食 □根据不同病情选择治疗方案 □其他医嘱 **临时医嘱：** □补充完善有关检查 □对症支持 □其他医嘱	**出院医嘱：** □出院带药 □定期门诊随访

续表

日期	住院第 3~7 天	住院第 8~10 天(出院日)
主要护理工作	□观察患者病情变化 □心理与生活护理	□出院带药服用指导 □特殊护理指导 □交待常见的药物不良反应,嘱其定期门诊复诊
病情变异记录	□无　□有,原因: 1. 2.	□无　□有,原因: 1. 2.
护士签名		
医师签名		

第六部分

痛风及骨关节病

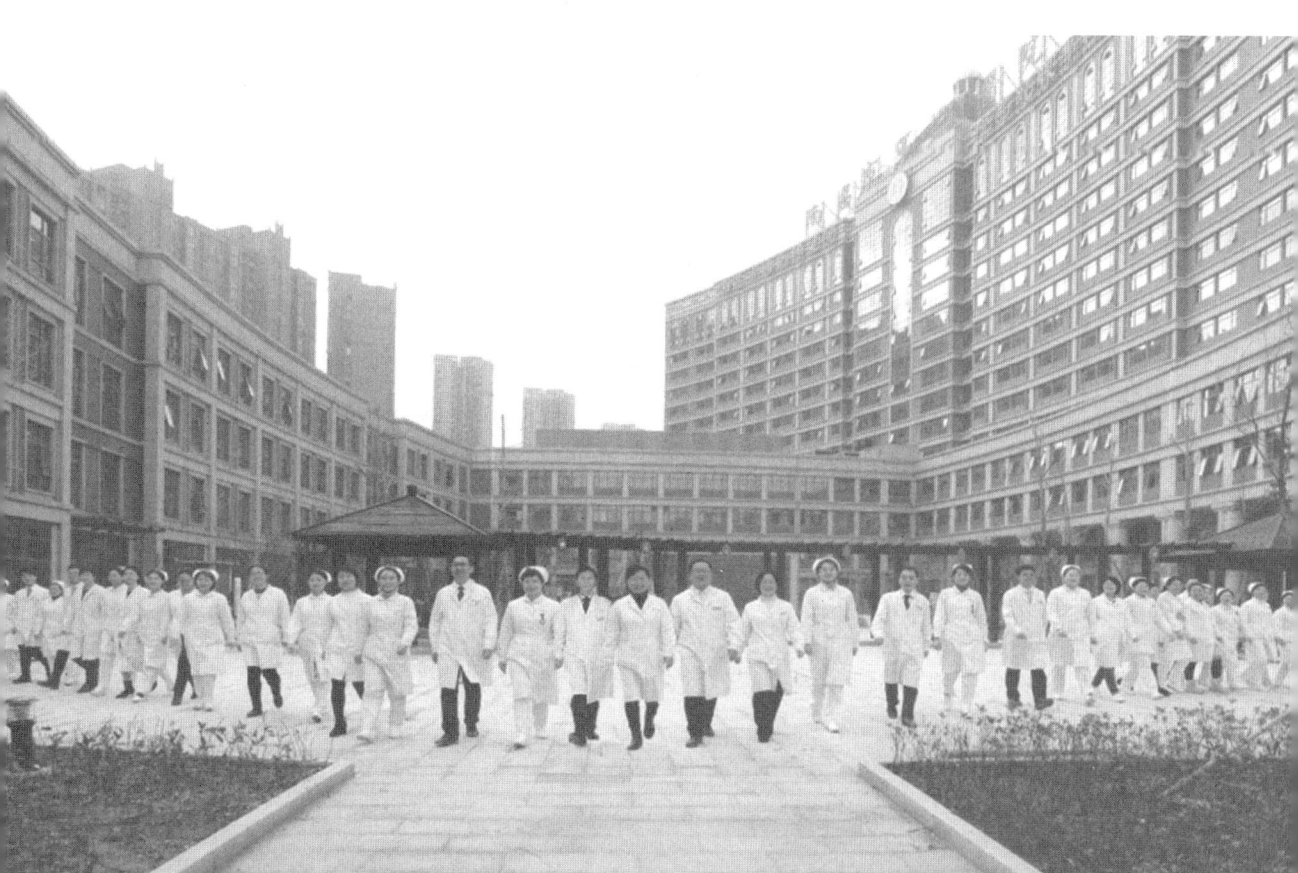

第一章　痛风

【概念】

痛风是单钠尿酸盐沉积于骨关节、肾脏和皮下等部位,引发的急、慢性炎症和组织损伤,与嘌呤代谢紊乱和/或尿酸排泄减少所致的高尿酸血症直接相关,属于代谢性风湿病范畴。

【病因】

1. 原发性痛风

多有遗传性,但临床有痛风家族史者仅占 10%～20%,尿酸生成过多在原发性高尿酸血症的病因中占 10%。其原因主要是嘌呤代谢酶缺陷,次黄嘌呤鸟嘌呤磷酸核糖转移酶(HGPRT)缺乏和磷酸核糖焦磷酸盐(PRPP)合成酶活性亢进。原发性肾脏尿酸排泄减少约占原发性高尿酸血症的 90%,具体发病机制不清,可能为多基因遗传性疾病,但应排除肾脏器质性疾病。

2. 继发性痛风

指继发于其他疾病过程中的一种临床表现,也可因某些药物所致。骨髓增生性疾病如白血病、淋巴瘤、多发性骨髓瘤、红细胞计数增多症、溶血性贫血和癌症等可导致细胞的增殖加速,使核酸转换增加,造成尿酸产生增多。恶性肿瘤在肿瘤的放化疗后引起细胞大量破坏,核酸转换也增加,导致尿酸产生增多。肾脏疾病包括慢性肾小球肾炎、肾盂肾炎、多囊肾、铅中毒和高血压晚期等引起的肾小球滤过功能减退,可使尿酸排泄减少,导致血尿酸浓度升高。药物如噻嗪类利尿药、呋塞米、乙胺丁醇、吡嗪酰胺、小剂量阿司匹林和烟酸等,可竞争性抑制肾小管排泄尿酸而引起高尿酸血症。另外,肾移植患者长期服用免疫抑制剂也可发生高尿酸血症,可能与免疫抑制剂抑制肾小管排泄尿酸有关。

【临床表现】

临床多见于 40 岁以上男性,女性多在更年期后发病,近年发病有年轻化趋势。

1. 无症状期

仅有波动性或持续性高尿酸血症,从血尿酸增高至症状出现的时间可达数年,有些可终身不出现症状。

2. 急性关节炎期及间歇期

常有以下特点:①多在午夜或清晨突然起病,关节剧痛;数小时内受累关节出现红、肿、热、痛和功能障碍;②单侧第 1 跖趾关节最常见;③发作呈自限性,多于 2 周内自行缓解;④可伴高尿酸血症,但部分急性发作时血尿酸水平正常;⑤关节液或痛风石中发现尿酸盐结晶;⑥秋水仙碱可迅速缓解症状;⑦可伴有发热等。间歇期是指两次痛风发作之间的无症状期。

3. 痛风石及慢性关节炎期

痛风石是痛风的特征性临床表现,典型部位在耳廓,也常见于关节周围以及鹰嘴、跟骨、髌骨滑膜等处。外观为大小不一的、隆起的黄白色赘生物,表面菲薄,破溃后排出白色粉状或糊状物。慢性关节炎多见于未规范治疗的病人,受累关节非对称性不规则肿胀、疼痛,关节内大量沉积的痛风石可造成关节骨质破坏。

4. 肾脏

主要表现在以下 3 方面:

(1)痛风性肾病:起病隐匿,临床表现为尿浓缩功能下降,出现夜尿增多、低比重尿、低分子蛋白尿、白细胞尿、轻度血尿及管型等。晚期可出现肾功能不全及高血压、水肿、贫血等。

(2)尿酸性肾石病:可从无明显症状至肾绞痛、血尿、排尿困难、肾积水、肾盂肾炎或肾周围炎等。纯尿酸结石能被 X 线透过而不显影。

(3)急性肾衰竭:大量尿酸盐结晶堵塞肾小管、肾盂甚至输尿管,病人突然出现少尿甚至无尿,可发展为急性肾衰竭。

【诊断标准】

见图 6 - 1。

【治疗】

1. 治疗原则

(1)建议所有高酸血症与痛风患者保持健康的生活方式,包括:控制体重,规律运动;限制酒精及嘌呤、高果糖饮食的摄入;鼓励奶制品和新鲜蔬菜的摄入及适量饮水;不推荐也不限制豆制品(如豆腐)的摄入。

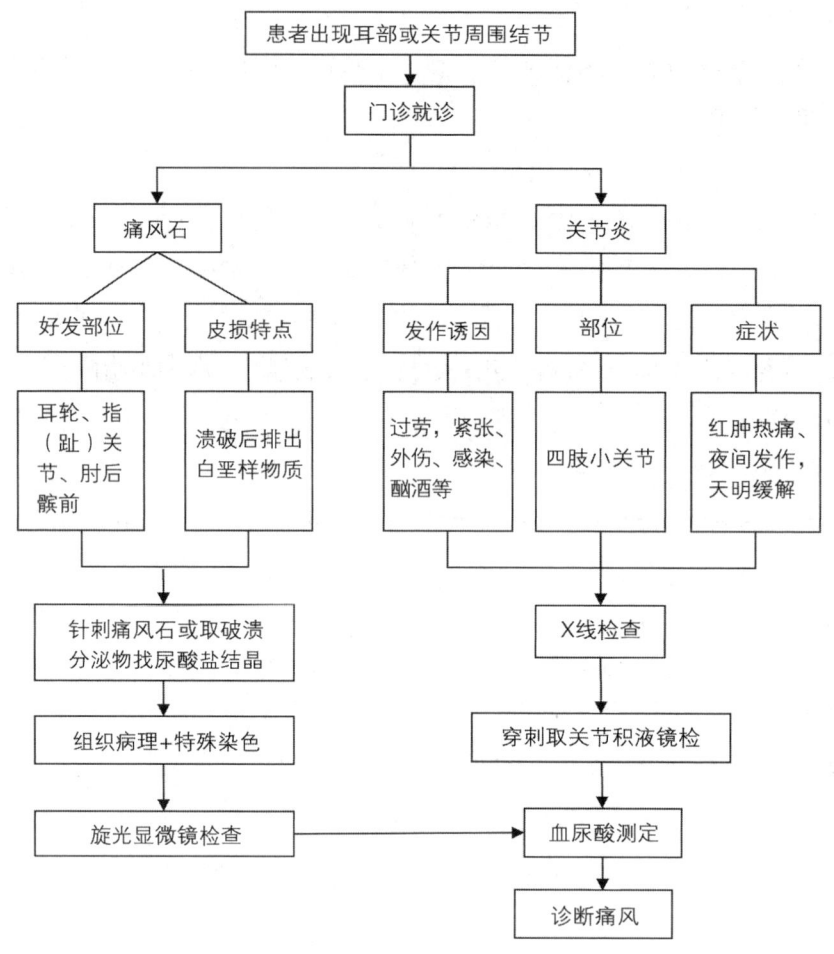

图 6-1 痛风诊断流程

（2）建议所有高尿酸血症与痛风患者知晓并终身关注血尿酸水平及影响因素，始终将血压酸水平控制在理想范围。

（3）建议所有高尿酸血症与痛风患者都应了解释疾病可能出现的危害，定期筛查与监测靶器官损害和控制相关并发症。

（4）血尿酸控制目标：

①无合并症，血尿酸水平≥480 μmmol/L 起始 ULT；建议血尿酸控制 <360 μmmol/L。

②有下列合并症之一，血尿酸水平 ≥420 μmmol/L 起始 ULT，痛风发作次数≥2 次/年、痛风石、慢性痛风性关节炎、肾结石、慢性肾脏疾病、高血压、糖尿病、血脂异常、脑卒中、缺血性心脏病、心力衰竭和年龄 <40 岁；建议血尿酸控制在 <300 μmmol/L。

选择降尿酸药物时，应综合考虑药物的适应证、禁忌证和高尿酸血症的分型；在痛风发作缓解 2~4 周起始降尿酸药物治疗，药物治疗过程中出现痛风发作，不建议停用降尿酸药物。

2. 急性期治疗

（1）抗炎镇痛治疗。尽早使用小剂量秋水仙碱或 NSAID（足量、短疗程），对上述药物不耐受、疗效不佳或存在禁忌的患者，可全身应用糖皮质激素。累及多关节、大关节或合并全身症状的患者，可首选全身糖皮质激素治疗发作。累及 1～2 个大关节时，有条件者可抽吸关节液后，关节腔腔内注射糖皮质激素治疗。疼痛 VAS≥7 分，或≥2 个大关节受累，或多关节炎，或一种药物疗效差的患者，可联合两种抗炎镇痛药物，如小剂量秋水仙碱与 NSAID 或小剂量秋水仙碱与全身糖皮质激素联用。有消化道出血风险或需长期使用小剂量阿司匹林患者，建议优先考虑选择性 COX－2 抑制剂疼痛反复作。常规药物无法控制的难治性痛风患者，可考虑使用 IL－1 或 TNF－a 拮抗剂。

（2）黄嘌呤氧化酶抑制剂。①别嘌醇：高尿酸血症与痛风患者一线用药，使用前应进行 FLA－B＊5801 基因检测，特别是 CKD3－4 期者；CKD1－2 期，起始剂量 100 mg/d，每 2～4 周增加 100 mg/d，最大剂量 800 mg/d ；CKD3－4 期，起始剂量 50 mg/d，每 4 周曾加 50 mg/d，最大剂量 200 mg/d，CKD5 期禁用；

②非布司他：痛风患者一线用药：起始剂量 20 mg/d，2～4 周可增加 20 mg/d，最大剂量为 80 mg/d；合并心脑血管疾病的老年人中应慎重使用；CKD4－5 期降尿酸药物优先考虑非布司他，最大剂量 40 mg/d。

（3）促尿酸排泄药物。苯溴马隆：高尿酸血症与痛风患者一线用药；应注意大量饮水及碱化尿液：起始剂量 25 mg/d，2～4 周可曾加 25 mg/d，最大剂量 100 g/d：禁用于肾结石者，慎用于合并慢性肝病者。

（4）重组尿酸酶制剂。聚乙二醇重组尿酸酶：用于难治性痛风的降尿酸治疗。

（5）碱化尿液。建议高尿酸血症与痛风患者晨尿 pH＜6.0 尤其是正在服用促尿酸作泄药物时，定期监测尿 pH，可应用简易临床 pH 仪自行监测。

pH＜6.0 时，建议服用枸橼酸制剂，碳酸氢钠碱化尿液，使晨尿 pH 维持在6.2～6.9，以降低尿酸性肾结石的溶解。

（6）联合用药。单药足量、足疗程治疗，血尿酸仍未达标的患者，可考虑联合应用两种不同作用机制的降尿酸药物：

不推荐尿酸氧化酶与其他降尿酸药物联用。

3. 手术治疗

如痛风石出现局部并发症（感染、破溃、压迫神经等）或严重影响生活质量时，可考虑手术治疗。

4. 合并症用药

高尿酸血症与痛风患者合并高血压时,建议降压药物首选氯沙坦和(或)钙通道阻滞剂。不推荐噻嗪类和袢利尿剂等单独用于降压治疗。

合并高甘油三酯血症时,调脂药物建议首选非诺贝特;合并高胆固醇血症时,调脂药物建议首选阿托伐他汀钙。

合并糖尿病时,建议优先选择兼有降尿酸作用的降糖药物,次选不升高血尿酸的药物。

5. 预防痛风发作

痛风患者降尿酸治疗初期,推荐首选小剂量(0.5～1 mg/d)秋水仙碱预防痛风发作,至少维持3～6个月;肾功能不全患者,根据eGFR调整秋水仙碱用量。不能耐受秋水仙碱的患者,建议小剂量NSAID(不超过常规剂量的50%)或糖皮质激素(强的松≤10 mg/d)预防发作,至少维持3～6个月建议从小剂量起始降尿酸药物治疗,缓慢加量,避免或减少痛风发作。

【临床路径】

见表6-1。

表6-1　痛风临床路径表单

适用对象:第一诊断为痛风(ICD-10:M10.900)

患者姓名:_____　性别:_____　年龄:_____　门诊号:_____　住院号:_____

住院日期:_____年_____月_____日　出院日期:_____年_____月_____日　标准住院日:10天

日期	住院第1天	住院第2天
主要诊疗工作	□询问病史及体格检查 □完成病历书写 □完善辅助检查 □医师查房,初步确定诊断 □向患者及其家属告知病情及诊治方案,签署相关知情同意书 □完成首次病程记录等病历书写 □必要时上级医师查房,明确诊断,指导治疗 □完成医师查房记录 □必要时向患者及家属介绍病情变化及相关检查结果 □对症治疗	□上级医师查房 □完善入院检查项目 □继续对症治疗 □完成上级医师查房记录等病历书写 □进行必要的相关科室会诊

续表

日期	住院第 1 天	住院第 2 天
重点医嘱	**长期医嘱:** □内分泌科护理常规 □一/二级护理 □低嘌呤饮食 □视病情通知病重 □卧床休息 **临时医嘱:** □血常规、尿常规、大便常规 □肝肾功能、血糖、电解质、血常规 + CRP、血沉、抗 CCP 抗体、ANA、RF、抗"O"、24 h 尿酸、HLA - B27、ANA 抗体谱等检查项目 □胸片、心电图、腹部 B 超 □可疑关节 X 线检查 □必要时双源 CT □对症处理	**长期医嘱:** □内分泌科护理常规 □一/二级护理 □饮食 □用药依据病情下达 □患者既往基础用药 □其他医嘱 **临时医嘱:** □补充必要检查 □其他医嘱
主要护理工作	□介绍病房环境、设施和设备 □入院护理评估 □宣教(预防跌倒的宣教)	□宣教(内分泌病知识) □观察患者病情变化 □按时评估病情,相应护理到位
病情变异记录	□无 □有,原因: 1. 2.	□无 □有,原因: 1. 2.
护士签名		
医师签名		

续表

日期	住院第 3 ~ 9 天	住院第 10 天（出院日）
主要诊疗工作	□三级医师查房 □复查血常规、肝肾功能 □根据体检、化验检查结果和既往资料,进行鉴别诊断和确定诊断 □疑有合并其它关节疼痛疾病者进行相应检查 □进行必要的相关科室会诊 □根据检查结果制定治疗方案 □注意观察治疗不良反应,并对症处理 □完成病程记录	□上级医师查房,进行评估,确定有无治疗不良反应,明确是否出院 □完成出院记录、病案首页、出院证明书等 □向患者交代出院后的注意事项,如:返院复诊的时间、地点,发生紧急情况时的处理等
重点医嘱	**长期医嘱:** □一/二级护理 □饮食 □根据不同病情选择治疗方案 □其他医嘱 **临时医嘱:** □补充完善有关检查 □对症支持 □其他医嘱	**出院医嘱:** □出院带药 □定期门诊随访
主要护理工作	□观察患者病情变化 □心理与生活护理	□出院带药服用指导 □特殊护理指导 □交待常见的药物不良反应,嘱其定期门诊复诊
病情变异记录	□无　□有,原因: 1. 2.	□无　□有,原因: 1. 2.
护士签名		
医师签名		

第二章 骨关节病

【概念】

骨关节炎（OA）是一种以关节软骨损害为主,并累及整个关节组织的最常见的关节疾病,最终发生关节软骨退变、纤维化、断裂、溃疡及整个关节面的损害。表现为关节疼痛、僵硬、肥大及活动受限。曾称骨关节病、退行性关节病。本病好发于中老年人,是老年人致残的主要原因。随着人口老龄化进程加快和肥胖的患病率增加,骨关节炎的患病率越来越高。

【病因】

OA 主要的发病危险因素包括病人年龄、性别、肥胖、遗传易感性、关节结构及力线异常,创伤,长期从事反复使用某些关节的职业或剧烈的文体活动、吸烟以及存在其他疾病等。年龄是与 OA 最密切相关的危险因素,超过 75 岁的人中有 80% 以上受到 OA 的影响。尽管这是一种年龄相关性疾病,但 OA 并不是关节老化的必然结果。女性 OA 的发生概率是男性的两倍,尤其是 50 岁以后女性的患病率显著增加,特别是膝关节 OA。肥胖是 OA 的另一个重要危险因素,而且是可以改变的危险因素。

【临床表现】

一般起病隐匿,进展缓慢,主要表现为受累关节及其周围疼痛、压痛、僵硬、肿胀、关节骨性肥大和功能障碍。临床表现随受累关节而异。疼痛多发生于活动以后,休息可以缓解。随着病情进展,负重时疼痛加重,甚至休息时也可发生疼痛,夜间可痛醒。由于软骨无神经支配,疼痛主要由关节其他结构如滑膜、骨膜、软骨下骨及关节周围的肌肉韧带等受累引起。

晨僵时间较短,一般不超过 30 分钟。疼痛严重而持续者,常伴发焦虑和抑郁状态。

OA 好发于膝、颈椎和腰椎等负重关节及远端指间关节、近端指间关节、第一腕掌关节和第一跖趾关节。膝骨关节、踝关节、肩锁关节、下颌关节和肘关节也可累及。

1. 手 OA：多见于中、老年女性，远端指间关节最常累及，也可见于近端指间关节和第一腕掌关节。特征性表现为指间关节伸面内、外侧骨样肿大结节，位于远端指间关节者称 Heberden 结节，位于近端指间关节者称 Bouchard 结节，有遗传倾向。近端及远端指间关节水平样弯曲形成蛇样畸形。部分病人可出现屈曲或侧偏畸形。第一腕掌关节因骨质增生可出现"方形手"。

2. 膝 OA：早期以疼痛和僵硬为主，单侧或双侧交替，多发生于上下楼时。关节胶化（articular gelling）指在晨起或久坐后，初站立时感觉关节不稳定，需站立片刻并缓慢活动一会儿才能迈步。体格检查可见关节肿胀、压痛、骨摩擦感以及膝内翻畸形等。随着病情进展，可出现行走时失平衡，下蹲、下楼无力，不能持重、活动受限、关节挛曲。可出现关节在活动过程中突然打软。还可出现关节活动时的"绞锁现象"（可因关节内的游离体或漂浮的关节软骨碎片所致）。少数病人关节周围肌肉萎缩多为失用性。

3. 髋关节 OA：多见于年长者，男性患病率较高。主要症状为隐匿发生的疼痛，可放射至臀外侧、腹股沟、大腿内侧，有时可集中于膝而忽略真正病变部位。体格检查可见不同程度的活动受限和跛行。

4. 足 OA：以第一跖趾关节最常见。症状可因穿过紧的鞋子而加重。附骨关节也可累及。部分可出现关节红、肿、热、痛，类似痛风的表现，但疼痛程度较痛风轻。体征可见骨性肥大和外翻。

特殊类型骨关节病的临床表现：

1. 全身性 OA：多见于中年以上女性，典型表现累及多个指间关节，有 Heberden 结节和 Bouchard 结节，还同时存在至少 3 个部位如膝、髋、脊柱的累及，预后良好。此型 OA 之所以被列为特殊类型，乃因除上述临床表现外，还与 HLA－Al、B8 等遗传基因相关。

2. 侵蚀性炎症性 OA：主要累及指间关节，有疼痛和压痛，可发生冻胶样挺肿，有明显的炎症表现。放射学检查可见明显的骨侵蚀。

3. 弥漫性特发性骨肥厚（diffuse idiopathic skeletal hyperostosis，DISH）以脊椎边缘骨桥形成及外周关节骨赘形成为特征，多见于老年人，与 HLA－B27 不相关。

4. 快速进展性 OA：多见于髋关节，疼痛剧烈。6 个月内关节间隙减少 2 mm 或以上者即可诊断。

【诊断标准】

OA 一般依据临床表现和 X 线检查，并排除其他炎症性关节疾病而诊断。美国风湿病学会提出了关于手、膝和髋 OA 的分类标准。

手 OA 分类标准(1990 年):

临床标准:具有手疼痛、酸痛和晨僵并具备以下 4 项中至少 3 项可诊断手 OA。

(1)10 个指定关节中硬性组织肥大 2 个。

(2)远端指间关节硬性组织肥大 2 个。

(3)掌指关节肿胀少于 3 个。

(4)10 个指定的指关节中关节畸形 1 个(10 个指定关节是指双侧第 2、3 指远端和近端指间关节及第 1 腕掌关节)。

膝 OA 分类标准(1986 年):

临床标准:具有膝痛并具备以下 6 项中至少 3 项可诊断膝 OA。

(1)年龄≥50 岁。

(2)晨僵<30 分钟。

(3)骨摩擦感。

(4)骨压痛。

(5)骨性肥大。

(6)膝触之不热。

临床加放射学标准:具有膝痛和骨赘并具备以下 3 项中至少 1 项可诊断膝 OA。

(1)年龄≥40 岁。

(2)晨僵<30 分钟。

(3)骨摩擦感。

髋 OA 分类标准(1991 年):

临床加放射学标准:具有髋痛并具备以下 3 项中至少 2 项可诊断髋 OA。

(1)血沉≤20 mm/h。

(2)X 线示股骨头和(或)髋臼骨赘。

(3)X 线示髋关节间隙狭窄[上部、轴向和(或)内侧]。

诊断流程见图 6 - 2：

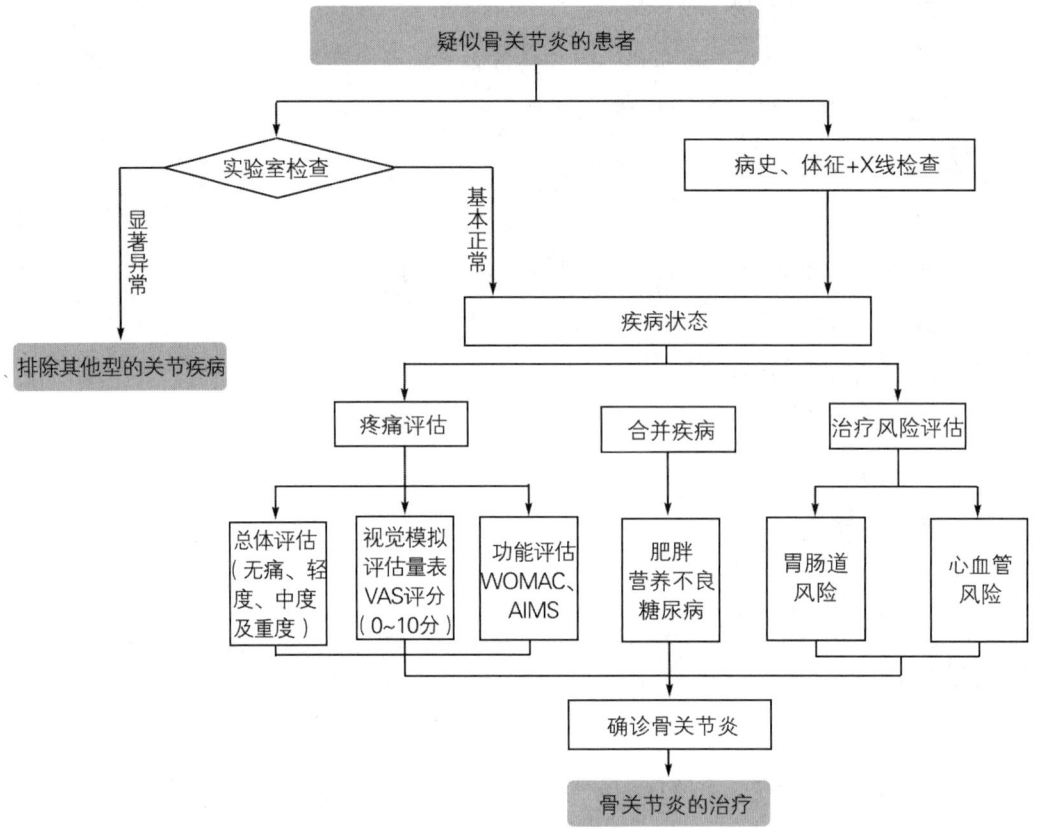

图 6 - 2　骨关节病诊断流程

【治疗】

治疗的目的在于缓解疼痛,保护关节功能,改善生活质量。治疗应个体化,根据不同情况指导病人进行非药物治疗和药物治疗。

1. 非药物治疗

是骨关节炎治疗不可或缺的一部分,包括病人教育和自我调理。对每一位病人都要进行针对性病人教育,筛查易感因素,治疗要考虑可能的病因及疼痛的程度,并针对导致疼痛的可改变因素进行管理,如是否存在关节对线不良、肌肉无力,超重和肥胖以及同时合并焦虑抑郁情绪等。治疗包括避免导致关节疼痛的活动,增加肌肉的力量,改善关节功能,进行神经肌肉训练,改善本体感觉,通过辅助支具、手杖等减轻或重新分配关节负重。肥胖的病人减轻体重就可以有效减轻骨关节炎的症状。很多锻炼方式如慢跑、太极拳等对骨关节炎有效,但如何增加病人的依从性是个巨大的挑战。一些理疗方法如针灸、水疗、蜡疗等也有一定的疗效。

2. 药物治疗

药物治疗包括控制症状药物、改善病情药物及软骨保护剂。

（1）控制症状药物 NSAIDs：既有止痛又有抗炎作用，是最常用的一类控制 OA 症状的药物。应使用最低有效剂量，短疗程，药物种类及剂量的选择应个体化。轻症病人首先局部外用 NSAIDs 制剂和（或）辣椒碱乳剂，可减轻关节疼痛，不良反应小。外用药物无法缓解的病人可以口服非甾体抗炎药，其主要不良反应有胃肠道症状、肾或肝功能损害、可增加心血管不良事件发生的风险。对乙酰氨基酚因疗效有限，不良反应多，已不推荐作为 OA 止痛的首选药物。NSAIDs 不能充分缓解疼痛或有用药禁忌时，可考虑用弱阿片类药物，这类药物耐受性较好但成瘾性小，如曲马多等。对部分伴有疼痛敏化的病人可给予抗抑郁药物如度洛西汀等。应避免全身使用糖皮质激素，但对于急性发作的剧烈疼痛、夜间痛、关节积液等严重病例，关节腔内注射糖皮质激素能迅速缓解症状，疗效持续数周至数个月，但在同一关节不应反复注射，注射间隔时间不应短于 3 个月。

（2）改善病情药物及软骨保护剂：目前尚未有公认的保护关节软骨、延缓 OA 进展的理想药物。临床上常用的药物如氨基葡萄糖、硫酸软骨素、双醋瑞因和关节内注射透明质酸等，循证医学证据不一致，可能有一定的作用。氨基葡萄糖和硫酸软骨素作为关节的营养补充剂，对轻至中度 OA 病人可能有缓解疼痛和改善功能的作用。对于轻至中度 OA 病人，关节腔注射透明质酸，每次 2～3 mL，每周一次，连续 3～5 次，称为黏弹性物补充疗法，或可较长时间地缓解症状和改善功能。双醋瑞因是白细胞介素－1 抑制剂，能有效减轻疼痛，改善关节功能，还有研究认为其可能具有结构调节作用。

3. 手术治疗

对于关节疼痛已严重影响病人的日常生活、非手术治疗无效的病人可行关节置换术，能有效缓解疼痛、恢复关节功能。对于膝关节明显外翻或内翻者，可以进行力线调整手术。

【临床路径】

见表6-2。

表6-2　骨关节病临床路径表单

适用对象:第一诊断为骨关节病(ICD-10:M19.900x091)

患者姓名:＿＿＿＿＿＿＿　性别:＿＿＿＿＿　年龄:＿＿＿＿＿　门诊号:＿＿＿＿＿＿＿　住院号:＿＿＿＿＿＿

住院日期:＿＿＿＿年＿＿＿＿月＿＿＿＿日　出院日期:＿＿＿＿年＿＿＿月＿＿＿日　标准住院日:10天

日期	住院第1天	住院第2天
主要 诊疗 工作	□询问病史及体格检查 □完成病历书写 □完善辅助检查 □医师查房,初步确定诊断 □向患者及其家属告知病情及诊治方案,签署相关知情同意书 □完成首次病程记录等病历书写 □必要时上级医师查房,明确诊断,指导治疗 □完成医师查房记录 □必要时向患者及家属介绍病情变化及相关检查结果 □对症治疗	□上级医师查房 □完善入院检查项目 □继续对症治疗 □完成上级医师查房记录等病历书写 □进行必要的相关科室会诊
重点 医嘱	**长期医嘱:** □内分泌科护理常规 □一/二级护理 □饮食 □视病情通知病重 □卧床休息 **临时医嘱:** □血常规、尿常规、大便常规 □肝肾功能、血糖、电解质、血常规+CRP、血沉、抗CCP抗体、ANA、RF、抗"O"、24 h尿酸、HLA-B27、ANA抗体谱等检查项目 □胸片、心电图 □受累关节X线检查 □对症处理	**长期医嘱:** □内分泌科护理常规 □一/二级护理 □饮食 □用药依据病情下达 □患者既往基础用药 □其他医嘱 **临时医嘱:** □补充必要检查 □其他医嘱

续表

日期	住院第 1 天	住院第 2 天
主要护理工作	□介绍病房环境、设施和设备 □入院护理评估 □宣教(预防跌倒的宣教)	□宣教(内分泌病知识) □观察患者病情变化 □按时评估病情,相应护理到位
病情变异记录	□无　□有,原因: 1. 2.	□无　□有,原因: 1. 2.
护士签名		
医师签名		

日期	住院第 3~9 天	住院第 10 天(出院日)
主要诊疗工作	□三级医师查房 □复查血常规、肝肾功能 □根据体检、化验检查结果和既往资料,进行鉴别诊断和确定诊断 □疑有合并其它关节疼痛疾病者进行相应检查 □进行必要的相关科室会诊 □根据检查结果制定治疗方案 □注意观察治疗不良反应,并对症处理 □完成病程记录	□上级医师查房,进行评估,确定有无治疗不良反应,明确是否出院 □完成出院记录、病案首页、出院证明书等 □向患者交代出院后的注意事项,如:返院复诊的时间、地点,发生紧急情况时的处理等
重点医嘱	**长期医嘱:** □一/二级护理 □饮食 □根据不同病情选择治疗方案 □其他医嘱 **临时医嘱:** □补充完善有关检查 □对症支持 □其他医嘱	**出院医嘱:** □出院带药 □定期门诊随访

续表

日期	住院第 3~9 天	住院第 10 天(出院日)
主要 护理 工作	□观察患者病情变化 □心理与生活护理	□出院带药服用指导 □特殊护理指导 □交待常见的药物不良反应,嘱其定期门诊复诊
病情 变异 记录	□无　□有,原因: 1. 2.	□无　□有,原因: 1. 2.
护士 签名		
医师 签名		

第七部分

肥胖症

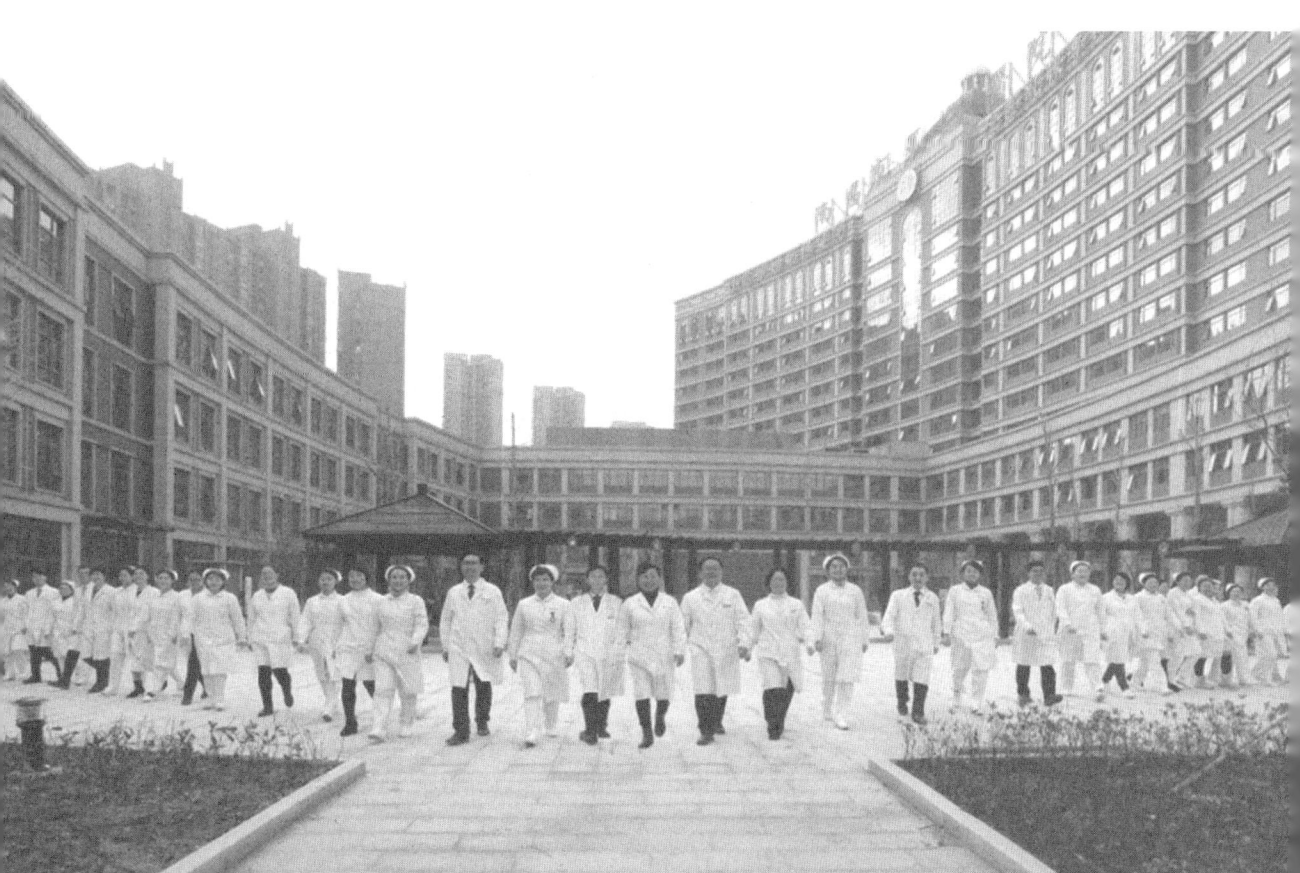

【概念】

肥胖症是指人体的摄入热量大于所消耗的热量时,超出的热量往往以脂肪作为载体存于体内,当达到一定值时即为肥胖症。肥胖在全世界流行,发病年龄呈现年轻化态势。

【病因】

肥胖症是热量摄入多于热量消耗的外在表现,肥胖症按病因可分为单纯性肥胖症及继发性肥胖症两大类,引起的肥胖的病因复杂,是遗传因素、环境因素及生活方式相互作用的结果。

【临床表现】

单纯性肥胖症可见于任何年龄,轻度肥胖者常无症状,中重度肥胖者往往合并糖尿病、高血压等疾病。肥胖是冠心病的危险因素。肥胖症是一个累及全身多系统的疾病。肥胖症患者往往存在胰岛素抵抗,易转变成糖尿病,常合并血脂异常;女性肥胖者多囊卵巢综合征的发病率增加,多闭经不孕,男性肥胖者可有阳痿不育等表现。重度肥胖者往往合并有高血压、动脉硬化,加重心脏负担,易引起心室肥厚,肥胖症患者可伴有呼吸睡眠暂停综合征,肥胖症常合并有脂肪肝、高尿酸血症、胆石症,消化不良及痛风的发生率明显偏高于正常人。继发性肥胖症患者除上诉症状外还有原发病症状。

【诊断标准】

见表 7 - 1。

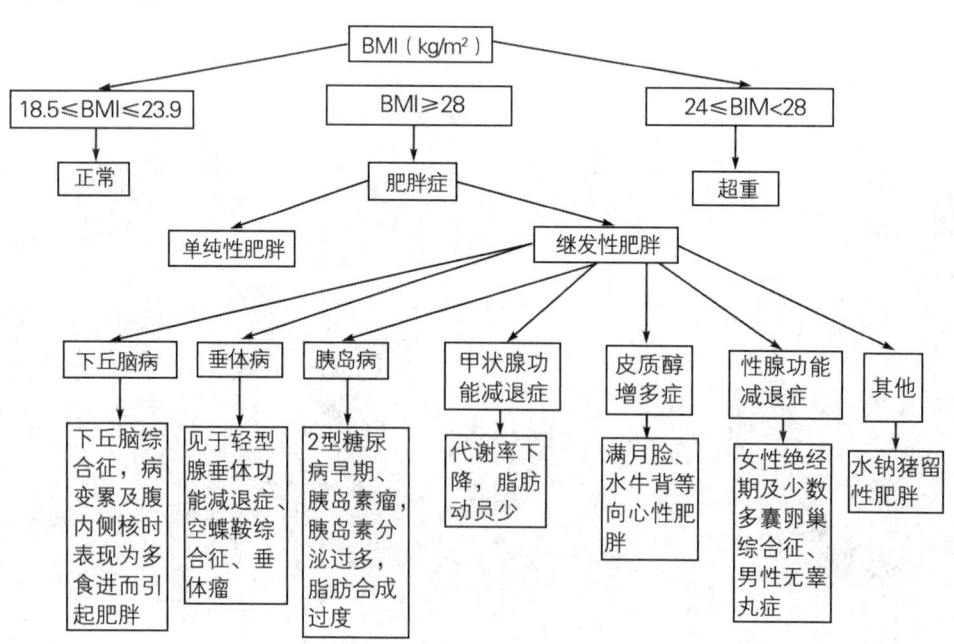

图 7 - 1　肥胖症诊断流程图

根据体重及体征即可诊断肥胖症,但需区分单纯性肥胖症及继发性肥胖症。常用的肥胖测量方法及评估方法有人体测量学及密度测量法。WHO 的标准:正常人 BMI 为 $18.5 \sim 24.9 \ kg/m^2$,$\geqslant 30 \ kg/m^2$ 为肥胖,我国 BMI 标准为 $18.5 \sim 23.9 \ kg/m^2$,$\geqslant 24 \ kg/m^2$ 为超重,$\geqslant 28 \ kg/m^2$ 为肥胖。我国腹型肥胖标准男性腰围 $\geqslant 85 \ cm$,女性 $\geqslant 80 \ cm$。目前医院常用的体脂密度测量法是生物电阻抗法及双能 X 线吸收法。

【治疗】

肥胖是可以预防和控制的,治疗肥胖症以饮食治疗及运动疗法为主,必要时给予药物治疗,部分患者需手术治疗。

饮食疗法可分为绝食疗法、极低能量疗法、低能量疗法,应注意平衡膳食,蛋白质、碳水化合物和脂肪提供的能量占比应合理,每日每千克体重蛋白质的摄入应不少于1g,脂肪的摄入应严格限制。低热量饮食每日摄入能量 $800 \sim 1500 \ kcal$,建议女性每日摄入能量 $1000 \sim 1200 \ kcal/d$,男性在 $1200 \sim 1600 \ kcal/d$ 运动疗法对于肥胖者来说同样重要,应根据个体情况循序渐进,以中、高等强度活动为宜。减重药物分为中枢神经作用药物、非中枢神经作用药物及其他药物。目前多数中枢神经作用药物如芬氟拉明、右芬氟拉明等药物可产生心脏瓣膜病交、肺动脉高压、精神心理问题,已在西方国家停用或禁用。由于不良反应在西方国家已停用或禁用。奥利司他是第一个非中枢神经作用药物,通过抑制胰脂肪酶,阻止脂肪的分解及吸收,从而达到减重的作用。其他药物有 a - 葡萄糖苷酶抑制剂、二甲双胍、GLP - 1 受体激动剂等。大多数患者通过上述方法能够到达减重效果,少数患者需要手术治疗,包括可调节胃束带术、垂直加带胃成形术、袖状胃切除术。

【临床路径】

见表 7 - 1。

表 7 - 1 肥胖症临床路径执行表单

适用对象:第一诊断为肥胖症(ICD - 10:):行_____术

患者姓名:_____ 性别:_____ 年龄:_____ 门诊号:_____ 住院号:_____

住院日期:_____年_____月_____日 出院日期:_____年_____月_____日 标准住院日:≤14 天

时间	住院第 1 天	住院第 2～7 天	住院第 8～14 天
诊疗工作	□询问病史及体格检查 □完成病历书写 □安排入院常规检查 □上级医师查房及病情评估	□心理疏导和支持 □饮食运动指导 □各种检查评估 □上级医师查房,制定后续诊治方案	□代谢异常综合管理的效果评估及调整 □代谢手术评估 □上级医师查房,明确是否需要手术或出院 □完成出院记录、病案首页、出院证明书

续表

时间	住院第 1 天	住院第 2~7 天	住院第 8~14 天
诊疗工作			□向患者及其家属交代出院后注意事项 □将出院小结及出院证明书交患者或其家属
重点医嘱	**长期医嘱:** □内科护理常规 □热卡制定 □营养师会诊 □对症处理 **临时医嘱:** □开具各种检测项目	**长期医嘱:** 内科护理常规 □低热卡饮食 □对症处理 **临时医嘱:** □24 h 血压监测 □睡眠呼吸监测	**长期医嘱:** □内科护理常规 □低热卡饮食 **临时医嘱:** □完善术前代谢状况评估
护理工作	□介绍病房环境,设施和设备 □入院护理评估	□健康教育 □心理与生活护理 □观察患者病情变化	
变异	□无 □有,原因: 1. 2.	□无 □有,原因: 1. 2.	□无 □有,原因: 1. 2.
护士签名			
医师签名			

第八部分

女性常见内分泌代谢病

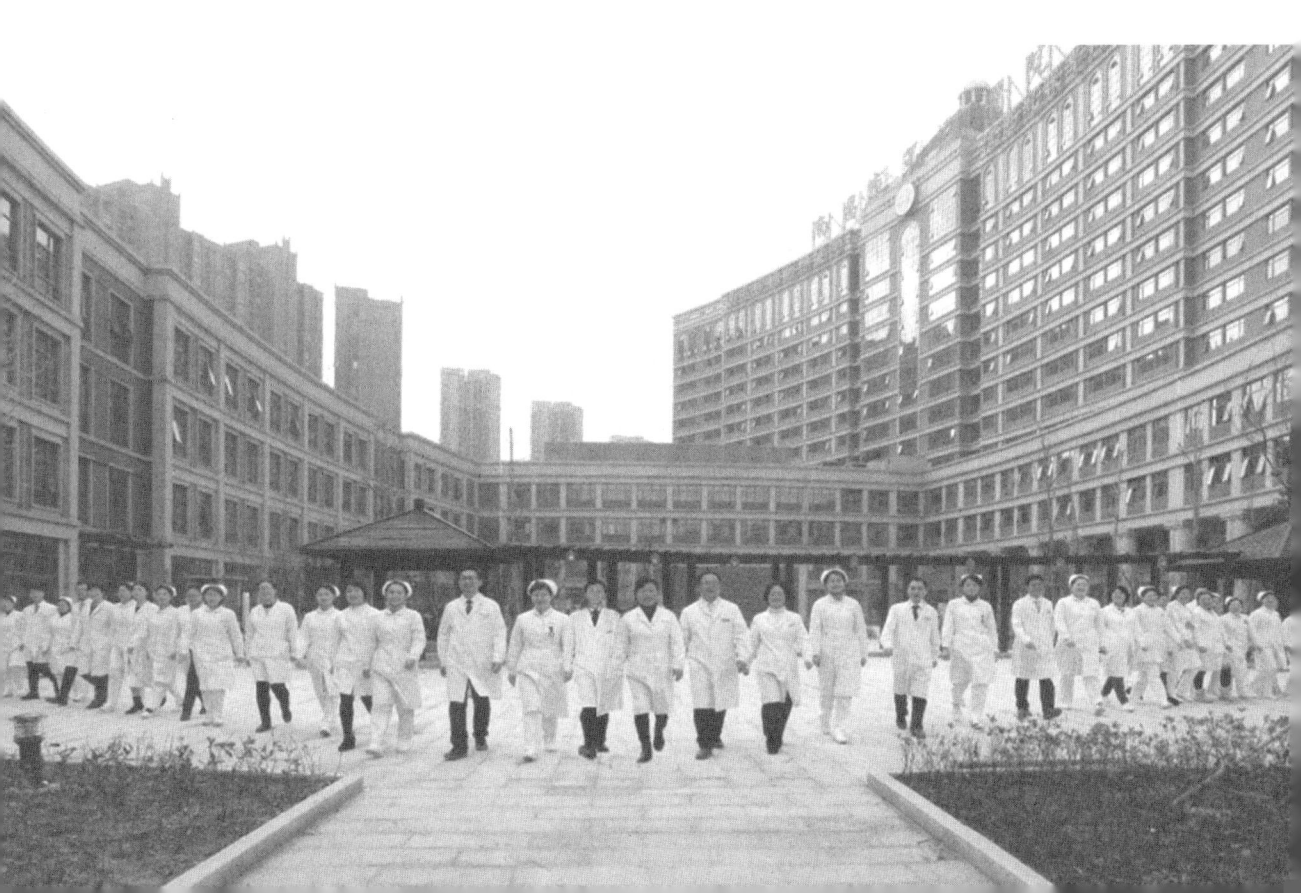

第一章　妊娠糖尿病

【概念】

妊娠糖尿病,可分类为妊娠期糖尿病(GDM)与糖尿病合并妊娠(PGDM)。妊娠期糖尿病(gestational diabetes mellitus,GDM),是指妊娠期发生的糖代谢异常,但血糖尚未达到非孕人群糖尿病诊断标准。糖尿病合并妊娠(pregestational diabetes mellitus,PGDM),是指孕妇孕前已经存在1型糖尿病、2型糖尿病、特殊类型糖尿病,以及妊娠期发现血糖升高程度已经达到非孕期糖尿病诊断标准的妊娠期显性糖尿病(ODM)。

【病因】

孕妇体内的拮抗胰岛素样物质随着孕周增加而增长。拮抗胰岛素样物质包括肿瘤坏死因子、瘦素、生长激素、促肾上腺皮质激素释放激素、胎盘生乳素、雌激素、孕酮、皮质醇和胎盘胰岛素酶等,导致胰岛素的敏感性下降。为维持正常糖代谢水平,妊娠期间胰岛素需求量须相应增加,但GDM孕妇由于母体β细胞胰岛素分泌无法满足妊娠期间因胰岛素抵抗导致的胰岛素需求增加,故无法代偿孕期血糖调节的生理变化,从而出现妊娠期血糖的升高,增加母儿不良结局,如感染、羊水过多、巨大胎儿、胎儿生长受限、早产、流产、先兆子痫、肩难产、新生儿呼吸窘迫综合征和新生儿低血糖。

【临床表现】

大多数GDM患者无明显的临床表现;部分GDM患者妊娠期有多饮、多食、多尿症状,和(或)阴道假丝酵母菌病感染反复发作;部分GDM并发羊水过多或孕巨大胎儿。

【诊断标准】

GDM 的诊断标准(参照 IADPSG、ADA、ENDO 学会、WHO 和 FIGO 标准)(见表8−1)：

表8−1　GDM 的诊断标准

妊娠24～28 周行75 g 口服葡萄糖耐量试验(OGTT)以下任何一个时间点血糖达到所示标准即可诊断
5.1 mmol/L≤空腹血糖 <7.0 mmol/L
或 OGTT 1 h 血糖≥10.0 mmol/L
或 8.5 mmol/L≤OGTT 2 h 血糖 <11.1 mmol/L

OGTT 方法及注意事项(见图8−1)：

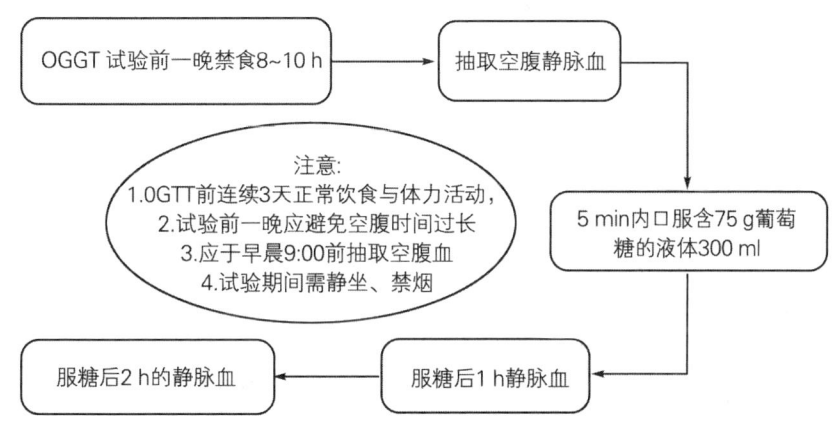

图8−1　OGTT 方法及注意事项

【治疗】

1. 妊娠期血糖控制与监测(表8−2、表8−3)

表8−2　妊娠糖尿病孕妇的妊娠期血糖控制目标

FPG 及餐前血糖		<5.3 mmol/L
餐后1 h 血糖		<7.8 mmol/L
餐后2 h 血糖		<6.7 mmol/L
夜间血糖		>3.3 mmol/L
HbA1c	无低血糖风险者	<6%
	有低血糖倾向者	<7%

表 8 - 3　妊娠糖尿病孕妇监测血糖频率

控制不达标时		每日记录空腹、餐前及餐后血糖
空腹及餐后血糖控制良好	A1 型 GDM 孕妇（仅饮食控制的 GDM）	至少每周监测 1 d 空腹和三餐后血糖
	A2 型 GDM 孕妇（需用胰岛素或口服药物控制的 GDM）	至少每 2～3 d 监测三餐前后血糖至少每 2 个月监测 1 次 HbA1c
	PGDM 孕妇	至少每 2～3 d 监测三餐前后血糖

2. 妊娠期营养管理(见表 8 - 4)

对于大部分 GDM 及 PGDM 孕妇,通过饮食管理可以有效控制血糖水平,包括控制碳水化合物摄入量、定时进餐、选择健康的食物等。

表 8 - 4　妊娠糖尿病孕妇营养管理

每日总能量摄入(kcal/d)		营养素摄入量	定时进餐	健康的食物
妊娠早期	>1600	碳水化合物>175 g/日（占总热量的50%～60%）	3 次正餐和2～3 次加餐	选择血糖生成指数较低的食物（GI<55）
妊娠中晚期	1800～2200	膳食纤维25～30 g/日		
伴孕前超重和肥胖者	不低于1600－1800	饱和脂肪酸（占总热量<7%）		

生活中常见的血糖生成指数小于 55 的食物如下:

海鲜类:虾、螃蟹、龙虾、鳗鱼、鲈鱼、比目鱼、三文鱼等。

肉类和禽类:牛肉、羊肉、鸡肉、火鸡肉等,注意避免加工肉、油炸食品和含糖的肉制品,比如腊肠和培根等。

蔬菜类:豆腐、豆类、黄豆、绿豆、黑豆、花生、洋葱、胡萝卜、菠菜、茄子等。

水果类:苹果、桃子、李子、木瓜、草莓等,避免高糖分的水果,比如香蕉和葡萄等。

3. 妊娠期运动管理(见表 8 - 5)

GDM 孕妇可行规律的有氧运动及抗阻力运动,以达到提高 GDM 的血糖达标率,减少母儿不良结局的目的。

表8-5　GDM 孕妇运动管理

GDM 孕妇的运动	无禁忌证的 GDM 孕妇,每周至少 5d 进行 30 min/d 中等强度的运动(心率达到 40% ~59% ×(220 – 年龄))。
注意事项	避免清晨空腹未注射胰岛素之前运动
	需使用胰岛素治疗时,应警惕运动引起的低血糖
	血糖水平 <3.3 mmol/L 或 >13.9 mmol/L,应停止运动并检测尿酮体

*禁忌证:严重循环或呼吸系统疾病、子宫颈机能不全、多胎妊娠(三胎及以上)、前置胎盘(妊娠 28 周后)、持续阴道流血、先兆早产、胎膜早破、妊娠期高血压疾病控制不理想(包括妊娠合并慢性高血压者血压水平控制不理想及重度子痫前期者病情控制不理想)、重度贫血、甲状腺疾病控制不理想、胎儿生长受限等。此外,当出现以下情况时候即刻停止运动:阴道流血、规律并有痛觉的宫缩、阴道流液、呼吸困难、头晕、头痛、胸痛、肌肉无力影响平衡等。

4. 降糖药物治疗(见表8-6)

(1)胰岛素的应用

当 GDM 孕妇饮食加运动管理血糖 3~7 d 后不达标,或调整饮食后出现饥饿性酮症、增加热量摄入血糖又超过妊娠期控制标准,需及时加用胰岛素治疗,首次添加胰岛素应警惕低血糖的发生。

表8-6　妊娠糖尿病血糖监测结果制定胰岛素治疗方案

空腹血糖或餐前血糖高	睡前注射长效胰岛素 或者 早餐前和睡前 2 次注射 NPH
餐后血糖升高	餐时或三餐前注射超短效胰岛素 或 餐时或三餐前注射短效胰岛素
空腹和餐后血糖均不达标	长效或中效胰岛素 联合 超短效或短效胰岛素

备注:由于妊娠糖尿病孕妇餐后血糖升高较为显著,一般不常规推荐应用预混胰岛素;妊娠合并 1 型糖尿病或者少数合并 2 型糖尿病血糖控制不理想的孕妇,可考虑使用胰岛素泵控制血糖。

胰岛素添加和调整依据血糖控制的靶目标,结合孕妇体重,按照从小剂量开始,0.3~0.8 U/(kg – d),每 2~4 U 胰岛素降低 1 mmol/L 血糖的原则进行调整。妊娠中、晚期胰岛素需要量有不同程度的增加;妊娠 32~36 周达到高峰,妊娠 36 周后用量可能会有下降。

孕前超重或肥胖的 GDM 或 PGDM 孕妇或妊娠合并 2 型糖尿病孕妇或 A2 型 GDM 孕妇,可能出现胰岛素抵抗,导致增加胰岛素剂量时降糖效果不明显,此时不建议继续追加胰岛素用量,应及时加用改善胰岛素敏感性的药物,如二甲双胍。

(2)口服药物的应用(见表 8 − 7)

研究证实妊娠期应用二甲双胍的有效性和对母儿的近期安全性与胰岛素相似;若孕妇因主客观条件无法使用胰岛素(拒绝使用、无法安全注射胰岛素或难以负担胰岛素的费用)时,可使用二甲双胍控制血糖。

表 8 − 7　妊娠期应用二甲双胍的适应证与禁忌证

适应证	禁忌证
①GDM 或妊娠合并 2 型糖尿病妇女 ②GDM 孕妇在医学营养治疗和运动干预 1 ~ 2 周后,餐前血糖≥5.3 mmol/L,餐后 2 h 血糖≥6.7 mmol/L,HbA1c≥5.5% ③妊娠合并 2 型糖尿病妇女在医学营养治疗和运动干预 1 ~ 2 周后,餐前血糖≥5.6 mmol/L,餐后 2 h 血糖≥7.1 mmol/L,HbA1c≥6.0%	①胰岛素依赖性糖尿病(1 型糖尿病)妇女 ②肝肾功能不全者 ③心力衰竭、糖尿病酮症酸中毒和急性感染者

【临床路径】

见表 8 − 8。

表 8 − 8　妊娠期糖尿病临床路径表单

适用对象:第一诊断为妊娠期糖尿病(ICD − 10:O24.900)

患者姓名:＿＿＿＿＿　性别:＿＿＿＿　年龄:＿＿＿＿　门诊号:＿＿＿＿＿　住院号:＿＿＿＿＿

住院日期:＿＿＿年＿＿＿月＿＿＿日　出院日期:＿＿＿年＿＿＿月＿＿＿日　标准住院日:≤5 天

日期	住院第 1 ~ 2 天	住院第 3 天
主要 诊疗 工作	□询问病史与体格检查、完成病历书写 □血糖监测检测 □糖尿病健康教育 □拟定和完善项目检查 □营养指导和运动指导 □医师及查房,确定诊断及降糖方案 □向患者及其家属告知病情及诊治方案,签署相关知情同意书 □对症治疗	□上级医师查房 □完善入院检查项目 □完成上级医师查房记录等病历书写 □调整降糖方案 □进行必要的相关科室会诊

续表

日期	住院第 1 ~ 2 天	住院第 3 天
重点 医嘱	**长期医嘱:** □内科护理常规 □一/二/三级护理 □糖尿病饮食 □糖尿病健康宣教 □指尖血糖测定 ×4 或 7/天或连续动态血糖监测 **临时医嘱:** □血常规 □尿常规 □粪便常规 □凝血功能 □糖化血红蛋白 □肝肾功能 □产科彩超 □眼底检查 □其他医嘱	**长期医嘱:** □内科护理常规 □一/二/三级护理 □糖尿病饮食 □用药依据病情下达 □其他医嘱 **临时医嘱:** □补充必要检查 □其他医嘱
主要 护理 工作	□介绍病房环境、设施和设备 □入院护理评估 □宣教(预防跌倒的宣教)	□宣教 □观察患者病情变化 □按时评估病情,相应护理到位
病情 变异 记录	□无　□有,原因: 1. 2.	□无　□有,原因:
护士 签名		
医师 签名		
日期	住院第 4 ~ 5 天(出院日)	
主要 诊疗 工作	□上级医师查房,进行评估,确定有无治疗不良反应,明确是否出院 □完成出院记录、病案首页、出院证明书等 □向患者交代出院后的注意事项,如:返院复诊的时间、地点,发生紧急情况时的处理等	

续表

日期	住院第 4～5 天（出院日）	
重点 医嘱	**出院医嘱：** □出院带药 □定期门诊随访	
主要 护理 工作	□出院带药服用指导 □特殊护理指导 □交待常见的药物不良反应,嘱其定期门诊 复诊	
病情 变异 记录	□无　□有,原因: 1. 2.	
护士 签名		
医师 签名		

第二章　妊娠甲状腺疾病

甲状腺疾病是妊娠妇女的常见病,对妊娠和产后甲状腺疾病的规范管理关系着母胎和后代的健康。

(一)妊娠甲亢

【概念】

甲状腺功能亢进(甲亢)指甲状腺呈现高功能状态,持续产生和释放过多的甲状腺激素,引起以神经、循环、消化等系统兴奋性增高和代谢亢进为主要表现的一组临床综合征。妊娠甲亢主要包括妊娠合并甲状腺功能亢进及妊娠一过性甲状腺毒症。

妊娠合并甲状腺功能亢进患者大多在妊娠前就患有甲状腺功能亢进,但其病情未被发现或未能得到有效的控制。妊娠一过性甲状腺毒症(GTT)发生在妊娠前半期,呈一过性,与人绒毛膜促性腺激素(HCG)产生增多、过度刺激甲状腺激素产生有关。

【病因】

虽然妊娠可以合并各种原因引起甲亢,但仍以 Graves'病(弥漫性毒性甲状腺肿)和 GTT 最为常见,前者占85%,包括妊娠前和妊娠新发 Graves'病,妊娠一过性甲状腺毒症(GTT)占10%。甲亢其他病因包括甲状腺高功能腺瘤、结节性甲状腺肿、甲状腺破坏以及外源性甲状腺激素过量应用等。

【临床表现】

1. Graves'病

(1)怕热、多汗、食欲亢进、妊娠后体重不增长等高代谢症状。

(2)查体:心动过速,甲状腺弥漫性肿大、眼球突出。

(3)发病时间在妊娠各期,高代谢症状较重,持续时间长。

(4)T3 升高较 T4 更为显著,促甲状腺受体抗体(TR - Ab)(+)、甲状腺过氧化物酶抗体(TPO - Ab)(+)。

2. GTT：

（1）高代谢症状通常不如 Graves'病甲亢严重，常伴随妊娠剧吐。

（2）发病时间在妊娠前半期（8～10 周），持续时间较短。

（3）FT4、TT4 升高为主，TR－Ab（－）、TPO－Ab（－）。

【诊断标准】

1. 高代谢症状及体征

2. 妊娠期甲状腺毒症的确定需依据妊娠期特异的甲状腺激素和促甲状腺激素参考范围。妊娠早期血清 TSH＜妊娠期特异性参考范围下限（或 0.1 mU/L），提示可能存在甲状腺毒症。应当详细询问病史、体格检查，进一步测定 T4、T3、TR－Ab 和 TPO－Ab。

【治疗】

1. 妊娠期 Graves 病

（1）主要以抗甲状腺药物（ATD）治疗为主。妊娠早期首选丙硫氧嘧啶（PTU），如果不能应用 PTU，甲巯咪唑（MMI）可以作为第二选择用药。ATD 的剂量取决于 T4 升高的程度和症状的严重程度。MMI 与 PTU 的等效剂量比为 1:（10～20），PTU 每天 2～3 次，分开服用。

（2）早期，可适量使用 β 受体阻滞剂（如普萘洛尔）可改善孕妇心慌、手抖等症状。妊娠中、晚期慎用。

（3）对于妊娠中晚期需要继续 ATD 治疗，目前尚无证据支持应该继续应用 PTU 还是转换成 MMI。

（4）妊娠期原则上不采取手术治疗甲亢。如果确实需要，行甲状腺切除术的最佳时机是妊娠中期。

2. GTT

（1）以对症治疗为主。妊娠剧吐需要控制呕吐，纠正脱水，维持水电解质平衡，不主张给予 ATD，一般在妊娠 14～18 周，血清甲状腺素水平可以恢复正常。

（2）当 GTT 与 Graves 病甲亢鉴别困难时，如果症状明显及 FT4、FT3 升高明显，可以短期使用 ATD（如 PTU）。否则可以观察每 1～2 周复查甲状腺功能指标，GTT 随 hCG 下降逐渐缓解。

（3）如需对症治疗，可短时小剂量使用 β 受体阻滞剂，需要密切随访。

【临床路径】

见表 8 − 9。

表 8 − 9　妊娠甲亢临床路径执行表单

适用对象:妊娠期 Graves 病

患者姓名:_____　性别:_____　年龄:_____　门诊号:_____　住院号:_____

住院日期:_____ 年_____ 月_____ 日　出院日期:_____ 年_____ 月_____ 日　标准住院日:7 ~ 10 天

日期	住院第 1 天	住院第 2 天
主要诊疗工作	□询问病史及体格检查 □完成病历书写 □完善辅助检查 □医师查房,初步确定诊断 □向患者及其家属告知病情及诊治方案,签署相关知情同意书 □完成首次病程记录等病历书写 □必要时上级医师查房,明确诊断,指导治疗 □完成医师查房记录 □必要时向患者及家属介绍病情变化及相关检查结果 □对症治疗	□上级医师查房 □完善入院检查项目 □继续对症治疗 □完成上级医师查房记录等病历书写 □进行必要的相关科室会诊
重点医嘱	**长期医嘱:** □内科护理常规 □一/二级护理 □禁碘饮食 □视病情通知病重 □其他医嘱 **临时医嘱:** □血常规、尿常规、大便常规 □甲功(TT3\TT4\TSH)、TRAb、TPO − Ab、TG −Ab、HCG、肝肾功能、血糖、电解质、血沉等检查项目 □甲状腺超声、心电图、监测胎心、胎儿发育情况 □其他医嘱	**长期医嘱:** □内科护理常规 □一/二级护理 □禁碘饮食 □用药(PTU) □其他医嘱 **临时医嘱:** □补充必要检查 □其他医嘱
主要护理工作	□介绍病房环境、设施和设备 □入院护理评估 □宣教(预防跌倒的宣教)	□宣教(内分泌病知识) □观察患者病情变化 □按时评估病情,相应护理到位

续表

日期	住院第 1 天	住院第 2 天
病情 变异 记录	□无　□有,原因: 1. 2.	□无　□有,原因: 1. 2.
护士 签名		
医师 签名		

日期	住院第 3～7 天	住院第 8～10 天(出院日)
主要 诊疗 工作	□三级医师查房 □复查血常规、肝功能 □根据体检、化验检查结果和既往资料,与 GTT 进行鉴别诊断和确定诊断 □注意观察药物治疗不良反应,并对症处理 □完成病程记录	□上级医师查房,进行评估,确定有无 治疗不良反应,明确是否出院 □完成出院记录、病案首页、出院证明 书等 □向患者交代出院后的注意事项,如: 返院复诊的时间、地点,发生紧急情况 时的处理等
重 点 医 嘱	**长期医嘱:** □一/二级护理 □禁碘饮食 □根据不同病情选择治疗方案 □其他医嘱 **临时医嘱:** □补充完善有关检查 □对症支持 □其他医嘱	**出院医嘱:** □出院带药 □2～4 周门诊随访甲状腺功能,调整 激素在正常高值或轻度甲亢状态、定期 复查肝功能、血常规、监测胎心、胎儿生 长发育情况
主要 护理 工作	□观察患者病情变化 □心理与生活护理	□出院带药服用指导 □特殊护理指导 □交待常见的药物不良反应,嘱其定期 门诊复诊
病情 变异 记录	□无　□有,原因: 1. 2.	□无　□有,原因: 1. 2.

续表

日期	住院第 3 ~ 7 天	住院第 8 ~ 10 天(出院日)
护士 签名		
医师 签名		

（二）妊娠期临床甲状腺功能减退（简称甲减）

【概念】

甲状腺功能减退症简称甲减,是由各种原因导致的低甲状腺激素血症或甲状腺激素抵抗而引起的全身性低代谢综合征。临床甲减包括妊娠前已确诊的和妊娠期新确诊的临床甲减。此次主要讲后者。

【病因】

在碘充足地区,引起临床甲减的最常见原因是自身免疫性甲状腺炎(桥本氏甲状腺炎、萎缩性甲状腺炎、产后甲状腺炎等),其他原因包括甲状腺手术、I [131] 抗甲状腺药物等。

【临床表现】

主要以代谢率减低及交感神经兴奋性下降为主(病情轻的早期可以没有特异症状,典型患者有畏寒、乏力、手足肿胀、嗜睡、记忆力减退、少汗、体重增加、月经过多、不孕等)。

【诊断标准】

血清 TSH > 妊娠期特异性参考范围上限,血清 FT4 < 妊娠期参考范围下限。如果不能得到 TSH 妊娠期特异性参考范围,妊娠早期 TSH 上限的切点值可以通过以下个方法得到:普通人群 TSH 参考范围上限下降 22% 得到的数值或者 4.0 mU/L。

【治疗】

1. 一旦确诊妊娠期临床甲减,应立即开始治疗,尽早使 TSH 控制在 2.5 mU/L 以下。

2. 妊娠期临床甲减选择左甲状腺素(LT4)治疗。

3. 临床甲减妇女疑似或确诊妊娠后,LT4 应在原剂量基础上增加 20% ~ 30%。根据血清 TSH 治疗目标及时调整 LT4 剂量。临床甲减妇女妊娠前半期每 2 ~ 4 周检测一次甲状腺功能。血清 TSH 稳定后可以每 4 ~ 6 周检测一次。

（三）妊娠期亚临床甲状腺功能减退（SCH）

【概念及诊断依据】

妊娠期间血清 TSH > 妊娠期特异性参考范围上限,血清 FT4 在妊娠期特异性参考范围之内。(如果不能得到 TSH 妊娠期特异性参考范围,妊娠早期 TSH 上限的切点值可以采用非妊娠人群 TSH 参考范围上限下降 22% 得到的数值或者 4.0 mU/L)。

【治疗】

1. TSH > 妊娠期特异性参考范围上限(或 4.0 mU/L),无论 TPO – Ab 是否阳性,均推荐 LT4 治。

2. TSH > 2.5 mU/L 且低于妊娠期特异性参考范围上限(或 4.0 mU/L),伴 TPO – Ab 阳性,考虑 LT4 治疗。

3. TSH > 2.5 mU/L 且低于妊娠期特异性参考范围上限(或 4.0 mU/L),伴 TPOAb 阴性,不考虑 LT4 治疗。

4. 妊娠期 SCH 的治疗药物、治疗目标和监测频度与妊娠期临床甲减相同。LT4 的起始剂量可以根据 TSH 升高程度选择。

【临床路径】

见表 8 – 10。

表 8 – 10　妊娠期临床、亚临床甲状腺功能减退路径单

适用对象:妊娠合并临床甲状腺功能减退症、亚临床甲状腺功能减退症

患者姓名:_____　性别:_____　年龄:_____　门诊号:_____　住院号:_____

住院日期:_____年_____月_____日　出院日期:_____年_____月_____日　标准住院日:7 ~ 10 天

日期	住院第 1 天	住院第 2 天
主要诊疗工作	□询问既往是否合并甲状腺疾病史、不良妊娠结局史及相关的体格检查 □完成病历书写 □完善辅助检查 □医师查房,初步确定诊断 □向患者及其家属告知病情及诊治方案,签署相关知情同意书 □完成首次病程记录等病历书写 □必要时上级医师查房,明确诊断,指导治疗 □完成医师查房记录 □必要时向患者及家属介绍病情变化及相关检查结果 □对症治疗	□上级医师查房 □完善入院检查项目 □继续对症治疗 □完成上级医师查房记录等病历书写 □进行必要的相关科室会诊

续表

日期	住院第 1 天	住院第 2 天
重点医嘱	**长期医嘱：** □内分泌科护理常规 □一/二级护理 □饮食 □视病情通知病重 □其他医嘱 **临时医嘱：** □血常规、尿常规、大便常规 □肝肾功能、血糖、血脂、心肌酶谱、电解质、血沉等检查项目 □心电图、心功能检查、胎心监测 □甲状腺功能及甲状腺自身抗体测定、甲状腺超声 □其他医嘱	**长期医嘱：** □内分泌科护理常规 □一/二级护理 □饮食 □根据 TSH 情况判断是否给予左甲状腺素片补充治疗,用药量依据病情下达 □其他医嘱 **临时医嘱：** □补充必要检查 □其他医嘱
主要护理工作	□介绍病房环境、设施和设备 □入院护理评估 □宣教(预防跌倒的宣教)	□宣教(内分泌病知识) □观察患者病情变化 □按时评估病情,相应护理到位
病情变异记录	□无　□有,原因: 1. 2.	□无　□有,原因: 1. 2.
护士签名		
医师签名		
日期	住院第 3~7 天	住院第 7~10 天(出院日)
主要诊疗工作	□三级医师查房 □复查血常规、肝肾功能 □根据体检、化验检查结果和既往资料,进行鉴别诊断和确定诊断 □疑有肿瘤或继发性甲状腺功能减退症者进行相应检查 □进行必要的相关科室会诊 □根据检查结果制定治疗方案 □注意观察治疗不良反应,并对症处理 □完成病程记录	□上级医师查房,进行评估,确定有无治疗不良反应,明确是否出院 □完成出院记录、病案首页、出院证明书等 □向患者交代出院后的注意事项,如:返院复诊的时间、地点,发生紧急情况时的处理等

续表

日期	住院第 3~7 天	住院第 7~10 天(出院日)
重点医嘱	**长期医嘱：** □一/二级护理 □饮食 □根据不同病情选择治疗方案 □其他医嘱 **临时医嘱：** □补充完善有关检查 □对症支持 □其他医嘱	**出院医嘱：** □出院带药 □定期门诊随访
主要护理工作	□观察患者病情变化 □心理与生活护理	□出院带药服用指导 □孕期特殊护理指导 □交待常见的药物不良反应,嘱其定期门诊复诊,定期复查肝功能、血常规、监测胎心、胎儿生长发育情况
病情变异记录	□无　□有,原因： 1. 2.	□无　□有,原因： 1. 2.
护士签名		
医师签名		

（四）妊娠期单纯低甲状腺素血症

【概念及诊断依据】

单纯低甲状腺素血症又称低 T4 血症,是指妊娠妇女甲状腺自身抗体阴性、血清 TSH 水平正常,且 FT4 水平低于妊娠期特异性参考范围下限。

【病因】

1. 碘缺乏是低甲状腺素血症的原因之一。

2. 甲状腺激素结合球蛋白(TBG)变化在妊娠期间,TBG 水平会升高,这是正常的生理现象,但如果 TBG 升高异常,会影响甲状腺激素的代谢,导致 FT4 水平相对降低。

3. 妊娠早期碘过量导致低甲状腺素血症患病风险增加。

4. 妊娠早期铁缺乏与 FT4，水平降低呈正相关，是导致低甲状腺素血症的危险因素。

【治疗方案】

妊娠期出现低甲状腺素血症应寻找原因，对因治疗。所以，建议查找低甲状腺素血症的原因如铁缺乏、碘缺乏或碘过量等，对因治疗。

（五）妊娠期甲状腺自身抗体阳性

【概念及诊断依据】

甲状腺自身抗体阳性是指 TPO – Ab 或 TG – Ab 的滴度超过试剂盒提供的参考范围上限。单纯甲状腺自身抗体阳性不伴有血清 TSH 异常，也称为甲状腺功能正常的甲状腺自身抗体阳性。

【治疗】

1. 由于甲状腺功能正常、甲状腺自身抗体阳性的妊娠妇女 TSH 升高的风险增加，因此应加强甲状腺功能的监测，每 4 周检测一次，直至妊娠中期末。如果发现 TSH 升高幅度超过了妊娠期特异性参考范围，应该及时给予治疗。

2. 应用左甲状腺素（LT4）治疗甲状腺功能正常、TPO – Ab 阳性、有不明原因流产史的妊娠妇女，可能有益，而且风险小，可起始于 25 ~ 50 ug/d 的 LT4 治疗。

【临床路径】

见表 8 – 11。

表 8 – 11　妊娠期甲状腺自身抗体阳性门诊随访路径

	检查	治疗
初诊	□询问既往是否合并甲状腺疾病史、用药史 □完善甲状腺功能（甲状腺七项）、甲状腺彩超、肝功、肾功、血常规 □根据患者的情况判断是否使用 L – T4 进行治疗	□TSH > 妊娠期特异性参考范围上限（或 4.0 mU/L），使用左甲状腺素钠（L – T4）治疗。 □TSH > 2.5 mU/L 且低于妊娠特异性参考范围上限（或 4.0 mU/L），如 TPOAb 阳性可考虑 L – T4 治疗。TPOAb 阴性不推荐 L – T4 治疗，但仍需密切监测甲状腺功能，以防 TSH 进一步升高。 □TSH < 2.5 mU/L 且高于妊娠特异性参考范围下限（或 0.1 mU/L）。TPOAb 阳性：需要监测 TSH。虽然此时 TSH 在正常范围内，但由于 TPOAb 阳性，存在自身免疫性甲状腺疾病，可能会随着妊娠进展出现甲状腺功能异常。因此，需要密切监测 TSH 变化，以便及时发现问题并采取相应的治疗措施。TPOAb 阴性：无需监测。

续表

	检查	治疗
复诊	□甲状腺功能未达标情况2~4周复查甲状腺功能,达标后6~8周复查甲状腺功能 □监测胎心、胎儿发育情况	□根据甲状腺功能及病情情况调整用药

（六）产后甲状腺炎

【概念】

产后甲状腺炎（PPT）是指妊娠前甲状腺功能正常的妇女在产后1年内出现的甲状腺功能异常。

【病因】

1. PPT发病的关键原因目前认为是妊娠期免疫耐受和产后的免疫反弹。

2. TPO-Ab滴度、补体水平、自然杀伤细胞（NK细胞）、自身免疫性T淋巴细胞、Fas系统和本病的发生相关；遗传因素（如HLA-DR3、DR4及DR5阳性等）、环境因素（硒剂的缺乏、碘剂的过量摄入及吸烟等）、内分泌因素、产后瘦素和胎儿微嵌合体学说也相关。

【临床表现】

1. 典型病例临床经历3期,即甲状腺毒症期、甲减期和恢复期。非典型病例可以仅表现为甲状腺毒症期或者甲减期。

2. PPT的甲状腺毒症通常发生在产后2~6个月,是由于甲状腺组织破坏,甲状腺激素漏出所致,可自行缓解。PPT的甲减期出现在产后3~12个月,其中10%~20%的患者转归为永久性甲减。

【诊断依据】

1. 妇女在分娩或者流产后1年内发生的一种甲状腺功能异常性疾病,属于自身免疫性甲状腺炎的一种类型,不包括妊娠前已经确诊的甲状腺方面疾病。

2. 本病患者发现时可以表现为甲亢期或甲减期,应注意鉴别诊断（产后初发的毒性弥漫性甲状腺肿、席汉氏综合征、桥本甲状腺炎等鉴别）。

3. 难以鉴别时可以进行甲状腺细针穿刺细胞学检查（看到弥漫性或局灶性淋巴细胞浸润;但不形成生发中心,没有Hurthle细胞）。

【治疗】

1. PPT甲状腺毒症期不给予ATD治疗可以使用小剂量。β受体阻滞剂减轻症状,尽量缩短疗程。甲状腺毒症期之后，每2个月复查一次血清TSH，以及时发现甲减。

2. 甲减期给予LT4治疗，每4~8周复查一次血清TSH，直至甲状腺功能恢复正常。甲减期持续治疗6~12个月后，LT4开始逐渐减量。如果此时患者正在哺乳，暂不减少LT4的剂量。

3. 20%以上PPT患者发展为永久性甲减。需要在发病后每年检测血清TSH，早期发现永久性甲减并给予LT4治疗。

（七）妊娠期甲状腺结节和甲状腺癌

【概念】

1. 甲状腺结节

甲状腺结节是指在甲状腺内，由甲状腺细胞异常、局灶性生长引起的离散病变。影像学定义是指在甲状腺内能被影像学发现的与周围甲状腺组织区分开的占位性病变。一些可触及的"结节"可能与影像学的检查不对应，应以影像学为主。

2. 甲状腺癌

甲状腺癌是一种起源于甲状腺滤泡上皮或滤泡旁上皮细胞的恶性肿瘤。根据肿瘤起源及分化差异又分为甲状腺乳头状癌（PTC）、甲状腺滤泡癌（FTC）、嗜酸细胞癌（OCT）、分化型高级别甲状腺癌（DHGTC）、甲状腺低分化癌（PDTC）、甲状腺未分化癌（ATC）等，前四者被称为分化型甲状腺癌（DTC）。

【病因】

1. 增生性结节性甲状腺肿

碘摄入量过高或过低、食用致甲状腺肿的物质、服用致甲状腺肿药物或甲状腺激素合成酶缺陷等。

2. 肿瘤性结节

甲状腺良性肿瘤、甲状腺乳头状癌、滤泡细胞癌、甲状腺髓样癌、未分化癌、淋巴癌等甲状腺滤泡细胞和非滤泡细胞恶性肿瘤以及转移癌。

3. 囊肿

结节性甲状腺肿、腺瘤退行性变和陈旧性出血斑囊性变、甲状腺癌囊性变、先天的甲状舌骨囊肿和第四鳃裂残余导致的囊肿。

4. 炎症性结节

急性化脓性甲状腺炎、亚急性化脓性甲状腺炎、慢性淋巴细胞性甲状腺炎均可以结节形式出现。极少数情况下甲状腺结节为结核或梅毒所致。

【临床表现】

1. 大多数甲状腺结节病人没有临床症状。

2. 合并甲状腺功能亢进或减退时可出现相应的临床表现。要注意鉴别 GTT 或由于结节的自主功能导致的甲亢。部分患者由于结节压迫甲状腺周围组织出现声音嘶哑、吞咽困难、压迫感、呼吸困难。

3. 提示可能恶性体征包括:结节生长迅速、持续性声音嘶哑或发音困难(排除声带病变)、结节形状不规则或与周围组织粘连固定、颈部淋巴结病理性肿大。

4. 甲状腺癌的远处转移,肺部是甲状腺癌常见的远处转移器官,甲状腺癌也可出现骨、肝、颅内等部位转移。

5. 甲状腺结节也可能为单纯性(结节性)甲状腺肿、甲状腺炎(亚急性甲状腺炎、慢性淋巴细胞甲状腺炎)、转移性癌、甲状旁腺肿瘤、脂肪瘤、副神经节瘤等表现之一。

【诊断依据】

1. 对所有已知或怀疑甲状腺结节均首选行超声检查。

2. 甲状腺结节患者应检测 TSH、FT3、FT4,怀疑甲状腺髓样癌(MTC)测定血清降钙素。

3. 甲状腺恶性或可疑恶性肿瘤均应进行颈部淋巴结超声检查。

4. 非手术条件下明确甲状腺结节性质的方法主要有超声引导下甲状腺结节细针穿刺细胞学检查(FNAB)及粗针活检(CNB)。

【治疗】

1. 确定为良性甲状腺结节,妊娠期不需要特殊的监测。

2. 性质未确定结节,建议妊娠期监测为主,产后再进行结节性质评估。理论上妊娠会改变基于 RNA 的基因表达谱结果,但是不会影响基于 DNA 的检测结果,原则上不推荐妊娠期进行分子标志物检测。

3. 妊娠早期发现的乳头状甲状腺癌应该进行超声监测,每 3 个月复查甲状腺超声,监测肿瘤的增长速度。如果妊娠中期结节仍然保持稳定,或者是在妊娠后半期发现的结节,手术或许可以推迟到产后。

4. 如果分化型甲状腺癌(DTC)在 24～26 周前持续增大,或者发生淋巴结转移,推荐手术治疗,DTC 的手术时机应当选择在妊娠中期的后期,此时手术母亲和胎儿风险减小。

5. 超声引导甲状腺结节 FNAB 的适应证(符合以下条件之一):

（1）C – TIRDS3 类的甲状腺结节,最大直径≥2 cm。

（2）C – TIRDS 4A 类的甲状腺结节,最大直径≥1.5 cm。

（3）C – TIRDS 4B – 5 类的甲状腺结节,最大直径≥1 cm。

（4）定期观察的甲状腺结节实性区域的体积增大 50% 以上或至少有 2 个径线增加超过 20%（且最大径 >0.2 cm）的患者。

（5）最大径 < 1 cm 的 C – TIRDS4B – 5 类甲状腺结节若存在以下情况之一,需行 FNAB

①拟行手术或消融治疗前。

②可疑结节呈多灶性或紧邻被膜、气管、喉返神经等。

③伴颈部淋巴结可疑转移。

④伴血清降钙素水平异常升高。

⑤有甲状腺癌家族史或甲状腺癌综合征病史。

（八）妊娠前甲状腺筛查

所有备孕或行第一次产前检查的妊娠妇女,都应进行临床评估,如果有下列危险因素,即为甲状腺疾病的高危人群:

（1）甲亢、甲减疾病史或目前有甲状腺功能异常的症状或体征。

（2）甲状腺手术史和/或 131I 治疗史或头颈部放射治疗史。

（3）自身免疫性甲状腺疾病或甲状腺疾病家族史。

（4）甲状腺肿。

（5）甲状腺自身抗体阳性。

（6）1 型糖尿病或其他自身免疫病:包括白癜风、肾上腺功能减退症、甲状旁腺功能减退症、萎缩性胃炎、恶性贫血、系统性硬化症、系统性红斑狼疮、干燥综合征等。

（7）流产史、早产史、不孕史。

（8）多胎妊娠史（≥2）。

（9）肥胖症（体重指数 >40 kg/m^2）。

（10）年龄 >30 岁。

（11）服用胺碘酮或锂制剂或近期碘造影剂暴露。

（12）中重度碘缺乏地区居住史。

TSH 是筛查甲状腺功能异常最敏感的指标。最有效的筛查策略可能需要包括 TSH 及其以外的多种指标,包括 FT4 和 TP0 – Ab（见图 8 – 2、图 8 – 3）。

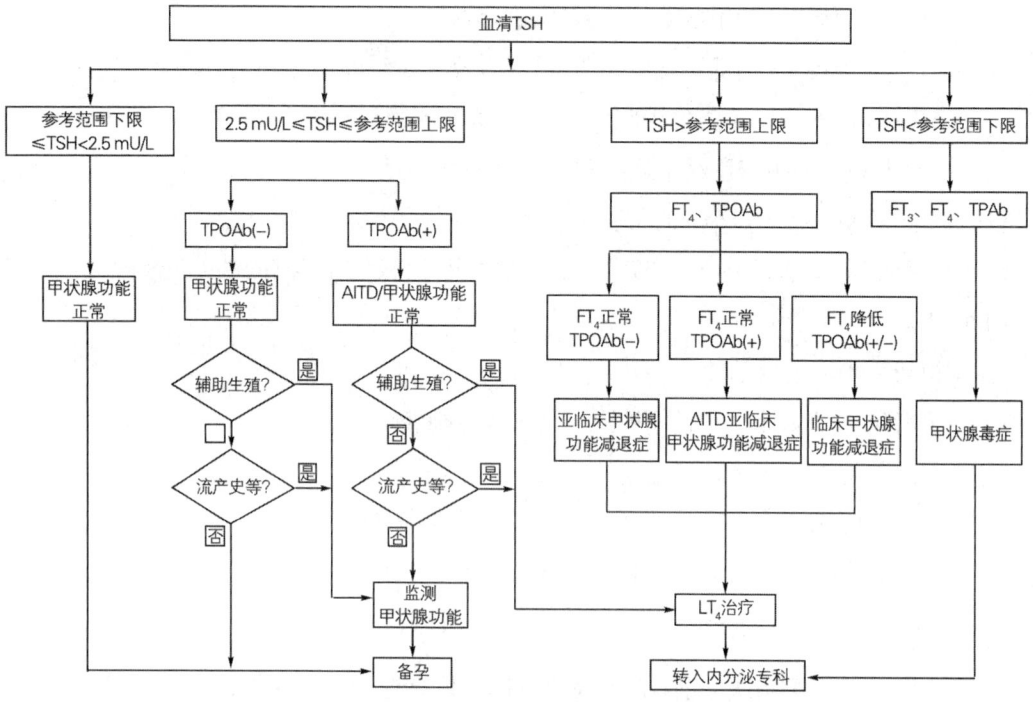

图 8-2 孕前血清 TSH 筛查、诊断和管理流程图

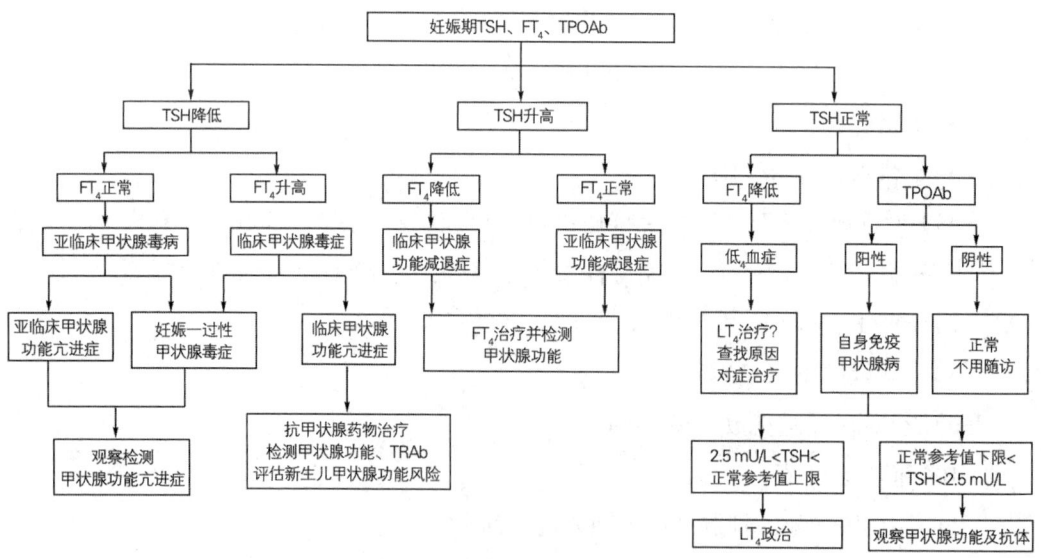

图 8-3 妊娠甲状腺疾病诊治流程图

第三章 围绝经期疾病

【概念】

围绝经期疾病是指女性在绝经前后由于卵巢功能逐渐衰退,雌激素水平降低,进而引起一系列内分泌功能紊乱的疾病,主要表现为月经失调、自主神经功能紊乱、骨质代谢异常、心血管事件增加等,也称为围绝经期综合征。

【病因】

随着年龄增长,卵巢功能衰退是围绝经期综合征的主要原因。正常生理状态下,在下丘脑－垂体－卵巢轴的调节下,卵巢分泌雌激素,而雌激素水平对丘脑－垂体－卵巢轴起负反馈调节,形成周期性月经。当卵巢功能衰退后,下丘脑－垂体－卵巢轴逐渐失衡,进而影响植物神经及其支配的各个脏器功能。

卵巢分泌雌激素水平降低,黄体生成素及卵泡刺激素、中枢神经 P 物质相对升高,出现神经内分泌功能及植物神经不同程度紊乱;由于下丘脑体温调节中枢功能及脑内儿茶酚胺递质改变,产生潮热症状;外周血 CD3/CD4 及 CD8 免疫细胞失调,导致围绝经期免疫功能紊乱;清除自由基的谷胱甘肽氧化酶、超氧化物歧化酶逐渐减少,脂质及氧自由基过氧化物产物生成增多,导致机体不同程度损伤及衰老。

【临床表现】

1. 围绝经期综合征

研究表明,围绝经期常出现不同程度自主神经紊乱症状,临床研究中常用 mKMI(改良库珀曼指数)来评估女性围绝经期症状的严重程度,主要包括以下几点(表 8－12):

表 8－12 围绝经期症状情况

潮热和出汗	感觉障碍
失眠	紧张、易激动
抑郁及怀疑	眩晕症

续表

疲乏	泌尿系感染
心悸	性生活状态
皮肤蚁走感	关节痛、肌痛
头痛	
总分：	

备注:1. 根据患者自身状况可评分为:0 分为无症状;1 分为轻度;2 分为中度;3 分为重度。

2. 每一个症状都有一个权重因子,mKMI 总分为所有项目加权因子之和,总分≤6 分为正常、7～15 分为轻度、16～30 分为中度及 >30 分为重度。

2. 更年期关节炎

围绝经期女性常发生不同程度骨代谢异常,表现为不同程度全身关节疼痛及骨性关节炎、脆性骨折,常见有掌指关节、双膝关节疼痛。

3. 心脑血管疾病

对于绝经后女性,由于性激素异常,脂质及脂蛋白生成异常,如极低密度脂蛋白及甘油三酯增加,高密度脂蛋白下降,加速颈动脉斑块形成及增大,急性冠脉综合征风险较绝经前显著升高。有冠脉钙化的女性可有不同程度活动后心慌、胸闷、头晕不适。

4. 围绝经期甲状腺疾病

常无明显症状,一般为体检时发现甲状腺结节,或甲状腺功能提示亚临床甲状腺功能减退。

【诊断标准】

见图 8 - 4。

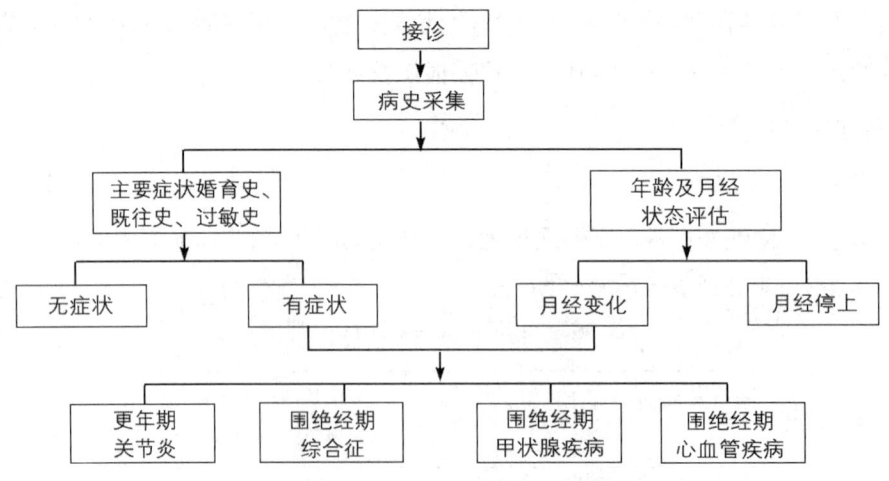

图 8 - 4　围绝经期疾病诊断流程

【治疗】

1. 围绝经期疾病治疗(见图 8 - 5):

(1)一般治疗:休息、放松、保证睡眠、心理辅导、调节植物神经类药物、安神镇静类药物(坤泰胶囊、红花逍遥片、相关汤剂)、针灸、耳穴按摩等。

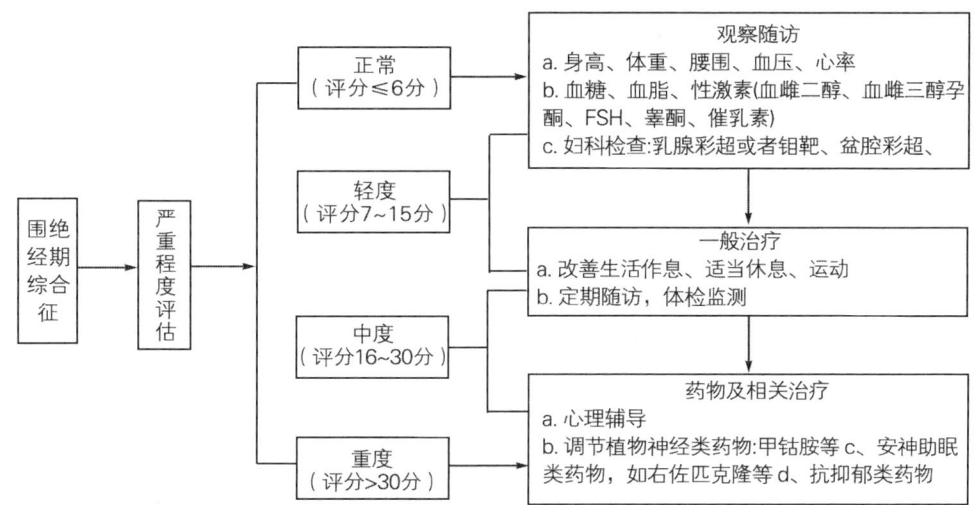

图 8 - 5　围绝经期疾病治疗流程

(2)月经调节:根据国际绝经学会对中年女性的健康管理及 MHT(绝经激素治疗)的建议指出,对于绝经前后患者启动 MHT 治疗,可获得骨质疏松性骨折一级预防的好处。在排除相关雌激素使用禁忌证后,可行 MHT 治疗,常有以下几种方式:

1)单雌激素方案:对于已切除子宫的女性,可选口服或经皮补充雌激素。口服戊酸雌二醇 0.5 ~ 2 mg/d,或 17β 雌二醇 1 ~ 2 mg/d。经皮雌激素给药,将半水合雌二醇贴 0.5 ~ 1 帖每周 1 次涂抹于手臂、大腿、臀部等处的皮肤。

2)单孕激素方案:对于绝经过渡早期有卵巢功能衰退的患者,可在月经或撤退性出血的第 14 天起,口服地屈孕酮 10 ~ 20 mg/d,连续服用 10 ~ 14 天。

3)雌孕激素序贯方案:对于有完整子宫,且绝经后仍希望有月经样出血的女性。

①周期序贯方案。戊酸雌二醇片/戊酸雌二醇醋酸环丙孕酮片,1 ~ 2 mg/d,共服 21 天;芬吗通,每片含 17β 雌二醇 1 mg 或 2 mg,共 28 片,后 14 片含地屈孕酮 10 mg,1 片/天;

②连续序贯方案。雌二醇/雌二醇地屈孕酮片(1/10 或 2/10 剂型)1 片/天,共 28 天;也可连续用口服补佳乐 1 ~ 2 mg/d 或结合雌激素 0.3 ~ 0.625 mg/d,连续 28 天,停药后马上又开始新 1 周期。

4)雌孕激素连续联合方案:对于有完整子宫、且绝经后期不希望有月经样出血的女性。

①雌孕激素连续治疗复方制剂。安今益,1 片/天。

②雌孕激素连续联合。补佳乐 0.5 ~ 1.5 mg/d,或结合雌激素 0.3 ~ 0.45 mg/d。

5)替勃龙:1.25 ~ 2.5 mg/d,连续服用。

2. 围绝经期期关节炎(见图 8 - 6)

(1)对轻度骨质疏松、骨量减少或缺少维生素 D 的患者,日常生活中应注意营养均衡,增加动物蛋白类食物摄入比例,适当晒太阳及户外活动增加肌肉锻炼,可适当补充维生素 D。

(2)对中度骨质疏松患者,关节疼痛可适当口服 COX - 2 类抗炎止痛药,避免使用致骨质疏松药物。重度骨质疏松患者还需注意脆性骨折风险,戒烟、限酒及预防跌倒。

(3)根据骨密度不同,轻度可口服维生素 D 钙制剂,重度骨质疏松可选择抗骨质疏松类药物如双磷酸盐、降钙素、雌激素、锶盐等。

(4)长效及生物制剂。

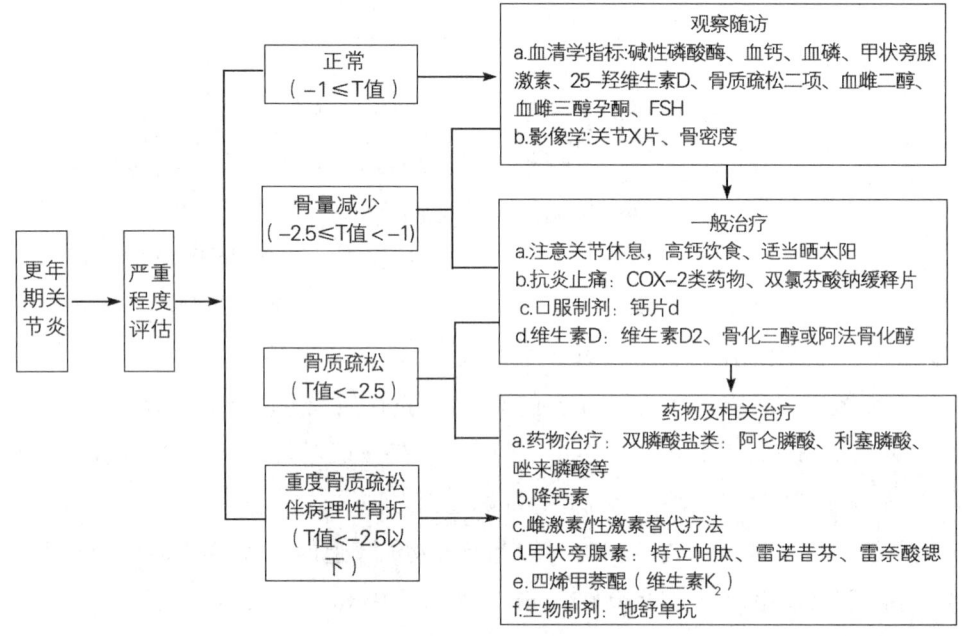

图 8 - 6　更年期关节炎治疗流程

3. 围绝经期甲状腺疾病(见表 8 - 13)

表 8 - 13　围绝经期甲状腺疾病

TI - RADS	恶性风险	治疗
0	0	关注甲状腺功能结果
1	0	不需随访
2	0	长期随访

续表

TI－RADS	恶性风险	治疗
3	<5%	1 年后复查
4a	5%～10%	穿刺活检、定期随访(3～6 月)
4b	10%～50%	
4c	50%～85%	手术切除
5	85%～100%	手术切除
6	经病理证实为恶性	手术切除

【临床路径】

见表 8－14。

表 8－14 围绝经期综合征临床路径表单

适用对象:第一诊断为围绝经期综合征(ICD－10:M10.900)

患者姓名:_____ 性别:_____ 年龄:_____ 门诊号:_____ 住院号:_____

住院日期:_____年_____月_____日 出院日期:_____年_____月_____日 标准住院日:14 天

时间	(第1~2 天)	(第3~7 天)	(第8~14)
主要诊疗工作	□询问病史、体格检查 □完善入院记录、首次病程记录、入院评估单、VTE 风险评估单等; □完善辅助检查 □向患者及家属交代病情,签署知情同意书 □初步诊断,报告上级医师进一步明确诊断,指导治疗对症治疗	□主任及副主任医师查房 □总结病史、体征及辅助检查结果,进行诊断及鉴别诊断 □进一步完善相关检查 □相关科室会诊 □制定治疗方案 □观察治疗反应,记录病情,对症处理	□上级医师查房,评估治疗效果,复查相关指标,明确是否出院 □完善出院记录等病案资料 □向患者交代出院后注意事项,门诊复诊时间及复查项目,如有情况随时就诊
重点医嘱	长期医嘱: □内分泌科常规护理 □一/二/三级护理 □测血压/血糖 □饮食 □视病情通知病重 □既往基础用药 □视病情长嘱用药	长期医嘱: □维持开始的长期医嘱 临时医嘱: □对症处理 □心理、认知治疗 □营养神经治疗 □激素替代治疗 □抗骨质疏松治疗 □其它免疫、中医等对治疗	长期医嘱: □维持开始的长期医嘱

续表

时间	（第 1~2 天）	（第 3~7 天）	（第 8~14）
重点 医嘱	**临时医嘱：** □三大常规：血常规、尿常规、大便常规 □生化指标：肝肾功能、血脂、电解质、心肌酶谱、血沉、CRP、糖化血红蛋白 □激素检查：性激素、PTH、甲状腺功能、25 羟维生素 D、骨质疏松二项（血清骨钙素、β－胶原降解产物）、24 h 尿电解质、血清免疫电泳分析 □免疫肿瘤：ANA、肿瘤常规（CA125、CA153、CA199、CEA、AFP 等） □心电图、心脏及血管彩超、腹部、泌尿系及妇科彩超 □影像学检查：胸部、胸椎/腰椎/骨盆/膝关节 X 线、骨密度 □其它：视情况可进一步完善昼夜皮质醇节律、ACTH 等		
护理 工作	□介绍病房环境、设施等 □进行入院评估，测生命体征、身高、体重、BMI、随机末梢血糖 □进行内分泌知识宣教，评估跌倒坠床风险，观察病情，通知管床医生接诊病人	□观察病情变化，指导饮食、生活习惯	□观察病情变化、心理及生活护理 □出院后特殊护理注意事项
病情 变异 记录	□无　□有 原因： 1. 2.	□无　□有 原因： 1. 2.	□无　□有 原因： 1. 2.
护士 签名			
医师 签名			

第四章 多囊卵巢综合征

【概念】

多囊卵巢综合征（PCOS）又称 Stein – Leventhal 综合征，是女性最常见的内分泌疾病之一，以慢性无排卵（排卵功能紊乱或丧失）、高雄激素血症、多囊卵巢为特征。多囊卵巢综合征不仅仅影响生殖健康，还会增加心血管疾病（CVD）、2 型糖尿病（2 型糖尿病）、妊娠糖尿病、高胆固醇血症和不同类型的癌症（子宫内膜癌和可能的卵巢癌）等疾病风险。

【病因】

目前普遍认为 PCOS 是一种多因素导致的疾病，其病因病机尚未阐明，常涉及遗传学、环境因素、家族史、炎症因子、肥胖、肠道菌群、生殖内分泌激素、微小 RNA、信号通路、胰岛素抵抗等因素。

【临床表现】

典型 PCOS 主要临床表现为排卵障碍、超重/肥胖、月经周期不规律、不孕、多毛和/或痤疮等。很少有 PCOS 患者表现出所有这些特征，往往只有一种体征或症状是较典型的。

1. 月经紊乱和卵巢多囊

（1）PCOS 患者存在较长期的月经异常病史，一般有月经稀少、闭经，月经不规则，有时伴痛经。

（2）少数可有功能性子宫出血。

（3）有的患者月经周期可基本正常，仅表现为无排卵；个别患者属排卵性 PCOS，月经全正常。

（4）多合并不孕症，有时偶发排卵或流产。

（5）经阴道 B 超显示卵巢多囊样改变（Polycystic Ovary Morphology，PCOM）：卵巢体积 >10 mL，每个卵巢中卵泡数目在 12 个以上，卵泡直径 2 ~ 9 mm。

2. 多毛伴痤疮:可呈现不同程度的多毛,以性毛为主,阴毛浓密且呈男性型倾向,延及肛周、腹股沟或腹中线,也有出现上唇和(或)下颌细须或乳晕周围有长毛等。油脂性皮肤及痤疮常见。另外,还可有阴蒂肥大、乳腺萎缩等。极少数病例有男性化征象如声音低沉、喉结突出。

3. 其它症状:包括肥胖黑棘皮症,血糖升高,血脂异常,糖耐量异常,胰岛素抵抗等代谢紊乱综合征。

【诊断依据】

正因为 PCOS 的临床表现呈现高度异质性,因此临床诊断中,病史询问、查体、实验室检查和盆腔超声检查都是非常重要的诊断依据。

1. 病史采集及体格检查(如图 8 - 7)

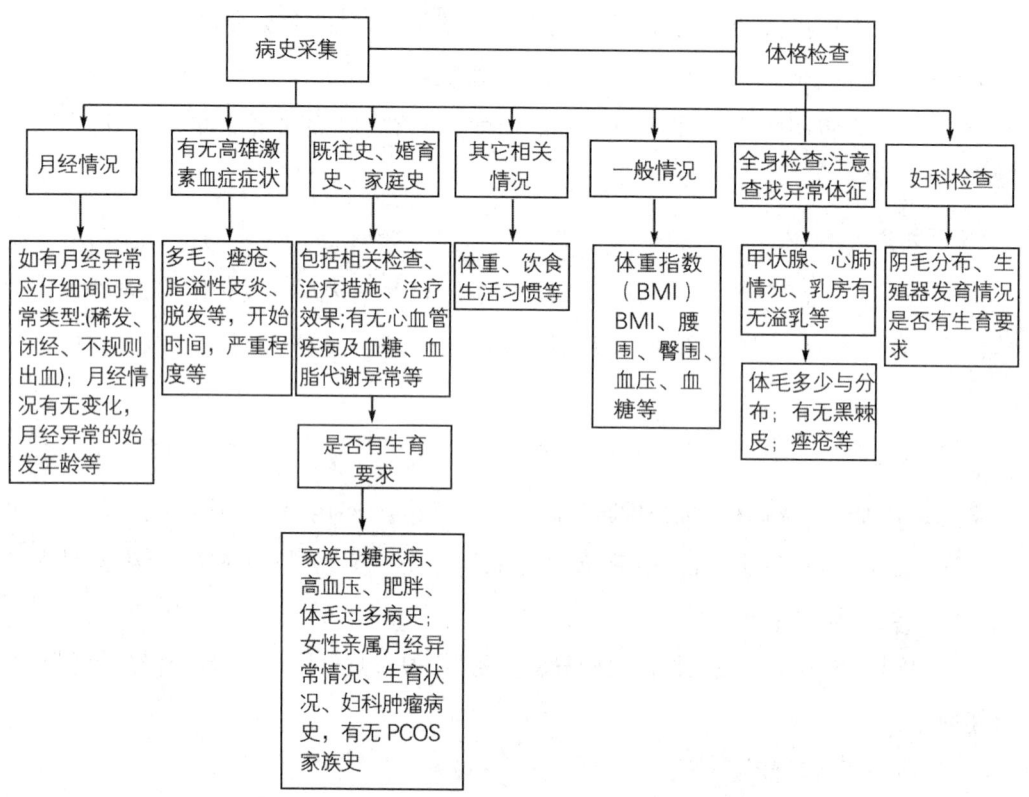

图 8 - 7 多囊卵巢综合征病史采集及体格检查流程

2. 辅助检查(如图 8 - 8)

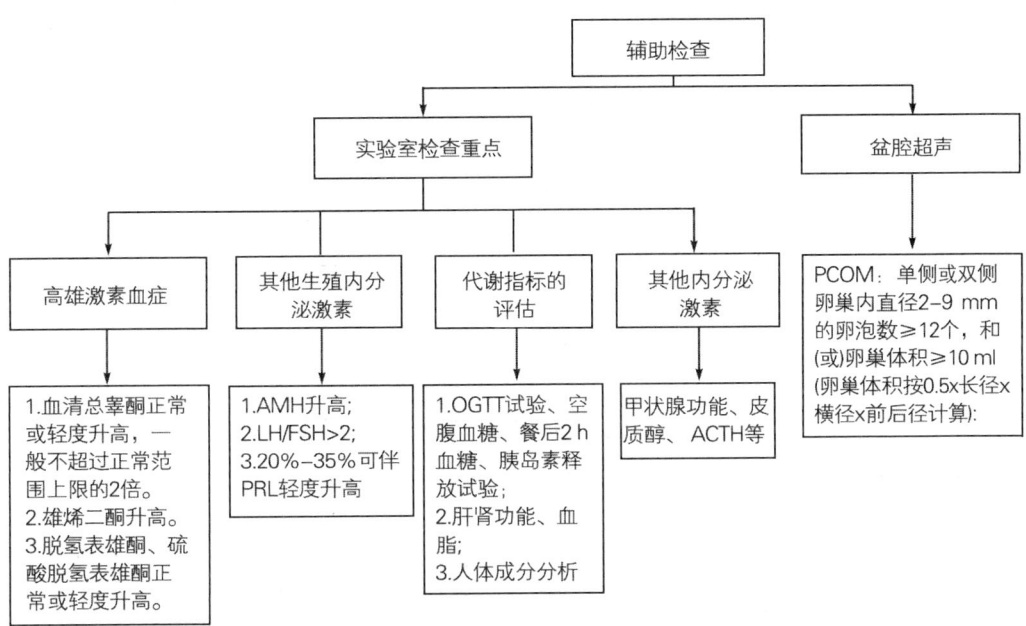

图 8 - 8 辅助检查流程

注:AMH:抗缪勒管激素 LH:促黄体生成素 FSH:促卵泡生成素 PRL:泌乳素 ACTH:促肾上腺皮质激素 PCOM:卵巢多囊样改变

【诊断标准】

2011 年中华医学会妇产科学分会妇科内分泌学组制定了《多囊卵巢综合征的诊断》国内的行业标准,首次提出"疑似 PCOS"这一概念,并将月经稀发、闭经或不规则子宫出血作为中国 PCOS 诊断的必要条件。

2018 年中国"多囊卵巢综合征诊疗指南"的诊断标准继续沿用了 2011 年的诊断标准,分两步进行确诊中国的指南将 PCOS 的诊断分为两个不同的年龄段:育龄期及围绝经期、青春期。

PCOS 的诊断

(1)育龄期及围绝经期 PCOS 的诊断(见图 8 - 9)

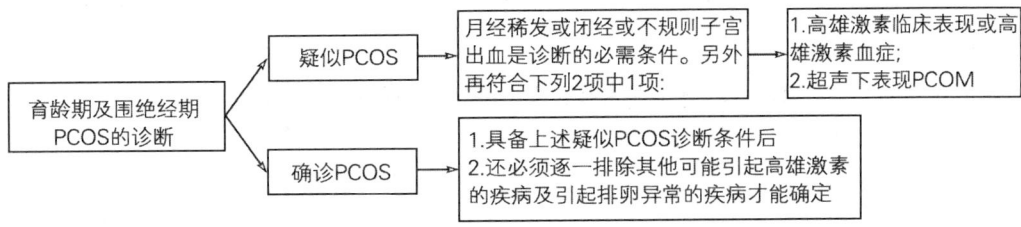

图 8 - 9 育龄期及围绝经期 PCOS 的诊断流程

（2）青春期 PCOS 的诊断（对于青春期 PCOS 的诊断必须同时符合以下 4 点），见图8－10。

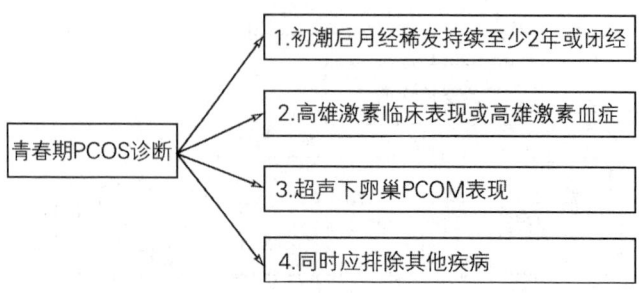

图 8－10　青春期 PCOS 的诊断流程

（3）排除诊断－排除其他类似的疾病是确诊 PCOS 的条件。

①高雄激素血症或高雄激素症状的鉴别诊断（图 8－11）。

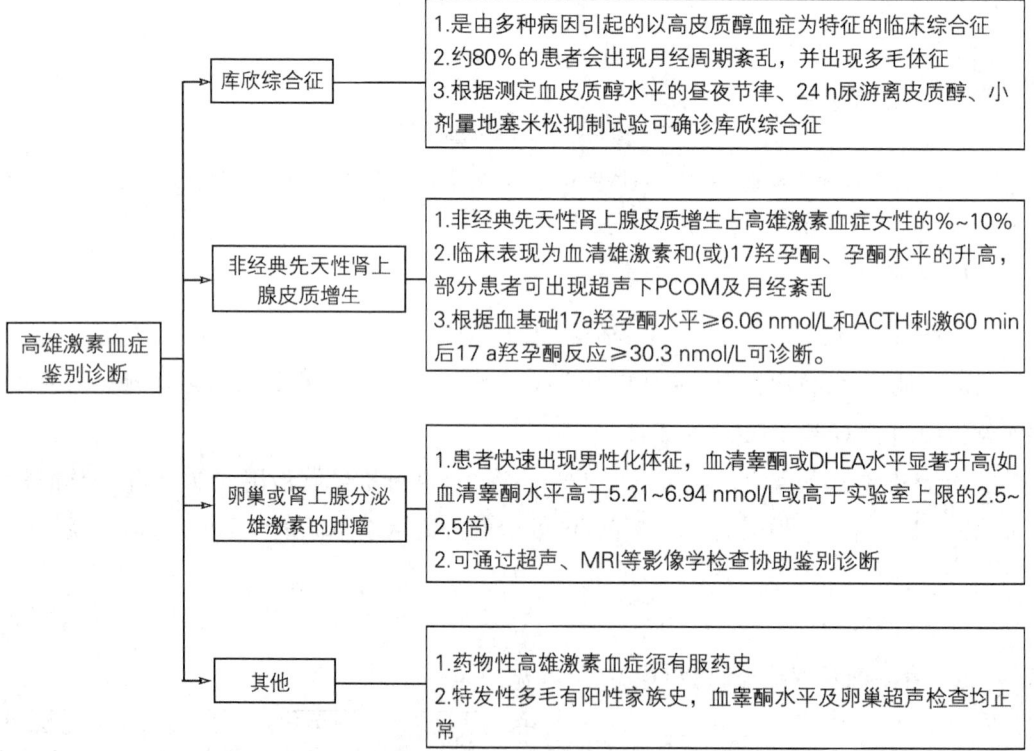

图 8－11　高雄激素血症或高雄激素症状的鉴别诊断流程

②排卵障碍的鉴别诊断(图8－12)。

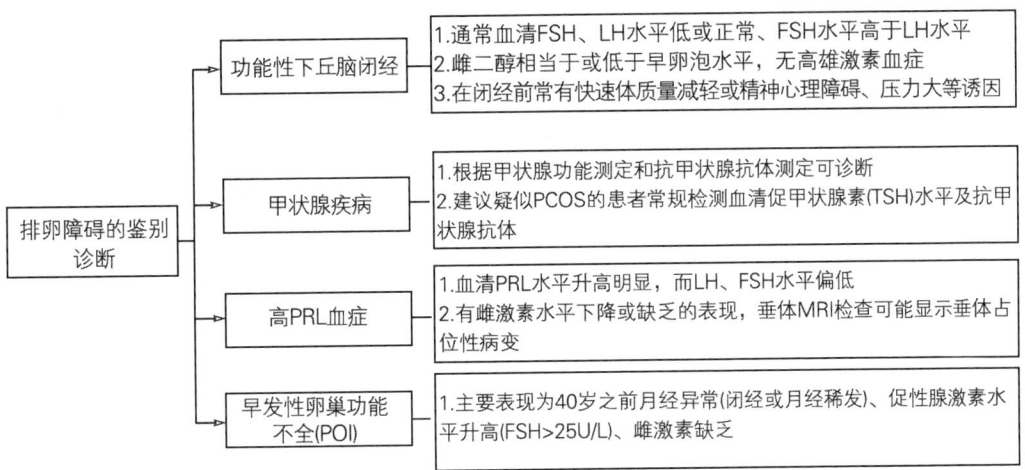

图8－12　排卵障碍的鉴别诊断要点

流程图(图8－13)：

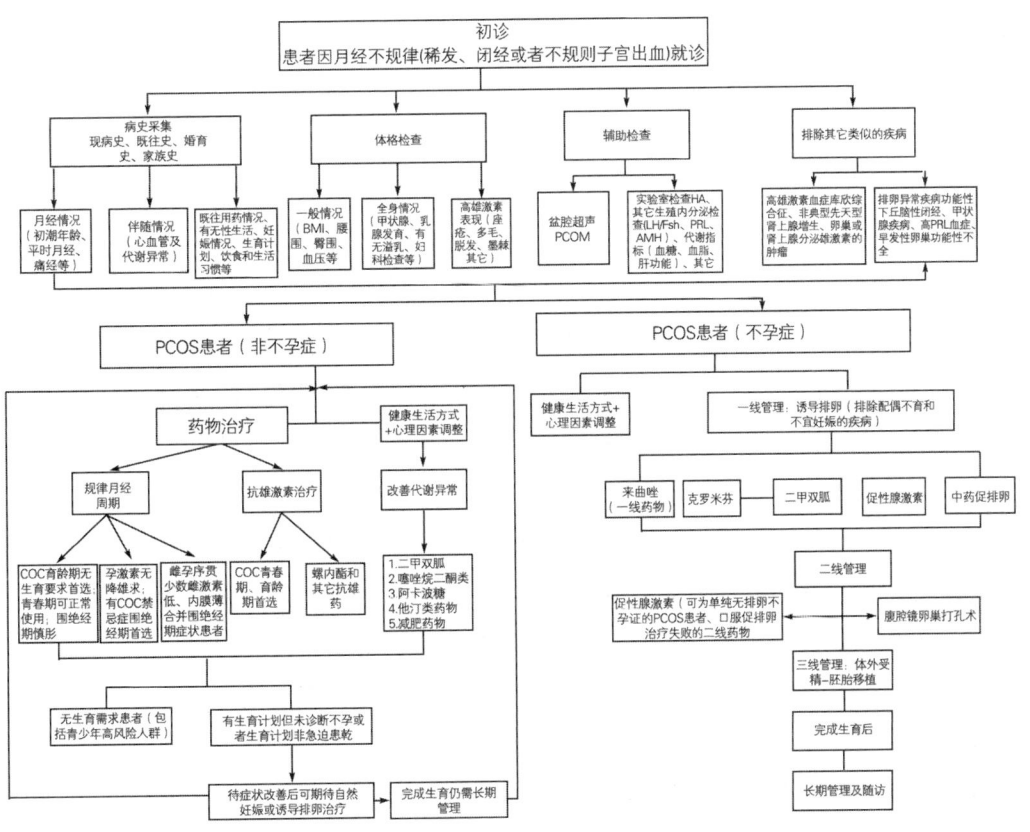

图8－13　排卵障碍的鉴别诊断流程

【治疗】

1. 基本措施

(1)控制体重,减轻体重可使部分肥胖型 PCOS 恢复排卵;

(2)纠正由肥胖而加剧的内分泌代谢紊乱,减轻胰岛素抵抗和高胰岛素血症。

2. 调整月经周期:适用于青春期、育龄期无生育要求、因排卵障碍引起月经紊乱的患者。

(1)周期性使用孕激素:可以作为青春期、围绝经期 PCOS 患者的首选,也可用于育龄期有妊娠计划的 PCOS 患者。推荐使用天然孕激素或地屈孕酮。其优点是:不抑制卵巢轴的功能或抑制较轻,更适合于青春期患者;对代谢影响小。缺点是无降低雄激素、治疗多毛及避孕的作用。用药时间一般为每周期 10~14 d。具体药物有地屈孕酮(10~20 mg/d)、微粒化黄体酮(100~200 mg/d)、醋酸甲羟孕酮(10 mg/d)、黄体酮(肌内注射 20 mg/d,每月 3~5d),推荐首选口服制剂。

(2)短效复方口服避孕药:(combined oral contraceptive,COC)不仅可调整月经周期、预防子宫内膜增生,还可使高雄激素症状减轻,可作为育龄期无生育要求的 PCOS 患者的首选;青春期患者酌情可用;围绝经期可用于无血栓高危因素的患者,但应慎用,不作为首选。3~6 个周期后可停药观察。

(3)雌孕激素周期序贯治疗:极少数 PCOS 患者胰岛素抵抗严重,雌激素水平较低、子宫内膜薄,单一孕激素治疗后子宫内膜无撤药出血反应,需要采取雌孕激素序贯治疗。也用于雌激素水平偏低、有生育要求或有围绝经期症状的 PCOS 患者。可口服雌二醇 1~2 mg/d(每月 21~28 d),周期的后 10~14 d 加用孕激素,孕激素的选择和用法同上述的"周期性使用孕激素"。对伴有低雌激素症状的青春期、围绝经期 PCOS 患者可作为首选,既可控制月经紊乱,又可缓解低雌激素症状,用药时需注意 COC 使用的禁忌证。

3. 高雄激素的治疗。

(1)短效 COC:建议 COC 作为青春期和育龄期 PCOS 患者高雄激素血症及多毛、痤疮的首选治疗。治疗痤疮,一般用药 3~6 个月可见效;如为治疗性毛过多,服药至少需要 6 个月才显效,这是由于体毛的生长有固有的周期;停药后可能复发。有中重度痤疮或性毛过多,要求治疗的患者也可到皮肤科就诊,配合相关的药物局部治疗或物理治疗。

(2)螺内酯(spironolactone):适用于 COC 治疗效果不佳、有 COC 禁忌或不能耐受 COC 的高雄激素患者。每日剂量 50~200 mg,推荐剂量为 100 mg/d,至少使用 6 个月才见效。但在大剂量使用时,需注意高钾血症,建议定期复查血钾。育龄期患者在服药期间建议采取避孕措施。

4. 代谢调整 – 适用于有代谢异常的 PCOS 患者。

（1）二甲双胍：适应证（1）PCOS 伴胰岛素抵抗的患者；（2）PCOS 不孕、枸橼酸氯米酚（clomiphene citrate，CC）抵抗患者促性腺激素促排卵前的预治疗。禁忌证：心肝肾功能不全、酗酒等。

（2）吡格列酮：吡格列酮常作为双胍类药物疗效不佳时的联合用药选择，常用于无生育要求的患者。

（3）阿卡波糖：一般单用或与其他口服降糖药或胰岛素合用降低血糖升高的多囊患者。

【临床路径】

见表 8 – 15。

表 8 – 15 多囊卵巢综合征临床路径表单

适用对象：第一诊断为多囊卵巢综合征（ICD – 10：M10. 900）

患者姓名：_____ 性别：_____ 年龄：_____ 门诊号：_____ 住院号：_____

住院日期：____年____月____日 出院日期：____年____月____日 标准住院日：≤7 天

时间	住院第 1 天	住院第 2~5 天	住院第 6~7 天
主要诊疗工作	□询问病史及体格检查 □完成病历书写 □安排入院常规检查 □上级医师查房及病情评估	□饮食运动指导 □心理疏导和支持 □各种检查报告评估 □上级医师查房，制定后续诊治方案	□代谢异常管理的效果评估及调整 □观察月经周期 □上级医师查房，明确是否可以出院 □向患者及其家属交代出院后注意事项 □将出院小结及出院证明书交患者及其家属
重点医嘱	长期医嘱： □内科护理常规 □分级护理 □监测血压 □普食 □对症处理 临时医嘱： □开具各种检查项目	长期医嘱： □内科护理常规 □低热卡饮食 □监测血压、血糖 □对症处理 临时医嘱： □请营养科及妇科、皮肤科等科室会诊 □对症处理	长期医嘱： □内科常规护理 □低热卡饮食 临时医嘱： □对症处理

续表

时间	住院第 1 天	住院第 2~5 天	住院第 6~7 天
护理工作	□入院护理评估及完成护理记录 □按照医嘱执行诊疗护理措施 □进行入院健康教育	□健康教育 □心理及生活护理 □观察病情变化	
病情变异记录	□无　□有 原因： 1. 2.	□无　□有 原因： 1. 2.	□无　□有 原因： 1. 2.
护士签名			
医师签名			

附件

（一）口服葡萄糖耐量试验（OGTT）和标准馒头餐试验

口服葡萄糖耐量试验（OGTT）、标准馒头餐试验及胰岛功能测定如下：

1. 口服葡萄糖耐量试验（OGTT）方法及步骤：成人 OGTT 应用 75 g 无水葡萄糖口服法。儿童 1～1.5 岁以下 2.5 g/kg，1.5～3 岁 2.0 g/kg，3～12 岁 1.75 g/kg，最大量不超过 75 g。妊娠时做 OGTT 仍建议采用 75 g 葡萄糖口服。

①实验日前一天晚餐后禁食 8～14 h，可以饮水。实验时间应于上午 7～9 时开始，因血糖有昼夜节律变化。

②将 75 g 葡萄糖溶于温开水 200～300 mL 中，在 5 min 内饮完。

③空腹（0 min）及服糖第一口开始计时，服糖后 30、60、120、180 min 共 5 次采血测血糖（可同时测胰岛素和 C 肽），并同时作尿糖定性；也可进行简易方法仅空腹（0 min）及服糖后 120 min 采血两次。

2. 标准馒头餐试验：已明确糖尿病诊断不宜用葡萄糖做试验。以 100 g 面粉的馒头取代，避免加重胰岛负担。方法及步骤同口服葡萄糖耐量试验。

3. 胰岛功能测定：同口服葡萄糖耐量试验，只是在测定血糖浓度时，同时测各时相的胰岛素水平，并对比之，观察胰岛素分泌曲线。

（二）院内血糖管理相关工作表

附表 1　南昌市人民医院"全院血糖管理"交班记录

科室/病区	床号	姓名	年龄	主要诊断	在管天数	今日血糖	备注（转科、新增、停泵/监测仪、手术、出院、低血糖等）

续表

科室/病区	床号	姓名	年龄	主要诊断	在管天数	今日血糖	备注(转科、新增、停泵/监测仪、手术、出院、低血糖等)

日期:　　　　　　在管病人:　　人　　　　今日新增:泵:　　　人/监测仪:　　人

今日停用:泵:　　　人/监测仪:　　人

附表 2　南昌市人民医院"全院血糖管理"工作表单

1. 患者基本情况:					
科室:	病案号:	姓名:	床号:	性别:	年龄:

2. 血糖控制情况:			
糖尿病:□1 型　　□2 型　　□否	病程:	HbA1c:	空腹血糖:
低血糖情况:□近期□既往 □否 频率:　严重程度:			
入院前降糖治疗方案:(规律用药:□是　□否;用药方法是否正确:□是　□否)			

3. 血糖控制目标:
□一般　　　　□严格　　　　□宽松

4. 风险评估:

低血糖风险:

药物因素:□无(表示无表格中注明的风险)	非药物因素:□无(表示无表格中注明的风险)
□β 受体阻滞剂　　　□喹诺酮 □酒精　　　　　　　□甲氨蝶呤 □奥曲肽　　　　　　□华法林(合用胰岛素) □非甾体抗炎药　　　□磺胺类 □其他_____	□老年人(>75 岁)　□1 型糖尿病 □低血糖病史　　　□中重度肾功能不全 □禁食　　　　　　□严重肝功能不全 □脓毒血症　　　　□剧烈呕吐 □营养不良　　　　□精神疾病 □胃肠外营养　　　□其他_____

附表 3　南昌市人民医院"全院血糖管理"降糖方案指导单

科室/病区：_____　　床号：_____　　姓名：_____　　住院号：_____

您正在使用的降糖药物：

药物	使用方法			药物作用	注意事项	备注
	早	中	晚			
				降糖		（根据血糖监测情况调整剂量）

（三）TRH 兴奋试验

1.原理

甲状腺激素分泌遵循下丘脑 – 垂体 – 甲状腺轴,利用促甲状腺激素释放激素（TRH）可以刺激腺垂体（垂体前叶）合成和分泌促甲状腺激素（TSH）。通过在受试者接受外源性 TRH 后连续采血并观察血清中 TSH 浓度的变化,可以评估垂体对 TRH 的反应能力,从而评估下丘脑 – 垂体 – 甲状腺轴的调节功能。

2.适应证

（1）甲状腺功能减低的诊断和鉴别诊断。

（2）甲亢的辅助诊断。

3.具体方法

受试者在空腹状态下休息 30 分钟,200 ~ 50 μgTRH 溶于 2 mL 生理盐水并静脉注射。在注射前以及注射后的 15 min、30 min、60 min 和 120 min,分别采血测定 TSH 浓度。最后,以时间为横坐标,TSH 浓度为纵坐标,绘制出 TSH 的反应曲线。

4.结果判定和意义

（1）原发性甲状腺功能减退是指甲状腺本身出现问题,而垂体是正常的。在这种情况下,注射 TRH（促甲状腺激素释放激素）可以刺激 TSH（促甲状腺激素）的迅速分泌,因此测试结果呈现强阳性。

（2）继发于垂体的甲状腺功能减退是由于垂体受损而导致的。由于 TSH 是由垂体分泌的,所以在注射 TRH 后,由于垂体的受损,TSH 不能正常分泌,因此测试结果呈现阴性。

（3）继发于下丘脑的甲状腺功能减退是指下丘脑出现问题,但垂体是正常的。在这种情况下,TSH 可以释放,但是因为长期下丘脑病变抑制了垂体分泌 TSH 的能力,所以垂体分泌 TSH 呈现延迟释放的现象。

甲氧氯普胺(胃复安)兴奋试验:

(1)方法:静脉注射甲氧氯普胺 10 mg,于 0、0.5 h、1 h、2 h、3 h 分别采血测 PRL。

(2)结果:正常人峰值见于 30 min,升高幅度 4 倍以上。功能性的高 PRL 血症多在在 2~4 倍。PRL 瘤基值水平显著升高,兴奋后升高不明显,多在 2 倍以内。

(3)注意:①试验前需空腹;②试验前禁止服用精神类药物、胃复安、多潘立酮片剂等,以防影响试验结果。

(四)测定 24 h 尿游离皮质醇

1. 方法:应先对患者进行正确留取尿标本的书面或口头指导,即第 1 天早上排尿弃去,从此时开始计时留尿,将全天 24 h 的每一次尿量均收集在同一个容器内,直至第 2 天早上的同一时间为止,记录测定的 24 h 总尿量,混匀后留取约 5~10 mL 尿液送检。收集尿标本的容器内应先加入防腐剂并置于阴凉处,告知患者不要过多饮水,在留尿期间避免使用包括外用软膏在内的任何剂型的肾上腺糖皮质激素类药物。此外,因 UFC 在库欣综合征患者变异很大,故至少应该检测 2 次 24 hUFC。

2. 结果判断:推荐使用各实验室的正常上限作为阳性标准。大多数儿童患者的体重接近成人体重(>45 kg),故成人的 24 hUFC 的正常范围也适用于儿童患者。

(五)血清皮质醇昼夜节律检测

1. 方法:检测血清皮质醇昼夜节律需要患者住院 48 h 或更长时间,以避免因住院应激而引起假阳性反应。检查时需测定 8:00、16:00 和午夜的血清皮质醇水平,但午夜行静脉抽血时必须在唤醒患者后 1~3 min 内完成并避免多次穿刺的刺激,或通过静脉内预置保留导管采血,以尽量保持患者于安静睡眠状态。

2. 结果判断:血皮质醇昼夜节律消失是提示 Cushing 综合征的较简便方法,但受多种因素影响。午夜皮质醇增高对于诊断 Cushing 综合征意义更大,午夜血皮质醇 <1.8 μg/dl(50n mmol/L)可排除 Cushing 综合征。午夜血皮质醇 >8.3~12 μg/dl(230~330n mmol/L)则提示 Cushing 综合征可能性大(敏感性 90%~92%,特异性 96%)。

(六)1 mg 过夜地塞米松抑制试验

1. 方法:需要 2 天时间,第 1 天清晨 8:00 取血(对照)后,于当日 23:00~24:00 口服地塞米松 1 mg,次日清晨 8:00 再次取血(服药后)测定血清皮质醇。

2. 结果判断:服药后 8:00 的血浆皮质醇大于 5 μg/dl(50 nmol/L)提示库欣综合征,

大于 1.8 μg/dl 为可疑库欣综合征。过夜试验异常的患者应行经典小剂量地塞米松抑制试验。

（七）经典小剂量地塞米松抑制试验

1. 方法：口服地塞米松 0.5 mg，每 6 h 1 次，连续 2 天，服药前和服药第 2 天分别留 24 h 尿测定 UFC，也可服药前后测定血清皮质醇进行比较。该试验较 1 mg DST 的特异性高，在对患者进行充分指导后，可在门诊进行。

2. 结果判断：正常人口服地塞米松第 2 天，24 h UFC < 27 nmol/24 h（10 μg/24 h）或血清皮质醇 < 1.8 μg/dl（50 nmol/L），该切点值也同样适用于体重 > 40 kg 的儿童。

（八）大剂量地塞米松抑制试验

1. 方法：口服地塞米松 2 mg，每 6 h 1 次，服药 2 天，于服药前和服药第二天测定 24 h UFC 或血清皮质醇。

2. 结果判断：用药后 24 h UFC、或血皮质醇水平被抑制超过对照值的 50%，则提示为库欣病，反之提示为异位 ACTH 综合征或肾上腺的肿瘤。

（九）醛固酮卧立位试验

1. 方法：1）患者采用卧位过夜，于次日早晨 8:00 静息、平卧、空腹状态下采血（血浆肾素活性、血管紧张素、醛固酮和皮质醇水平）。2）然后采用站立位活动 4 h，于中午 12:00 立位再次采血（血浆肾素活性、血管紧张素、醛固酮和皮质醇水平）。3）尽快送检。血标本在低温下（4℃）放置，经分离血浆后保存于 -20℃ 至测定前，采用放射免疫法测定血浆醛固酮浓度。4）分别比较卧位、立位醛固酮值及变化幅度比。

2. 结果：1）正常人：8 am 卧位到中午 12 am，血浆醛固酮水平下降，与皮质醇一致；若立位 4 h 后醛固酮水平升高，表明体位的作用大于 ACTH 作用。2）多数醛固酮瘤及原发性双侧肾上腺皮质增生患者：基础血浆醛固酮明显升高，立位 4 h 后未见明显升高（或反而下降。这与强烈抑制肾素 - 血管紧张素系统的活性，且不受兴奋有关。3）特醛病及对肾素有反应的醛固酮腺瘤患者：基础血浆醛固酮轻度升高，立位 4 h 后醛固酮水平至少升高 33%。

3. 注意：尽可能停用治疗药物 2~4 周，如利尿剂、血管紧张素转换酶抑制剂或 β 受体阻断剂等。给予钠钾平衡饮食（钠 160 mmol/天，钾 60 mmol/天）1 周以上，其诊断的灵敏度 85%，特异性 80%。

（十）生理盐水试验

1. 方法：试验前卧床休息 1 h，4 h 静滴 2 L 0.9% 氯化钠溶液，试验在晨 8~9 点开始,整个过程需要检测血压和心率变化,在输注前后分别采血测血浆肾素活性、血醛固酮、血皮质醇及血钾。

2. 结果:试验后血醛固酮大于 10 ng/dl 原醛诊断明确,小于 5 ng/dl 排出原醛症,5~10 ng/dl 之间,需要结合临床表现及治疗效果等综合判断。

3. 注意:由于大量生理盐水短时间内进入体内,会使患者血容量急剧增高,诱发高血压危象及心衰等严重情况,整个检测过程需要监测患者的心率及血压,对于血压难以控制(血压 >180/110 mmHg)以及心功能不全、低钾血症的患者不能进行此项检查。

(十一)卡托普利试验

1. 方法:坐位或站位 1 h 后口服 50 mg 卡托普利,服药前及服药后 1 h、2 h 测定血浆肾素活性、血醛固酮、皮质醇,试验期间患者需要始终保持坐位或站位。

2. 结果:正常人卡托普利抑制试验后血醛固酮浓度下降大于 30%,原醛患者血醛固酮不受抑制,但此试验可能会有一定的假阴性,在部分特发性醛固酮增生症患者中,血醛固酮水平可能被抑制,最近有研究提出卡托普利试验后 2 h 醛固酮最佳诊断切点为 11 ng/dL,可帮助诊断。

3. 注意:本试验相对来讲简单、安全性高,但敏感性较低,有假阳性的可能,临床中应综合判断。

(十二)口服葡萄糖抑制生长激素试验(OGTT-GH 抑制试验)

1. 方法:体重≤80 kg 者,用 75 g(或 100 g)葡萄糖;体重 >80 kg,给予葡萄糖 1.25 g/kg。口服葡萄糖 0 min、30 min、60 min、120 min 分别取血测定血糖及 GH 水平。

2. 结果判断:服用葡萄糖后血糖峰值超过空腹值的 50%,OGTT-GH 谷值 ≥ 1.0 ug/L,则诊断肢端肥大症。如 OGTT-GH 谷值 <1.0ug/L,但 IGF-1 水平升高,仍建议进一步评估肢大诊断的可能性,必要时密切随诊。